聪明宝宝营养全书

梁毓 编著

中国纺织出版社

图书在版编目(CIP)数据

聪明宝宝营养全书 / 梁毓编著 . -- 北京 ：中国纺织出版社，2012.7（2019.7重印）

(好孕优生钻石系列)

ISBN 978-7-5064-8562-3

Ⅰ.①聪… Ⅱ.①梁… Ⅲ.①婴幼儿-营养卫生-基本知识 Ⅳ.①R153.2

中国版本图书馆CIP数据核字（2012）第072131号

策划编辑：尚　雅　刘艳红　　责任编辑：卞嘉茗　　责任印制：刘　强

美术编辑：沈红玉　　装帧设计：赵　静

中国纺织出版社出版发行

地址：北京市朝阳区百子湾东里A407号楼　邮政编码：100124

北京天恒嘉业印刷有限公司印刷　各地新华书店经销

2019年7月第1版第2次印刷

开本：720×1020　1/16　印张：16

字数：280千字　定价：38.80元

目录

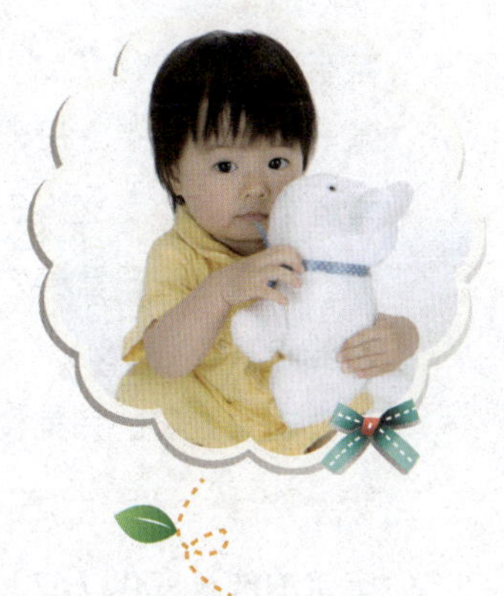

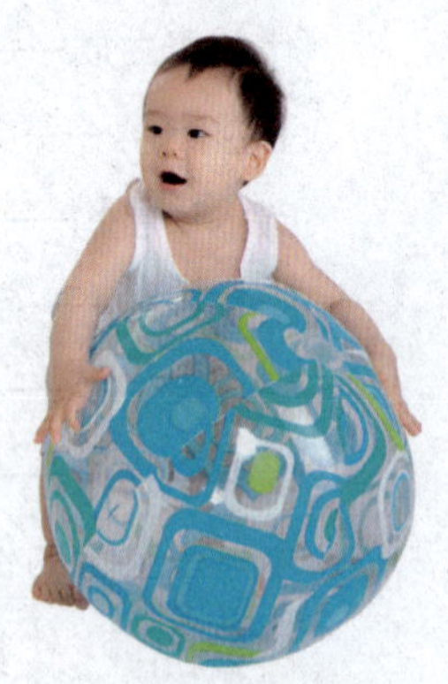

Part 3 1～3岁宝宝的科学营养方案

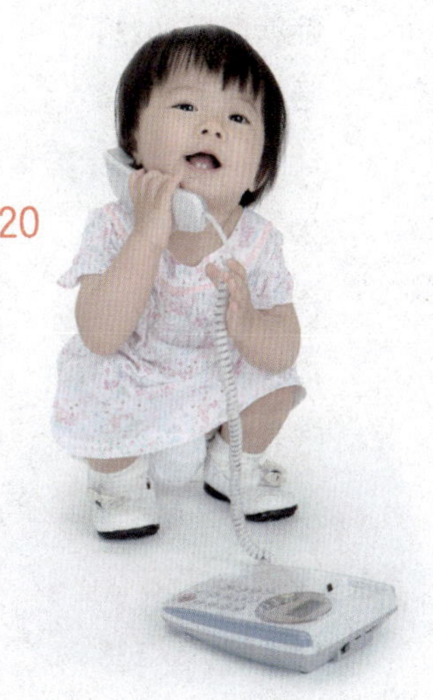

Part 4 宝宝常见病症解析及对症食疗

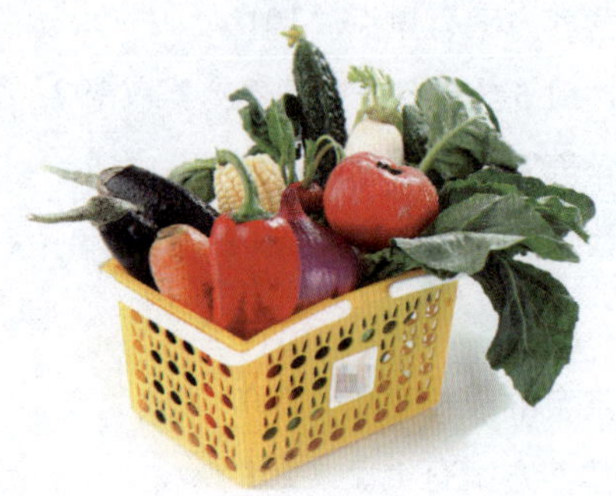

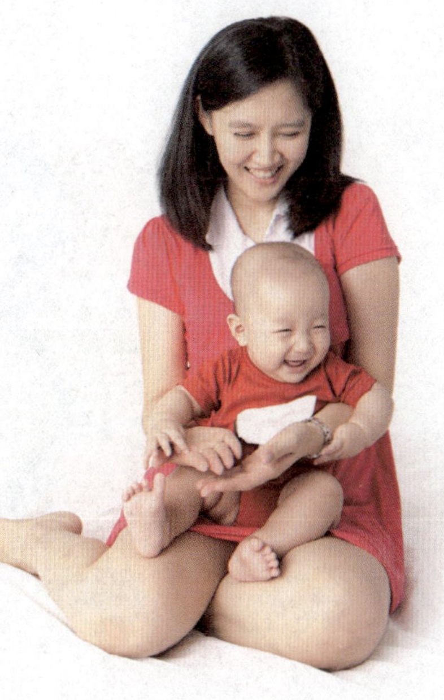

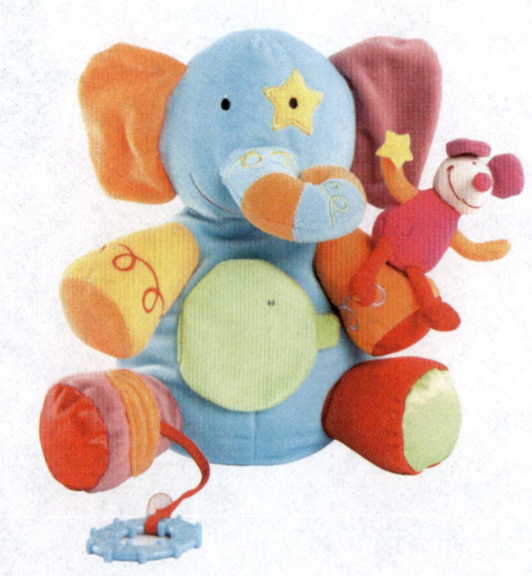

注：1千卡＝4.184千焦

Part1

合理营养

是宝宝健康聪明的保障

宝宝是否健康聪明与先天的遗传因素和后天的抚育环境有关，而科学合理的营养补充是宝宝健康成长的关键要素之一。宝宝从一出生就需要营养的滋养，一般是通过喂养母乳、配方奶、辅食等方法来使宝宝体内的营养达到全面且均衡的状态。这就需要新爸妈们注意给宝宝补充科学的营养，从合理摄入营养素、选择最佳的喂养方式及了解每个时期宝宝的生长发育情况入手，以保证宝宝更好地发育、成长。

宝宝健康聪明，营养必不可少

营养是宝宝健康聪明的先决条件，因此，营养补充是否科学、合理就显得很关键。为此，新爸妈们要事先了解宝宝的生长发育与营养的关系，以规避不科学的营养补充方式并遵守科学营养的原则，为宝宝各个时期的营养安排做好准备。

营养充足是宝宝大脑发育的关键

0~3岁是人脑发育的关键时期，宝宝出生后脑体积相当于成人脑体积的1/2，脑重量相当于成人的1/3。这一时期如果注意给宝宝营养的科学补充，将有利于脑发育，也能为今后的智力开发和训练打下良好的基础。虽然影响脑功能发育的因素很多，如遗传、环境、智力训练等，但营养因素在宝宝脑发育上显得更为重要。营养专家研究得出结论并认为，营养对于宝宝大脑早期的神经系统和认知功能发育起着关键性的作用，如B族维生素、维生素D对于神经系统的发育非常重要，如果营养缺乏很可能会对大脑发育产生不良影响。因此，宝宝出生后，新爸妈们要给宝宝设计最完美的营养补充计划，让宝宝营养充足。

营养不足易导致营养缺乏症

正处于生长发育增长期的宝宝，需要大量的营养来满足身体发育的需要，如果新爸妈们不能很好地为宝宝补充营养，就很容易导致宝宝营养摄取不均衡，很可能会患上营养缺乏症，如蛋白质营养缺乏症、维生素营养缺乏症和微量元素营养缺乏症等，这些缺乏症如果不能得到及时的发现与治疗，宝宝就会产生很多不良反应，以至于影响其正常的生长发育。

了解什么是营养缺乏症

营养缺乏症是由于人体营养摄入不足，而长期缺乏一种或多种营养素，进而引起各种临床病症的一种表现。主要分为原发性营养缺乏症和继发性营养缺乏症两大类。

原发性营养缺乏症是指综合性的各种营养素摄入不足或是个别性营养素摄入不足。而继发性营养缺乏症是指除营养素摄入不足外，还包括因人体消化、吸收、利用、需要等因素的影响及其他疾病而引起的营养素摄入不足。

营养缺乏症发生的原因

宝宝出现营养缺乏症的原因主要包括以下几点：

● **营养摄入不足**。主要源于不当的饮食习惯，如偏食、长期素食、食物搭配不合理、食物加工烹调不当使营养素大量流失、过多食用精细食物等。

● **营养吸收不良**。一般是由于宝宝的消化系统或胃肠道出现问题而引起的，如发生消化不良、便秘、腹泻等使营养素的吸收量降低。

● **营养利用减少**。一般与肝脏功能有关，如宝宝出现肝脏不适，很容易使营养素的利用率和储备能力下降。

● **营养消耗增加**。一般与宝宝生病后代谢功能紊乱等因素有关。

● **营养的需要量增加**。由于宝宝生长发育迅速，需要大量营养素的摄入，而摄入的营养素仍不能满足生长发育的需要。

营养缺乏症的常见表现

● **生长发育不良**。包括生理和心理两方面因素。如行动迟缓、智力低下等。

● **代谢异常**。一般情况下，人体的各种物质代谢保持着平衡状态，而营养缺乏症会破坏这种平衡，从而导致代谢异常。

● **人体免疫力下降**。各种营养素都与人体的免疫系统有关，人体营养缺乏会使免疫力下降，抵抗外界感染的能力也会变弱，容易诱发疾病。如感染性疾病。

● **组织修复和再生功能下降**。营养缺乏会使代谢率下降，蛋白质合成降低，致使组织的修复和再生功能延缓。如伤口不容易愈合。

正确应对营养缺乏症

● **对症解决**。宝宝出现营养不足时，首先要充分了解宝宝缺少了哪一种或哪几种营养素，然后再进行对症补充，不能盲目乱补。

● **循序渐进**。营养缺乏一般都是由于长期缺乏营养导致的，想要治愈，不是一蹴而就的，需要新爸妈们耐心地给宝宝补充营养。

● **持之以恒**。营养缺乏症的治疗有时见效迟缓，因此需要新爸妈们持之以恒，并仔细观察宝宝的身体变化情况。

● **充分利用食补**。食物里含有的营养成分更加多样、齐全，而且食物多天然、绿色，宝宝很容易吸收，因此应充分利用食补来补充营养。

宝宝营养需求要讲究均衡

宝宝营养的最高要求是营养均衡。营养均衡是健康的四大基石之一，而营养不足和营养过剩都是不健康的表现。因此，新爸妈们要了解营养均衡的好处，坚持营养均衡的原则，努力让宝宝的营养保持均衡状态。

什么是营养均衡

营养均衡与膳食结构有关，合理安排膳食结构才能使营养均衡，因此，营养均衡也可以理解为平衡膳食。平衡膳食是指摄入食物中各种营养素的含量与人体的需要量相适合。可见，膳食摄入平衡是宝宝健康成长的物质基础。

营养均衡的好处

宝宝健康成长的基石

0～3岁的宝宝正处于生长发育、智力发育的关键时期，其中对食物的营养需求要比成人多，无论是母乳、配方奶，还是辅食，对富含的营养是否均衡、多样都有着严格的要求。如果供给宝宝的营养不均衡，很可能会影响其正常的生长发育，而且还可能导致其免疫力降低，进而诱发各种疾病。因此，营养均衡是宝宝健康成长的基石。

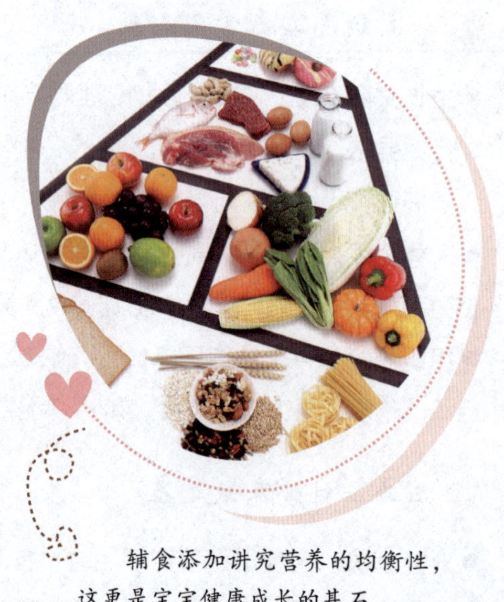

辅食添加讲究营养的均衡性，这更是宝宝健康成长的基石。

须减少营养失衡的发生

我们知道营养均衡是宝宝健康发育的必要条件，而营养失衡则很容易破坏人体的正常发育功能，进而影响宝宝健康成长。一般营养失衡主要包括营养不足和营养过剩两种情况。

营养不足是指由于营养摄入不足、不当、吸收不良或过度消耗营养素所造成的一种不健康的现象。宝宝营养不足容易造成生长发育迟缓、免疫力低下，还可能诱发多种营养缺乏症，如蛋白质摄入不足、维生素营养缺乏症、缺铁性贫血等。

营养过剩是指摄入的营养素过多或暴饮暴食而使体内营养过量。宝宝发生营养过剩现象一般会导致体重明显增加，出现肥胖，甚至诱发“富贵病”。

因此，在喂养宝宝时，应坚持营养均衡，这样可以有效地避免营养失衡的发生，从而给予宝宝最好的营养保护屏障。

坚持营养均衡的5个注意

注意营养的多样性

宝宝出生后对营养的需要很严格，要求各种营养素供应全面，包括全面补充营养充足的母乳及适合的配方奶粉；补充能量即含蛋白质、脂肪及碳水化合物的食物，还包括补充维生素、矿物质、微量元素的食物，并且还需要摄入一定量的富含膳食纤维的食物。

注意营养素比例适当

满足宝宝每个时期的身心发育特点，就需要各种营养素摄入比例适当，不能过多，也不能过少。尤其对于人工喂养的宝宝或有特殊情况的宝宝，合理安排好营养素的摄入量，更有助于其健康发育。

注意食物的加工与烹调

新爸妈们在为宝宝添加辅食后，应注意对食物进行科学地加工和烹调，使食物尽量减少营养素的流失，这样也能提高营养的吸收率。

营养方案——给新爸妈们的话

学点妙招，保留食物营养

妙招一 在烹调蔬果之前，要先洗后切，这样可以使富含的水溶性维生素的流失最少，并且这样烹调后的蔬果色味更佳。

妙招二 高温短时间烹调食物，这样可以减少食物中营养素的流失，还具有杀菌的作用。

注意养成良好的饮食习惯

给宝宝添加辅食后，让宝宝保持良好的饮食习惯很重要，它可以使宝宝饮食规律化，并能培养好的进餐习惯，还能使摄入的营养素比例适宜。

注意食物的安全与卫生

市面上食物的种类繁多，新爸妈们应该精心选择那些无毒无害的健康、绿色食物。为此选择食物时需要注意食物中不应含有对宝宝身体造成危害的化学物质、有害微生物、过量的农药残留物等。另外，一些成品的食物还要注意食品添加剂应符合食品卫生国家标准的规定。

宝宝实现营养均衡的方法

正确选择哺乳期的喂养方式

宝宝合理、科学地摄入营养，离不开成功的喂养方式。但哺乳期的喂养方式有很多种，如果选择不当，很容易造成宝宝营养补充失衡，因此，要从宝宝每一个时期不同的生长发育特点及不同的营养需求情况来进行选择和确定。

各种食物要合理搭配

人体必需的营养素并不是单一的一种食物可以完全提供的，所以在为宝宝添加辅食时，需要注意各类食物的主要营养成分的参与，进而需要合理搭配食物。食物的合理搭配主要可以从两个角度来考虑：

一是食物的质，即在保证营养物质丰富的前提下，力求食物中营养成分的多样性。

二是食物的量，即根据食物中的营养成分来确定宝宝每天吃的食物量。如主食类主要提供碳水化合物、蛋白质等；蔬菜和水果中大多含有维生素及钙、钾、磷等矿物质；奶、蛋类除富含优质蛋白外，更是钙的主要来源。

营养方案——延伸阅读

自然平衡黄金率

“自然平衡黄金率”是托马斯·R·切赫博士与布鲁斯·A·尼尔德博士在研究“配方营养”的基础上最新发现的结论，即当营养达到吸收黄金平衡点时，多余的营养不再吸收，并随着人体的新陈代谢排出体外。这样，营养处于平衡状态，不仅对人体的健康最佳，而且营养的吸收率也是最高。

通过这个研究可以看出，宝宝在营养上的均衡摄入，有助于身体健康。

宝宝喂养科学才能营养好

营养的补充虽然需要均衡，但还需要妈妈把握好科学喂养才能达到更好的效果。因此，新爸妈们应该多了解科学喂养的相关常识，以便清楚地了解宝宝每一个阶段的喂养方式是否需要变换、相互配合及规避喂养过程中容易陷入的误区等内容，这样才能使宝宝更健康地成长。

什么是科学喂养

科学喂养是在满足宝宝正常需要的情况下，有助于宝宝营养均衡，并能促进其身心发育的多种喂养方式的总称。因此，新爸妈们对宝宝的喂养需要做到科学、合理，以便使宝宝更好地生长发育。

宝宝的几种喂养方式

母乳喂养

母乳喂养是指妈妈用乳汁喂养宝宝的方法，尤其是对于6个月以内的宝宝来说，这是一种最重要的营养来源。母乳营养丰富且容易消化吸收，各种营养素的比例也适当，非常适合不同时期宝宝的营养需要，这种天然的营养来源是其他代乳品所不及的。如果没有特殊情况，都应该给宝宝坚持进行母乳喂养。

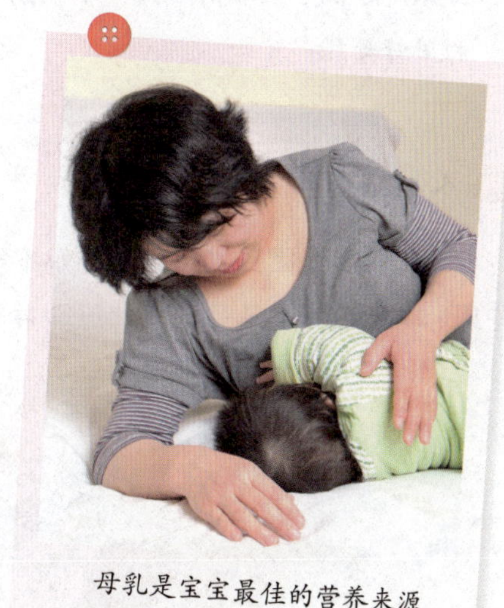

母乳是宝宝最佳的营养来源，提倡妈妈坚持母乳喂养。

但是随着宝宝各个月份的生长发育需要，母乳喂养也会出现营养供不应求的情况，这时就需要妈妈采取灵活的喂养方式，各种喂养方式有效结合，直至宝宝断奶脱离母乳喂养。

混合喂养

混合喂养是指母乳不足时或无法按时给宝宝喂哺时，而额外选用其他代乳品来喂养宝宝的一种方式，即母乳喂养与人工喂养相结合的方式，其中混合喂养主要分为两种方法：

一是补授法：即先给宝宝吃母乳，然后补喂一定量的乳品，一般适合于6个月以前的宝宝。

二是代授法：即母乳和其他乳品轮换间隔喂养，多适合于6个月以后的宝宝。

营养方案——延伸阅读

混合喂养一般适用于两类妈妈

- **乳汁不足的妈妈。**妈妈由于一些原因，乳汁出现不足，致使不能满足宝宝的需要，这时就可以采用混合喂养的方式，即用母乳和其他母乳替代品相互结合的喂养方式喂养宝宝。
- **有特殊情况的妈妈。**妈妈是上班族，或者产假结束后需要到外地出差等特殊情况，不能完全采用母乳喂养，这时也可以考虑采用混合喂养的方式。虽然采用了混合喂养的方式，但妈妈仍要把母乳喂养放在第一位，充分珍惜并利用好母乳。

人工喂养

人工喂养是因各种原因使妈妈不能以母乳喂养宝宝，而完全选用配方奶粉、牛奶、羊奶或其他乳品来代替母乳喂养宝宝的方式。虽然现代技术提高，更多的

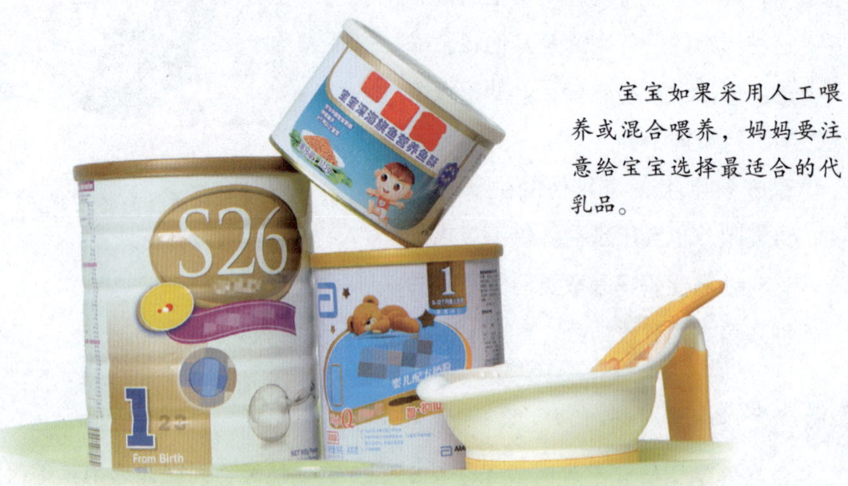

宝宝如果采用人工喂养或混合喂养，妈妈要注意给宝宝选择最适合的代乳品。

母乳替代品已经更加适合宝宝的生长发育和营养需求，但采用这种喂养方式时，需要更加注意选用的母乳替代品的质量及给宝宝冲调配方奶的奶量，否则将不利于宝宝的生长发育。

识别常见的喂养误区

不重视母乳喂养

许多妈妈产后由于害怕母乳喂养会影响自己的身材和工作，而放弃母乳喂养，采用其他喂养方式，而且即使采用母乳喂养后也不够重视这一喂养方式。其实这都是非常不利于宝宝健康发育的，同样也不利于妈妈自己的身体恢复和乳房健康。

一般来说宝宝从初生开始到3个月内是属于纯母乳喂养阶段，特别需要母乳的营养补充，而且母乳中的营养素含量也非常适合这一阶段的宝宝，妈妈只要按需喂养，宝宝的营养需要就完全可以达到。

忽视配方奶的质与量

宝宝采用人工喂养或混合喂养的方式离不开对配方奶的选用。其中配方奶的质量很重要，但如果新爸妈们不能足够地重视配方奶的选用，就会很容易影响宝宝的身体健康和发育速度，甚至还会诱发其他疾病。

因此，新爸妈们需要特别注意对配方奶质量的选用，要在购买配方奶的时候特别谨慎，更要在配方奶的用量和冲调上合理安排。

喂奶时不重视与宝宝爱的交流

有些妈妈在进行母乳喂养时候，不重视与宝宝做一些爱的交流，有时或多或少会显得漫不经心，有时一边给宝宝喂奶，一边看电视或与其他人聊天，甚至有时心情不好的时候也给宝宝喂奶，其实这些都是不可取的。

人工喂养的宝宝更需要新爸妈们给予宝宝更多的爱的交流。有些新爸妈们认为可以给宝宝用奶瓶喂养，让宝宝获得足够的营养就可以了，根本不重视眼神、安抚等爱的交流。

其实，无论是母乳喂养还是人工喂养，不只是仅仅让宝宝获得营养，不感到饥饿就可以了，还需要新爸妈们给予宝宝更多关于心理上的需要。因此，在喂养宝宝时一定要把宝宝抱在怀里，要一边喂奶一边与宝宝交流，如用温暖的手抚摸宝宝的小脸或者新爸爸在旁边用温柔的语气表达对宝宝的疼爱等，这样都可以让宝宝的身心得到满足。

错误理解宝宝向外顶食物就是不爱吃

一般宝宝在4个月的时候就可以添加辅食了，但很多宝宝由于还是习惯于奶头或奶嘴的喂养方式，导致宝宝一开始就不习惯于接受添加辅食的喂养方式，因此总爱用舌头把食物顶出来或是吐出已喂进去的辅食。这时很多妈妈会简单地认为宝宝大概不爱吃这种辅食，因此就开始尝试着选择其他辅食，以至于到最后都不知道宝宝爱吃什么样的辅食了。

因此，妈妈们在遇到这种情况时，可以采用循序渐进的方法让宝宝爱上添加的辅食，试着让宝宝的小舌头感知到辅食的美味。

选购辅食不科学

宝宝添加辅食后，其中最关键的部分就是选购适合的食物，新爸妈们科学而有效地选购食物会为宝宝的营养加分。宝宝添加的辅食可以是自制的食物，也可以是超市中的成品食物，面对眼花缭乱的辅食，很容易让新爸妈们判断错误，进

营养方案——给新爸妈们的话

了解选购食物的小常识

- 选购蔬果时，要选择不含农药且污染少的绿色蔬果，并且还要注意食用前对蔬果仔细清洗。
- 选择肉类食物时，要去正规的超市或店面购买检验合格的新鲜肉。
- 选购蛋类食物时，蛋黄要完整、无杂质，蛋清要透明、无色、无味，保证蛋类新鲜。
- 选择奶类时，如牛奶，要选择带有奶香、味甜、无异味、无凝状物的新鲜奶。袋装牛奶还要注意生产日期。
- 选购鱼类食物时，要选择鲜嫩、没有异味、刺少的鱼。
- 选购成品食物时，要详细阅读产品说明，注意生产日期、保质期、产品成分等内容。

而影响宝宝的生长发育情况。

因此，在食物的选择上要讲究选购食物的科学性，如果宝宝并不是由于食物制作得不好吃而向外顶食物，而是由于不习惯吃辅食，这就需要妈妈耐心地了解宝宝对营养的真正需求，并多听听营养专家的意见。

盲目地把宝宝哭闹作为饿的信号

许多妈妈没有喂养经验，一听到宝宝哭就想当然地认为是宝宝饿了，需要喂奶了。这样很容易造成盲目地喂养，致使宝宝营养过剩，出现消化不良、肥胖等问题。其实，宝宝哭闹并不一定是饿了，有可能还有其他原因，如宝宝不舒服、没睡醒、需要换尿布、想要大人抱抱等。如果妈妈不清楚这些，会很容易误解宝宝的意思，陷入喂养的误区。

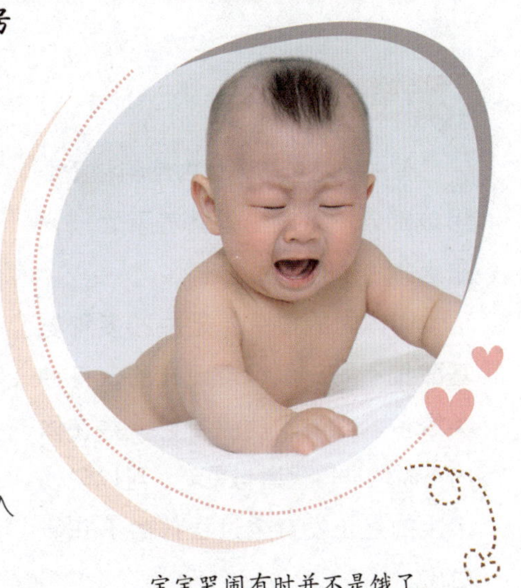

宝宝哭闹有时并不是饿了，妈妈要明白宝宝哭闹的意图，不要一哭就喂奶。

为此，妈妈要清楚宝宝的哭闹意图，做到按需哺乳，形成规律的喂养习惯。

不按需喂养宝宝

不论是母乳喂养、人工喂养、混合喂养，还是辅食添加后的喂养，都需要让宝宝形成规律的喂养习惯，让宝宝饮食有规律。

现在很多妈妈一般都做不到按需喂养，总习惯让宝宝尽可能地多吃奶、吃食物，这样做不但不能使宝宝得到及时喂养，还有可能会出现营养失衡的情况。可以说按需喂养不是教条的喂养方法，也并不是要严格按照时间限制来进行喂养。一些育儿专家指出，按需喂养是指非限制性的喂养，即在宝宝饿了的时候，能及时地对宝宝进行喂养。

按需喂养是目前最提倡的一种喂养方式，虽然解释起来很简单，但真正应用到喂养宝宝的实际情况中却并不那么容易，这还需要妈妈认真地了解宝宝的生长发育特点，观察宝宝饥饿时发出的信号及自身乳汁的分泌量等常识，以便形成喂养规律。

优质蛋白质——提高宝宝智力和免疫力的好帮手

认识一下

蛋白质是参与人体内细胞和重要组成部分不可缺少的营养素之一，是生命活动的物质基础。

人体内的蛋白质是由20多种氨基酸按不同比例组合而成的，且种类繁多，性质、功能各异，并在体内不断地进行代谢与更新。可以说，宝宝的生长发育全过程都离不开蛋白质。

蛋白质的功效

蛋白质的功能繁多，是宝宝代谢反应不可缺少的营养素，主要包括以下几点功能：

- 更新和修补人体细胞组织，维持宝宝正常的生长发育。
- 维持宝宝体液的酸碱平衡，增强免疫力，并供给能量，保护大脑。
- 维持宝宝身体正常的新陈代谢和各类物质在体内的输送。

蛋白质的主要食物来源

蛋白质的主要食物来源分为动物蛋白和植物蛋白，具体情况如下表：

种类	主要食物来源
动物蛋白质	肉、鱼、蛋类等，如猪肉、带鱼、鸡蛋
植物蛋白质	谷类、坚果类、豆制品类，如大米、核桃、豆腐等

蛋白质与宝宝健康之深度解读

蛋白质是由20多种基本氨基酸组成的，不同种类的蛋白质由不同的氨基酸组成，其中的8种氨基酸又是宝宝生长发育必不可少的营养精华。

● **赖氨酸**：促进大脑发育，增强免疫力，促进钙的吸收，强健骨骼，促进脂肪代谢，改善发育迟缓。

● **色氨酸**：促进睡眠和胃液的产生。

● **苯丙氨酸**：有利于宝宝智力发育，如提高记忆力、思维能力等。

● **甲硫氨酸**：促进脾脏、胰脏及淋巴的功能，帮助分解多余脂肪。

● **苏氨酸**：平衡各种氨基酸，促进蛋白质的吸收，增强免疫力。

● **异亮氨酸**：帮助修复肌肉组织，增强体力等。

● **亮氨酸**：促进睡眠，缓和焦虑和紧张情绪，平衡异亮氨酸。

● **缬氨酸**：保护肝脏功能等。

蛋白质过量和缺乏的表现

● **蛋白质过量的表现**：加重肝、肾脏的负担，阻碍大脑代谢功能，严重者还会造成蛋白质中毒。

● **蛋白质缺乏的表现**：生长发育迟缓、抵抗力减退、体重减轻，出现偏食、厌食的不良现象，爱发脾气、精神不佳等，易患疾病。

蛋白质补充的要点

● **不必额外添加营养素**。如果宝宝生长发育正常，也没有出现蛋白质的缺乏，新爸妈们只需要合理安排膳食就可以了，不需要为宝宝额外地补充蛋白质等营养素。

● **注重合理搭配蛋白质食物**。富含蛋白质的食物包括植物蛋白和动物蛋白，都是人体不可缺少的营养成分，而且二者搭配食用营养更佳。因此妈妈给宝宝制作辅食时要让两者有效搭配食用。

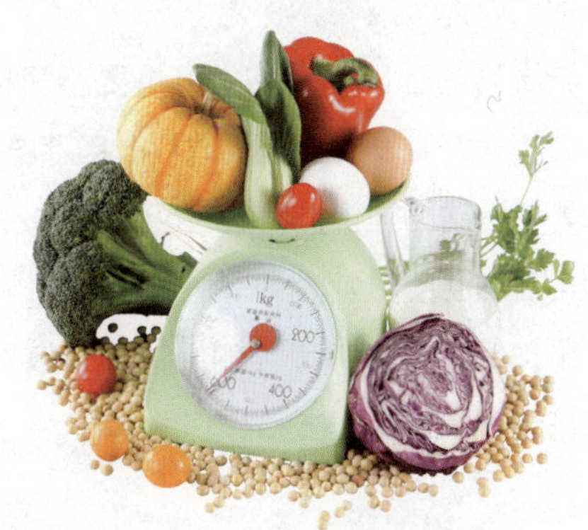

给宝宝补充蛋白质要植物蛋白食物和动物蛋白食物相配合。

营养方案——延伸阅读

观察宝宝是否有异常

第一次添加含蛋白质的辅食时，新爸妈们要仔细观察宝宝食用后有没有异常，因为一些宝宝会对奶类食物中的蛋白质过敏，如出现腹泻、呕吐、湿疹等不良反应，需要及时停用这类食物，并到医院就诊。

有益脂肪——

宝宝能量的提供者

认识一下

脂肪，俗称油脂，是供给人体能量的主要来源之一，是人体不可或缺的营养素。我国营养学会指出，饮食中脂肪的供给量应占总能量的大约30%。而宝宝的生长发育，尤其是大脑、神经组织发育等都离不开脂肪，因此要让宝宝适当食用含脂肪的食物。

脂肪的功效

- **供给能量**。脂肪是人体能量的重要来源之一，有利于储存和运输能量，减少体热散失，为宝宝身体保温。
- **脑发育的基础**。大脑发育需要不同种类的营养素，其中脂肪中的不饱和脂肪酸和磷脂是大脑发育的重要原料。因此给宝宝补充脂肪对正常的智力发育有利。一般母乳中脂肪的提供量大约占50%，这就需要当母乳中的脂肪含量不足时，应合理添加含有脂肪的辅食。
- **保护组织器官**。宝宝的组织器官较弱，需要脂肪的额外保护。如皮下脂肪具有保护全身受外界撞击和损伤的作用。

脂肪的主要食物来源

脂肪一般来源于动物脂肪和植物脂肪两种：

种类	主要的食物来源
动物脂肪	畜肉类、鱼类、蛋类含量丰富。其中畜肉类含脂肪最丰富，且多为饱和脂肪酸；蛋类以蛋黄含脂肪最高；鱼类脂肪含量较低
植物脂肪	其中坚果类含脂肪量最高，是多不饱和脂肪酸的重要来源

脂肪与宝宝健康之深度解读

脂肪中的主要精华成分是脂肪酸，大约含有40多种，大体分为饱和脂肪酸和不饱和脂肪酸。一般饱和脂肪酸可以在人体内合成，而大多数的不饱和脂肪酸则需要通过食物来摄取，宝宝所需的不饱和脂肪酸，一般占总能量的3%左右。

另外，人体内的脂类，如糖脂和磷脂又是宝宝生长发育所必需的，因此，新爸妈们不能忽视宝宝对脂肪类食物的摄入需求。

脂肪过量和缺乏的表现

● **脂肪过量的表现：**过量食用含脂肪量高的食物会导致宝宝体重增加，出现肥胖症，还会导致智力发育缓慢、活动能力差。

● **脂肪缺乏的表现：**宝宝身体发育迟缓，出现消瘦、面无光泽的情况、导致智力、视力发育受损，以及皮肤受损等，甚至还会降低抵抗力，诱发疾病。

脂肪的补充要谨慎

建议加工的肉类食品（如火腿肠）不宜给宝宝食用。一般加工后的肉类食品中，有益脂肪的含量已经很少了，宝宝食用这类食物基本上起不到补充有益脂肪的作用，而且其中含有的亚硝酸盐、各种添加剂都对人体健康不利，宝宝食用后还易加重肝脏的负担。因此，应谨慎给宝宝食用这类食物。

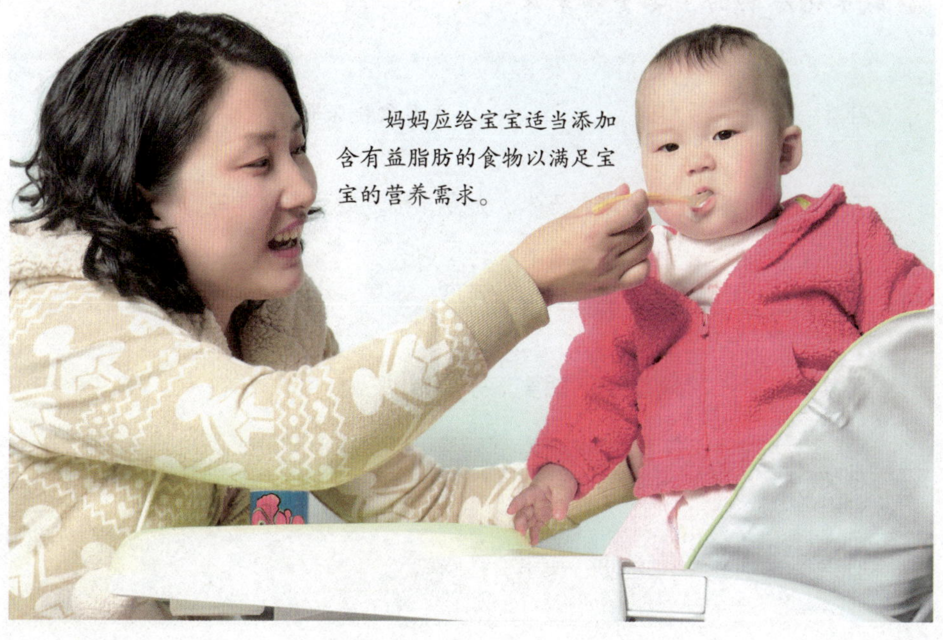

妈妈应给宝宝适当添加含有益脂肪的食物以满足宝宝的营养需求。

碳水化合物——

宝宝身体的超级燃料

认识一下

碳水化合物也称为糖类化合物，它是为人体提供能量来源的营养素之一，也是可直接提供能量的物质。

一般食物中含有的碳水化合物主要可以分为：单糖、双糖、多糖、寡糖。

宝宝不同时期对碳水化合物的需求不同，最初的碳水化合物多来源于奶类，一般适量喂奶都可以满足宝宝对能量的需要。

碳水化合物的功效

宝宝身体发育和生命活动都需要糖类的支持，主要有以下几项功效：

- 给宝宝提供能量，为身体保温、促进新陈代谢，尤其有利于宝宝大脑的发育。
- 参与人体的生理活动，并能与脂类有效结合形成脂糖，构成神经组织和细胞膜。
- 碳水化合物中有一部分不能被吸收的纤维素，它具有促进肠道蠕动、促进消化、预防并改善宝宝发生便秘的作用。

碳水化合物的主要食物来源

种类	主要食物来源
五谷类	如大米、玉米、大麦、小麦或豆类食物等
水果类	如香蕉、葡萄、西瓜、苹果、桃、芒果等
蔬菜类	如甘薯、胡萝卜等
糖类	如白糖、红糖等
坚果类	如红枣、栗子、桂圆等

碳水化合物与宝宝健康之深度解读

人体平时摄入的碳水化合物更多的是来自于多糖，它能帮助人体有效地获得蛋白质、维生素、膳食纤维等营养素。一般在主食中含量较高。但是，碳水化合物中摄入的单糖或双糖，如蔗糖，除了具有补充能量的作用外，却不能帮助人体补充其他营养素。

宝宝一般摄入的糖类多为乳糖和蔗糖，刚出生的宝宝对乳糖的消化吸收能力较好，因为它主要来源于各种奶类，如母乳、配方奶等，但对蔗糖的消化吸收能力则较差。

碳水化合物过量和缺乏的表现

- **碳水化合物过量的表现**：碳水化合物虽然能够直接提供能量，但0～3岁的宝宝还是需要适度摄入，否则会影响蛋白质和脂肪的摄入，甚至使宝宝发胖、降低免疫力、诱发疾病，并且还容易形成蛀牙。
- **碳水化合物缺乏的表现**：碳水化合物缺乏时，宝宝一般会出现全身无力、面色苍白、无血色、精神不佳、爱哭闹的情况。如果长期得不到足够的碳水化合物，还会使宝宝体温下降、体重减轻、生长发育迟缓等。

碳水化合物的补充要点

在正常喂养的情况下，宝宝初期给予母乳喂养或喝配方奶，可以满足宝宝对糖的需要，不需要补充额外的糖。但等到宝宝半岁多时，就需要开始添加一些低糖的食物，到了2岁以上就需要每天摄入约10克的糖，但要适量摄入，不能每天都吃。

营养方案——延伸阅读

供给人体能量的三大营养素

蛋白质、脂肪和碳水化合物是供给人体能量的三大营养素，只有保持三者的搭配合理，才能使能量供给最科学，从而满足宝宝们的正常需求。

例如，一般人体在消耗能量时，最先消耗蛋白质来产生能量，如果蛋白质不足就可能对人体产生危害，但如果有脂肪和碳水化合物供给能量，就可以减少蛋白质的消耗，可以有效使身体能量得到平衡。

膳食纤维——

宝宝润肠通便的天然佳品

认识一下

膳食纤维是一种不被人体吸收的营养素，是植物性成分，普遍存在于植物的细胞壁中。营养学上一般也把不能被人体消化吸收的碳水化合物总称为膳食纤维。

膳食纤维虽然不能被人体吸收，但它却具有独特的功能。在胃肠消化系统中担负着很重要的作用，即促进肠道蠕动。因此，人工喂养的宝宝和添加辅食后的宝宝，如果出现便秘的问题，经常摄入膳食纤维则有不错的效果。

膳食纤维的功效

- **保持消化系统健康，预防便秘。**膳食纤维具有促进肠道蠕动的作用，能够减少食物在体内的积压，可利尿、通便等。
- **促进钙质吸收。**水溶性膳食纤维可提高肠道对钙的吸收。与此同时，膳食纤维还可以改善肠道菌群，有利于一些营养素的合成，对身体健康有利。
- **锻炼咀嚼力。**给宝宝吃的食物如今越来越精细，而使宝宝牙齿锻炼的机会却变少了，增加食物中的膳食纤维，可以有效地锻炼宝宝口腔的肌肉和牙齿的咀嚼力。

膳食纤维的主要食物来源

种类	主要食物来源
杂粮类	如玉米、小米、大麦、燕麦、燕麦片等
豆类及薯类	如大豆、白扁豆、红豆、甘薯等
海藻类	如海带、紫菜等
蔬果类	如胡萝卜、香菇、裙带菜、南瓜、黑木耳、苹果、山楂、草莓等

膳食纤维与宝宝健康之深度解读

如果宝宝喂养不合理，很容易会出现消化不良、便秘等情况，即使宝宝没有出现便秘的情况，也需要注意膳食纤维的合理摄入。每天搭配合理的食物，摄入适量的膳食纤维，对宝宝的健康十分有利。其中可溶性膳食纤维能延长食物在肠道中的消化时间，对帮助缓和葡萄糖在肠道内的吸收，控制血糖、降低胆固醇极有帮助。而非可溶性膳食纤维则有助于水分吸收，是非常好的润肠剂，并能有效预防宝宝便秘。

膳食纤维过量和缺乏的表现

● **膳食纤维过量的表现**：过多地摄入膳食纤维会致使腹部不适，如过度增加肠蠕动和增加产气量，从而影响其他营养素如蛋白质的消化和钙、铁的吸收。

● **膳食纤维缺乏的表现**：膳食纤维是人体必不可少的营养素，每天需要合理地摄入，如果缺乏膳食纤维的补充，就容易造成消化不良、便秘，同时也不利于体内毒素的排出。

膳食纤维的补充要慎重

肠胃不好者要慎重摄入膳食纤维。宝宝的胃肠和肾脏功能尚未发育完善，因此在食用膳食纤维的食物时，应依宝宝的个人情况而定。尤其是肠胃不好的宝宝最好少食含膳食纤维的食物，以免加重胃肠负担。

妈妈给宝宝吃含膳食纤维的草莓，可促进胃肠消化，预防便秘。

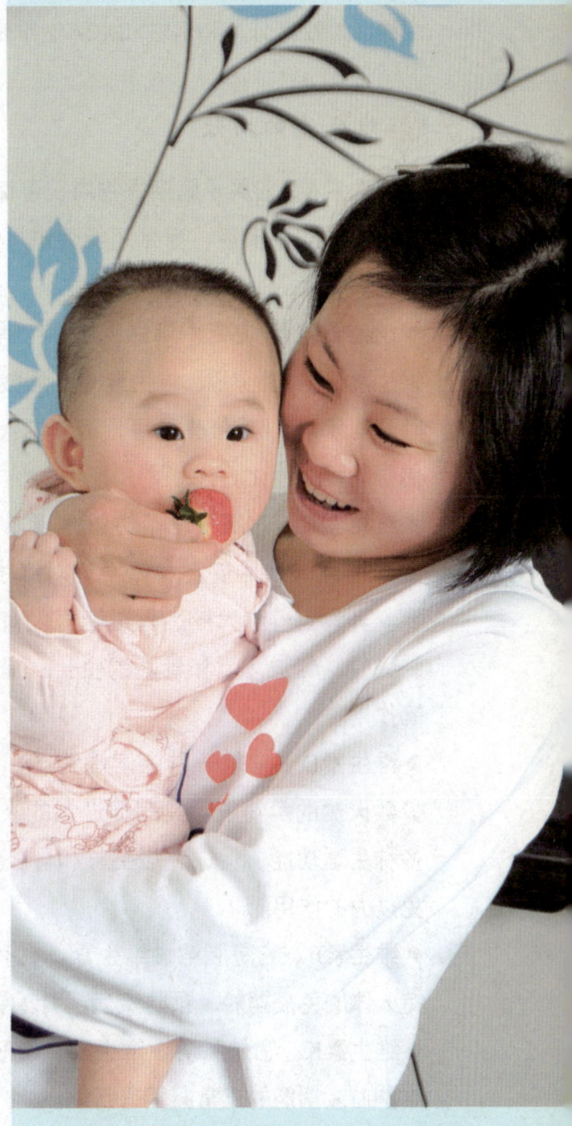

各种维生素——

呵护宝宝身心健康的保护伞

认识一下

维生素是维持人体生命活动必需的营养素，也是保持人体健康的重要活性物质，在人体生长、发育、新陈代谢的过程中发挥着重要作用。维生素在人体内的含量虽少，但不可或缺，一般从食物中获得。目前所知的维生素有几十种，大致可分为脂溶性和水溶性维生素两大类。

维生素的功效

● **维生素A**。它属于脂溶性物质，可储存在体内，并能还可维持正常的视觉功能，能有效预防夜盲症，而且还能促进牙齿、骨骼的正常发育；维护上皮组织细胞的生长和健康。

● **B族维生素**。它是水溶性物质，包括维生素B_1、维生素B_2、维生素B_6、维生素B_{12}、烟酸、泛酸、叶酸等元素。B族维生素可促进体内代谢和神经传导功能。

● **维生素C**。它属于水溶性维生素。一般正常喂养都可以满足宝宝身体发育对维生素C的需要。其具有养护大脑、促进智力发育、维护皮肤弹性、促进牙齿和骨骼的生长、提高免疫力等作用。

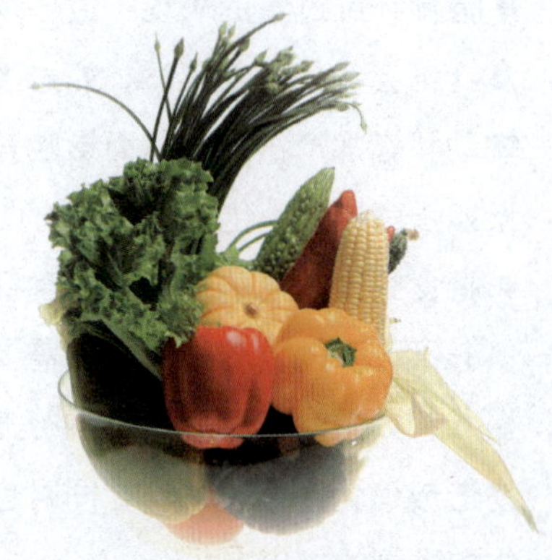

富含维生素的蔬菜需要有效搭配，食用后才能更有营养。

● **维生素D**。它是一种脂溶性物质，存在于极少数天然的食物中。具有促进钙的吸收、调节多种生理功能、促进牙齿生长和骨骼钙化、预防佝偻病，同时还有利于增强人体免疫力的作用。

● **维生素E**。它是脂溶性维生素，具有抗氧化的功能。对宝宝来说，维生素E对维持人体的免疫功能、预防疾病起着重要作用。

● **维生素K**。它是脂溶性维生素，一般人体对维生素K的需求量非常少，但它却对维护血液功能的正常凝固有帮助。

维生素的主要食物来源

种类	主要食物来源
维生素A	维生素A原即胡萝卜素，主要存在于植物性的食物中，如绿叶蔬菜、黄色蔬菜以及水果。而维生素A醇主要存在于动物性的食物中，如肉类、动物肝脏等，这两种物质都可转化为维生素A
B族维生素	糙米、燕麦、鸡蛋、猪肉、大多数蔬菜及牛奶和鸡蛋都含大量的维生素B_1。肉、奶、蛋类及动物肝脏、绿叶蔬菜、蘑菇等都富含维生素B_2。烟酸含量较为丰富的食物有动物肝脏、胡萝卜、菜花等
维生素C	一般新鲜的蔬菜和水果含维生素C较为丰富，如菜花、苦瓜、猕猴桃、橙子、柚子、草莓、芒果、荔枝、菠萝、苹果、葡萄等
维生素D	鱼肝油、动物肝脏、牛奶、蛋黄、含油脂的鱼类
维生素E	肉类、奶、蛋类、绿色蔬菜和各种植物油，如花生油、芝麻油、玉米油等
维生素K	多存在于海藻类、肉类、绿叶蔬菜、鱼类、水果类、坚果类及蛋黄、奶等食物中

维生素与宝宝健康之深度解读

0～3岁的宝宝在喂养过程中，如果摄入的维生素含量不足，很容易引起维生素营养缺乏症，进而影响身体的正常发育，不利于牙齿、骨骼的健康，严重缺乏者还会引起相应的疾病。

因此，在补充维生素时，应依据宝宝的身体发育特点及对各种维生素的需求量来进行科学地补充，做到缺什么补什么，合理摄入。人体一般离不开的维生素主要包括：维生素A、B族维生素、维生素C、维生素D、维生素E、维生素K这几项精华元素。

维生素过量和缺乏的表现

● **维生素过量的表现：**维生素A、维生素D不足一般会出现爱哭闹、食欲不振、体重减轻、皮肤干燥、毛发脱落、腹泻、便秘、体重下降等情况；极少数情况在摄入过量B族维生素时，会出现水肿、疱疹、发抖、过敏等反应；维生素E过量时易使伤口不易愈合、皮肤干裂、腹泻、视物模糊，同时还会降低宝宝的免疫力，甚至会导致中毒；维生素K过量则容易导致可溶性贫血等病的发生。

● **维生素缺乏的表现：**维生素A缺乏多会出现生长发育受阻、食欲下降、记忆力减退、皮肤粗糙等情况；缺乏B族维生素的宝宝容易出现消化不良、腹泻、食欲不振、睡眠不佳、精神状态差；缺乏维生素C多会出现厌食、轻度贫血、精神状态差、抵抗力减弱等情况；缺乏维生素D容易导致佝偻病的发生；缺乏维生素E可表现为生长发育迟缓，皮肤干燥；维生素K缺乏的宝宝多容易出现腹泻等症状。

维生素的补充要点

● **各种维生素需要有效搭配。**含维生素A与B族维生素、维生素D、维生素E及钙、磷、锌的食物一起搭配食用，最能发挥各种维生素的功效。另外，维生素C属水溶性，与脂溶性的维生素E一同摄取，二者能很好地发挥各自作用，提高抗氧化性。

● **采用让B族维生素损失最小的烹调方式。**B族维生素中的维生素B_1、维生素B_2和维生素B_6很容易被氧化，所以含有这些营养素的食物最好采用焖、蒸、做馅的方式，以减少营养的流失。

营养方案——延伸阅读

人体必需的维生素

维生素种类多样，而人体必需的维生素需要满足以下四点：

● **特殊性：**必需的维生素是人体不可缺少的营养素之一，如果补充不足则容易导致维生素缺乏症。

● **适量性：**人体需要的维生素应适量摄入，这样才能发挥有效的作用。

● **调节性：**人体必需的维生素具有调节人体新陈代谢、转换能量的作用。

● **外源性：**一些必需的维生素由于人体自身不能合成或合成较少，因此多需要通过食物来获取。一般情况下，通过吃蔬菜和水果都可得到补充。

经典矿物质——

宝宝必需的营养素

认识一下

矿物质是人体必需的营养素之一，又是维持生理功能、构成人体组织、促进新陈代谢的必需物质。然而，它无法自身产生或合成，需要通过摄入食物才能满足，这就需要新爸妈们在喂养宝宝时，根据宝宝自身的情况，进行合理摄入矿物质。一般人体所需且常见的矿物质主要包括：钙、铁、锌、碘、硒这五种。

矿物质的功效

种类	功效
钙	钙在骨骼和牙齿中占99%，在血液、细胞间及软组织中占1%，是人体不可缺少的元素。它具有强健骨骼、健康牙齿的作用，还能帮助维持人体铁的代谢，强化神经系统，有利于宝宝的大脑发育
铁	铁与蛋白质相结合能形成血红蛋白，并参与血液中氧的运输，具有预防宝宝缺铁性贫血的作用。另外，铁还可以提高人体免疫力，预防疾病的发生
锌	锌是宝宝生长发育必不可少的营养素，具有促进身体健康发育和组织再生的作用，对改善宝宝食欲不振，味觉减退具有特殊的功效，同时还能增强人体的免疫力
碘	碘具有促进糖和脂肪代谢、促进维生素吸收的作用，有助于宝宝生长发育。碘又被成为“智力元素”，是宝宝大脑发育不可缺少的营养素
硒	硒有 “排毒剂”的美称，对汞、镉、铅等重金属有解毒作用，同时还有增强宝宝免疫力、修复细胞、保护视力和肝脏的作用

矿物质的主要食物来源

种类	主要食物来源
钙	黄豆、各种豆制品、奶制品都是优质的补钙食品。另外，坚果和鸡蛋也含有丰富的钙。此外，鱼、虾皮、海带、紫菜，胡萝卜、小白菜、油菜等含钙量也较高
铁	如动物肝脏、蛋黄、瘦肉、虾、海带、紫菜、黑木耳、南瓜子、芝麻、黄豆、绿叶蔬菜等都富含铁元素
锌	由于母乳中的含锌量很适合宝宝的需求，因此母乳喂养的宝宝都能足量摄取锌，但辅食添加后，随着乳汁中含锌量的减少，新爸妈就需要遵循营养补充原则为宝宝合理摄入含锌的食物。食物中鱼类的含锌量较高，豆类、坚果类也是补锌的食物，另外，在肉类食物中，如猪肉、牛肉、鸡肉也含有一定量的锌
碘	一般海产品含碘丰富，如紫菜、海带、海鱼、海虾等。虽然碘有助于宝宝的大脑发育，但对市面上的碘盐就需要慎重摄入，因为碘盐并不等同于补碘，有研究表明，一般1岁以内的宝宝不宜食盐
硒	海产品含硒量高，如鱼、虾、海蜇皮；肉蛋类也含有较为丰富的硒；蔬菜类中如西兰花、黄花菜等也含有丰富的硒元素

矿物质与宝宝健康之深度解读

人体必需的矿物质一般主要包括：钙、铁、锌、碘、硒这五种。对于0～3岁的宝宝来说，这一阶段正处于生长发育、智力发育、心理发育的关键时期，这几种营养素更是必不可少。尤其是宝宝添加辅食后，对矿物质的需求增多，如果新爸妈们不注重这些食物的搭配，就很容易出现营养不足，如缺铁性贫血、牙齿缺钙等。它们对宝宝每一个阶段的健康成长都有帮助，需要新爸妈们在喂养食物中科学、合理地选择，为其补充。

矿物质过量和缺乏的表现

● **矿物质过量的危害**：摄入过量的钙时，一般可出现烦躁不安、恶心呕吐、嗜睡、尿频、软组织钙化等情况；摄入过量的铁，可表现为呕吐、腹泻，对肠胃有一定的损害；摄入过量的锌，可能会出现腹泻、发热、恶心、呕吐、生长发育停滞等反应；摄入过量的碘能导致碘中毒，出现高碘甲状腺肿，会引起人体代谢紊乱、体重减轻等症状；摄入过量的硒，神经系统易受损，进而影响宝宝的智力发育。

● **矿物质缺乏的症状**：宝宝缺钙时，多表现为不易入睡、爱哭闹、入睡后头部多汗、生长发育迟缓、厌食、腹泻等情况；缺铁时，容易造成缺铁性贫血，多表现为面色不红润、皮肤粗糙等症状；缺锌时，多有免疫力降低、味觉减退、食欲不振、皮肤粗糙干燥、伤后不易愈合等情况出现；缺碘时，多会出现甲状腺功能减退或甲状腺肿大、智力低下、体格发育迟缓等反应；缺硒时，则易患假白化病、皮肤、头发无色素沉着等情况。

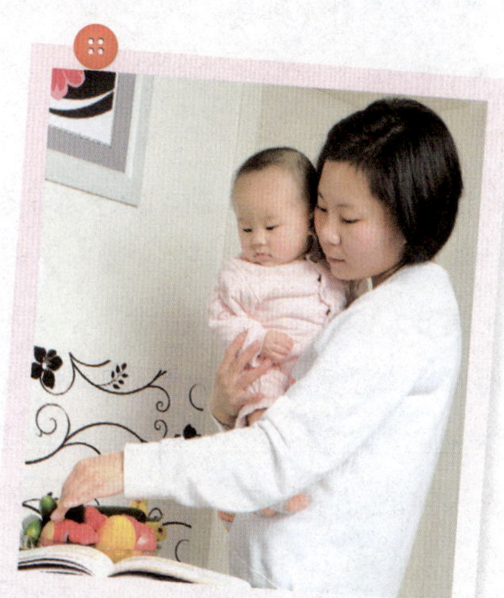

经常给宝宝吃一些富含维生素D的水果，可帮助宝宝对钙的吸收。

矿物质的补充要点

不宜只单纯地给宝宝补钙。单纯补钙并不能很好地增加宝宝对钙的吸收，如果含钙食物和含维生素D的食物有效搭配食用，这样才更有利于宝宝对钙的吸收和利用。

营养方案——延伸阅读

用铁具给宝宝烹调食物

有研究证明，给宝宝用铁锅烹调食物会让宝宝发育得更好，一般制作酸性蔬菜时，铁制器具更易溶出铁质，让宝宝能更充足地吸收铁元素，但对于酸性的水果，如山楂、酸梅等就不适合用铁具烹调了，因为水果中的果酸易溶解铁，从而生成低铁化合物，引起身体不适，如恶心、呕吐等。

水——

宝宝的生命之源

认识一下

水是人体最重要的营养素，有“生命之源”的说法。人体的2/3是由水构成的，其中水占成人体重的60%~70%，占儿童体重的80%以上。宝宝如果处在纯母乳喂养阶段一般不需要额外补水，但对喝配方奶粉或是添加辅食的宝宝来说，适量补水则是必不可少的，并且需要新爸妈们科学地为其补水。

水的功效

● **调节人体的生理活动**。由于水具有流动性，因此常被作为体内各种营养物质的传输者，在维持人体新陈代谢上尤为重要，而且各种生理功能的维持也离不开它。

● **调节人体体温**。炎热的夏季，人往往靠喝水和出汗来使体内水分达到均衡，从而降低体温免于中暑。而人在寒冷的冬季体内的水会释放出其储存的能量，为身体保温。宝宝出生后，需要根据外界环境的变化来适量补水。

● **人体的“保湿霜”**。水有滋润皮肤及保持肌肤弹性有光泽的作用。同时也是眼、口、鼻、舌等器官的湿润剂。宝宝口干舌燥时就意味着需要水的滋润了。

● **排毒之良品**。当宝宝发生病毒性感冒、发热、便秘时，多补水能帮助其身体发汗、排出毒素，进而帮助身体尽快康复。

水的主要食物来源

人体除了喝水进行补水外，还需要通过食物来进行水分补充。一般含水量大的食物主要为蔬菜和水果，见下表：

种类	主要食物来源
蔬菜类	生菜、黄瓜、冬瓜等
水果类	西瓜、梨、桃、苹果、椰子、葡萄等

水与宝宝健康之深度解读

水的作用很多，尤其是温热的白开水，最适合人体的健康的需要。由于白开水经煮沸后，其中含有的有害微生物已经在高温下被杀死，这时的水中更多的是含有钙、镁等成分，这些对人体健康十分有益。因此，给宝宝喝温热的白开水最有益。

水过量和缺乏的表现

- **饮水过量的表现**：饮水过量容易造成胃肠和肾脏的负担。由于宝宝的肠胃和肾脏功能还在不断地发育和完善，如果过量饮水，还会有损宝宝的身体健康。
- **饮水缺乏的表现**：程度轻者，多表现为疲劳、没精神、便秘、代谢受阻、生长发育迟缓等情况，而严重者多会出现身体代谢紊乱。对宝宝进行正常喂养和适量饮水，多不会出现缺水的情况。

水的补充要点

给宝宝喝水要依情况而定，需要从多个方面进行考虑。在喂养方式上，如果是纯母乳喂养的宝宝，妈妈的奶水一般就能满足宝宝的需水量，可以不用额外补水。但对于喝配方奶的宝宝来说就需要依情况适时地补充水分。在特殊的外界环境下，需要给宝宝适量地增加水量，如炎热的夏季。不论哪种喂养方式都需要科学地给宝宝补充水分。

营养方案——给新爸妈们的话

宝宝不宜多喝的3种“水”

- **汽水**。这类碳酸饮料对于生长发育关键期的宝宝来说不适合饮用，因为它影响钙、铁的吸收，不利于骨骼发育，并容易增加能量，引起肥胖，过量饮用还会引起腹痛，诱发肠胃炎。
- **果味饮料**。这类的果味饮料中或多或少都会添加一些防腐剂，而宝宝的肠胃和肾脏器官都还很脆弱，如果过量饮用则会容易发生腹泻、腹痛等。
- **矿泉水**。有些矿泉水中含有一些有害的元素如铍、铝以及少量的放射性元素。对于各器官功能发育还不完善的宝宝来说，则是一种致命的危险。

良好的饮食习惯，让宝宝更健康

宝宝拥有一个良好的饮食习惯会让宝宝营养餐的功效加倍，同时也是宝宝健康发育的必备条件之一。另外，它还有助于锻炼宝宝的各种能力，并能让宝宝尽快地爱上辅食。

注重培养宝宝按时进餐

让宝宝养成有规律的进餐习惯，对宝宝吸收营养有好处，也有利于宝宝生长发育。虽然宝宝的胃口还比较小，但胃肠消化是有规律的，尤其是等到宝宝开始添加辅食的时候，随着宝宝食量的增加，就需要科学有规律地进行喂养，喂养时间和次数也要做出相应的调整。

在开始添加辅食时，一般4小时左右喂养一次，等到宝宝1岁以后进食次数一般安排在4～5次即可，而等到2岁后就需要采用一日三餐的饮食规律了，除此之外，还需要在两餐之间进行加餐，以满足宝宝特殊时期身体发育的要求。

让宝宝接受用勺子吃东西

宝宝4个月添加辅食后，需要妈妈有意地锻炼宝宝接受用勺子喂哺的习惯，这样一方面有助于宝宝顺利地接受辅食，为断奶做准备；另一方面还有助于锻炼宝宝用勺的手指活动能力。

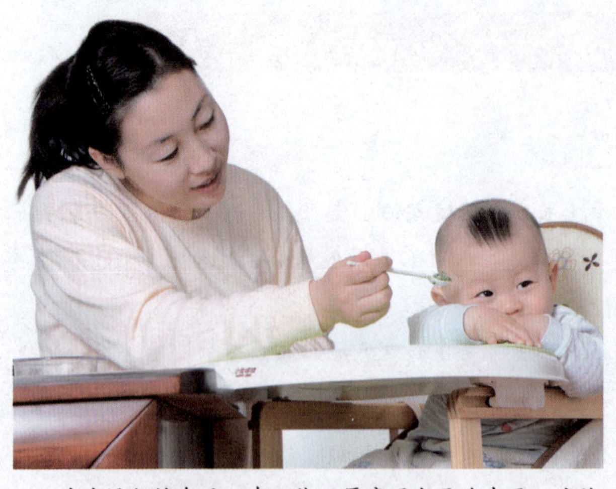

宝宝添加辅食后，有可能不愿意用勺子吃东西，这就需要妈妈慢慢调整，逐渐地让宝宝接受勺子。

一般在最初让宝宝接触勺子时，宝宝会不配合、不愿意接受，甚至用舌头向外顶勺子，但妈妈不能灰心，因为宝宝已经习惯了含着奶嘴或乳头，对于新事物需要适应，这也是宝宝的正常反应。因此，新爸妈们要学会慢慢调整，渐渐地让宝宝适应，可以多尝试几次这样用勺子喂哺食物的方式。而且选用勺子给宝宝喂水，也可以锻炼宝宝接触并熟悉用勺子的这种感觉。

正确引导宝宝的饮食口味

给宝宝添加辅食后，要注意培养宝宝的饮食口味。这就需要新爸妈们在制作辅食时既不能过于清淡，也不能过于油腻，最好不要过早地添加调味料，如盐、味精等。糖可适量添加，但不能让宝宝习惯依赖有糖的食物，以免让宝宝的味觉离不开甜味的食物。

教会宝宝细嚼慢咽

食物在口中经过细细地咀嚼，能够促进人体对食物中营养的吸收，同时有利于消化。另外，多次反复地咀嚼食物还能牵动面部肌肉，促进脑部血液循环，可起到健脑、益智的作用。相反进食速度过快，食物得不到充分咀嚼，一方面不利于食物营养的吸收，易加重肠胃负担，另一方面还容易发生肥胖。因此，妈妈要耐心地教会宝宝对食物的细嚼慢咽。

让宝宝熟悉杯碗的使用

经过前一阶段对宝宝使用勺子的习惯进行训练后，一般7个月的宝宝，就已经熟悉用勺子喂哺的感觉了，并能逐渐脱离乳头及奶瓶了。因此，这一阶段可训练宝宝使用杯碗了。

在宝宝学习用杯子喝水和用碗吃饭的过程中，新爸妈们要有耐心，而且要反复多次地训练宝宝，让宝宝熟悉这种感觉。也许宝宝会把好看的杯碗当作玩具进行玩耍，但这也是宝宝熟悉餐具的过程，新爸妈们不要阻止哦！

尤其需要注意的是，当宝宝拒绝用杯碗时，新爸妈们一定不要过于强迫或训斥宝宝，要耐心地让其接受，以免影响宝宝的情绪。因此，训练宝宝使用杯碗时，要让宝宝先熟悉再进行使用，以让其有一个缓冲的过程。

让宝宝坐起来吃东西

宝宝到7~8个月时，一般可以独立坐着了。而且这一阶段的宝宝已经对辅食很熟悉，并且吃饭的积极性很高，这时有效地训练宝宝坐着吃饭，一方面可以很好地锻炼宝宝自我的活动能力，另一方面还会增加其进食的兴趣，让宝宝吃得更开心。

所以在宝宝吃饭前，可以先给宝宝找一个舒适且安全的支撑位置，让宝宝可以呈坐姿坐好，如把宝宝放在专用的用餐椅上。同时，妈妈还可以用简单的语言告诉宝宝："宝宝，我们要吃饭！坐好！"这样有助于让宝宝在每次吃饭的时候，形成一种自然反应，即坐在这个地方，就要开始吃美味的食物了。如果在这一阶段妈妈不注重对宝宝养成独立坐着吃放的习惯，等到宝宝活动能力增强后，就不容易让宝宝养成在固定的地点吃放的习惯了，而且很有可能就需要妈妈追着宝宝进行喂食了。此外，当宝宝吃饭时，新爸妈们一定不能在旁边逗弄他们，否则很容易让宝宝养成不专心吃饭的坏习惯。

训练宝宝与大人同桌吃饭

随着宝宝月龄的逐渐增加，训练宝宝与大人同桌进餐就显得更为重要。一般在宝宝11个月时就可以开始尝试让宝宝和大人一起同桌吃饭了。

这样的进餐习惯，一方面可以让宝宝产生强烈的幸福感和兴趣，能让宝宝增加食欲。另一方面，新爸妈们还能更好地关注宝宝，让宝宝接受更多的食物，这时，也需要新爸妈们多尝试让宝宝接受新食物，锻炼宝宝的味觉。如用简单的语言告诉宝宝这是甜的、香的等等，这样既有助于锻炼宝宝的感官能力，还有助于其大脑的发育。

鼓励宝宝自己用餐

随着宝宝月龄的增加，其动手能力和对外界事物的兴趣也逐渐增强，大约到宝宝12个月后，就可以让宝宝自己尝试独立吃饭了。这时的宝宝，由于自己吃饭的兴趣很浓，一般会在吃饭时想要自己动手，如从妈妈的手里抢餐具或者直接用手抓取食物，这时新爸妈们一定要配合宝宝，积极支持，不能限制其动手的能力。否则很容易打消宝宝吃饭的积极性，以后等到想要让宝宝自己进餐时，都会比较困难了。

也许这个时候的宝宝各方面的协调能力还不太好，让宝宝自己吃饭，也许会弄得衣服上、餐桌上一片狼藉，这个时候妈妈最好"睁一只眼闭一只眼"，让宝宝自己尽情地进食，不要训斥或阻止宝宝。如果妈妈能够坚持到最后，宝宝1岁多后，多可学会自己吃饭。

Part2

0~1岁
宝宝的科学营养方案

0~1岁的宝宝生长发育变化很快，尤其体现在身高、体重、外貌的特征上。宝宝对营养的需要就显得尤为迫切，从最初的母乳喂养、人工喂养或混合喂养，渐渐过渡到添加辅食，这都需要新爸妈们随着宝宝对营养需求的不断变化而做出调整。

第1个月 初生宝宝

新生儿指出生1～28天的宝宝。这一阶段宝宝的大脑发育会受到许多因素的影响，如遗传、环境、教育、营养与疾病等因素。因此，在优育的基础上，新爸妈们要创造良好的后天环境和提供充足而优质的营养，让宝宝的大脑发育更好。

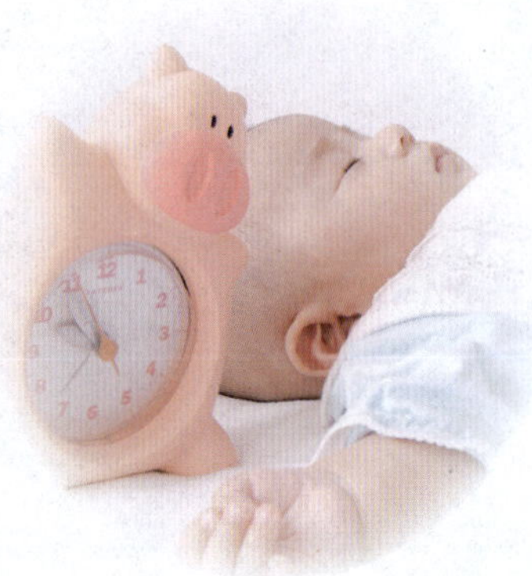

宝宝的成长变化

宝宝从未出生到出生这段时间内大脑细胞的数量已经基本完善，当宝宝出生后，大脑已经有了100亿～180亿个脑细胞，而且这时新生宝宝的大脑外形已与成人大脑的形状一样，也具备了成人大脑的基本结构，但是新生宝宝大脑的重量和功能还远远比不上成人，如不会说话、不会自主活动，这些都是大脑发育还不完善的表现。

生理特征

● **体温波动大**。新出生的宝宝各个器官发育还不完全，皮下脂肪少，环境过冷或过热都会很敏感。

● **皮肤柔嫩**。宝宝的皮肤对外界的抵抗力较差，微小的损伤都有可能造成严重的创伤，需要新爸妈们特别保护。

● **容易溢奶**。新生宝宝由于胃呈水平位状态，因此容易出现溢奶现象。

● **有非条件反射**。新生宝宝在出生后，由于大脑发育并不完善，因此会出现吸吮、吞咽、伸舌头等非条件反射。

● **感觉及知觉发育还在完善**。新生宝宝的视觉还在发育，味觉发育良好，嗅觉较弱，触觉较灵敏，但痛觉较迟钝。

● **吃和睡是宝宝的主要生活**。虽然新生宝宝连续睡眠的时间较短，但一天之中除了感到饥饿或需要换尿布时醒来，其他时间基本都在睡觉，而且良好的睡眠环境也能促进宝宝快速地生长发育。

心理状况

此时的宝宝能看见离眼睛25厘米以内的事物，喜欢妈妈的气味和说话声，大人对宝宝讲话时，宝宝会有所反应，会用哭闹来表达自己的情绪。新爸妈们需要在这一阶段，与宝宝进行亲子交流，会让宝宝具有安全感。

体格发育特点（满整月时数据，下同）

男宝宝		女宝宝
平均56.9厘米（52.3～61.5厘米）	身高	平均56.1厘米（51.7～60.5厘米）
平均5.1千克（3.8～6.4千克）	体重	平均4.8千克（3.6～5.9千克）
平均38.1厘米（35.5～40.7厘米）	头围	平均37.4厘米（35.0～39.8厘米）
平均37.3厘米（33.7～40.9厘米）	胸围	平均36.5厘米（32.9～40.1厘米）

营养方案——延伸阅读

宝宝离不开的营养素

营养素	需求量	注意事项
能量	每千克体重110千卡左右	新生宝宝对能量的需求量一般最高
蛋白质	每千克体重2～3克	过量摄入会引起腹泻、发热等反应
脂肪	提供总能量的45%	过量摄入易引起消化不良及肥胖
维生素	根据宝宝的实际情况而定	一般新生宝宝不会存在缺乏维生素的情况
钙	每天约400毫克	母乳喂养的宝宝一般不缺钙，人工喂养的宝宝需依情况而定
铁	体内含铁充足不必额外补充	添加辅食前宝宝一般不用补充额外的铁
水	每千克体重90毫升左右	母乳喂养的宝宝不需额外补充，人工喂养的宝宝需要注意补水

营养方案有重点之母乳喂养

母乳的营养成分

母乳营养丰富，无论是从营养素的数量上，还是在构成比例上，都非常适合宝宝生长发育的需要。其中，母乳的主要营养成分包括以下几种：

● **蛋白质**。母乳中的蛋白质主要有两种：乳白蛋白和酪蛋白。其中乳白蛋白约占总蛋白的2/3，进入胃中可与胃液相互作用，形成凝固的鲜嫩小乳块，利于消化吸收，而且它还具有促进乳糖消化的作用。而酪蛋白约占总蛋白的1/3，在母乳中含量较少，一般不容易被消化吸收。另外，母乳中还含有少量的乳铁蛋白，具有给宝宝提供铁元素和预防腹泻的作用。

● **脂肪**。母乳中的脂肪含量能满足宝宝的生长需要，不会因为摄入脂肪过多而导致肥胖。另外，母乳中不饱和脂肪酸较多，其中亚油酸的含量较高，有利于宝宝大脑和神经的发育。此外，母乳中含脂肪球较少，含脂肪酶较多，有利于宝宝消化吸收。

● **乳糖**。母乳中乳糖含量较高，又完全溶解于乳汁中，利于消化吸收，且对大脑的发育及钙的吸收有利。另外，乳糖还能促进肠道生成乳酸杆菌，抑制大肠杆菌的繁殖，对预防和改善宝宝腹泻有良好的作用。

● **维生素**。母乳中含有多种维生素。一般正常母乳喂养的宝宝不需要额外补充维生素。但随着宝宝月龄的增加，可以适当补充一些鱼肝油（最好在医

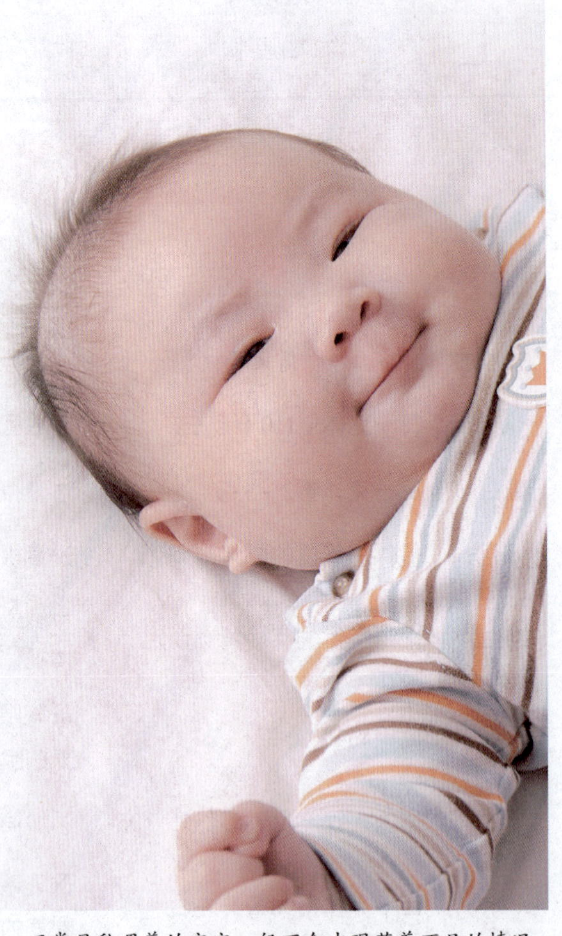

正常母乳喂养的宝宝一般不会出现营养不足的情况。

生的指导下进行），来补充维生素，以预防夜盲症和软骨病。

● **矿物质**。母乳中矿物质含量丰富，利于消化吸收。其中钙含量最多，磷含量次之，铁含量较少。正常母乳喂养的宝宝，极少发生缺钙现象，而且有助于预防佝偻病的发生。但由于母乳中含铁较少，因此等到宝宝4个月后，最好多添加一些含铁丰富的辅食，以免发生缺铁性贫血。

● **牛磺酸**。母乳中含有丰富的牛磺酸，其对维持细胞稳定，增强免疫力，保护视力，促进脑组织和智力发育都有好处。

母乳中的营养成分是丰富多样的，但也不是固定不变的，它会随着宝宝月龄的增长，而发生相应的改变，以满足宝宝的营养需要。一般可以分为：初乳（从分娩到产后4～5天内的乳汁）；过渡期乳（6～10天的乳汁）；成熟乳（产后11天～9个月的乳汁）；晚期乳（10个月以后的乳汁），其成分各异，以初乳的营养成分最高。可以看出，母乳是宝宝获取营养和健康成长的基石，妈妈应尽可能对宝宝进行母乳喂养。

母乳喂养的好处

母乳是宝宝健康成长的天然营养品，是其他代乳品所不能比拟的，因此宝宝出生后，妈妈要尽可能地采用母乳喂养。一般母乳喂养的好处主要体现在以下几个方面：

● **适应宝宝的生长发育需要**。宝宝出生后，各个器官还不完善，其中消化能力比较差，对能量需求也较少，但对营养需求较全面。而母乳恰恰很适合宝宝的需求，奶温适合，营养利于消化吸收，且脂肪量少，多为不饱和脂肪酸。另外，随着宝宝不断生长发育以及随着消化功能的完善，母乳还会根据宝宝生长发育的需要自行调整。

● **含有免疫因子**。母乳中除了含有丰富的营养素外，还含有很多免疫因子，对增强宝宝免疫力、抵抗外界疾病、避免过敏反应、预防发生呼吸道疾病等都有好处。有研究表明，采用母乳喂养的宝宝患病的概率要比采用其他喂养方式的宝宝低很多。而且母乳的免疫能力很强，即使只在最初的几个月内进行母乳喂养，它也可以给宝宝最长时间的免疫保护，而这一点又是其他代乳品所不能满足的。

● **有助于母婴交流**。母乳喂养有助于让宝宝和妈妈更好地进行亲子交流。喂奶时，宝宝舒服地躺在妈妈的臂弯里，妈妈的心跳声、亲切的气息、爱护的目光、柔和的声音、轻轻的触碰感，都会让宝宝有一种亲近感和安全感，宝宝也会感到无比的幸福和快乐。这种交流喂养方式，有助于刺激宝宝的大脑发育，对提高智力、发展情商和完善性格都有好处。

- **喂养方便且卫生**。宝宝需要时，可随时随地给宝宝喂奶，不受时间、地点的限制。另外，母乳在乳房中，可以保持适合宝宝的温度，而且清洁卫生，无污染，始终是新鲜的，不存在变质的情况。

母乳喂养的时间和次数

- **母乳喂养的时间**。一般正常足月的新生宝宝半小时内就可以开始进行母乳喂养了，这样可以让宝宝更早地享受到珍贵的初乳，还可以在吸吮乳头的同时，促进乳汁分泌，为之后顺利进行母乳喂养打下基础，同时还可以预防宝宝低血糖的发生。另外，还对产后妈妈的身体恢复有帮助。
- **母乳喂养的次数**。给新生宝宝的喂养次数应遵循按需不定时喂哺的原则，尤其是宝宝出生后4～8天最需要频繁地喂哺，以满足宝宝生长发育的需要。

妈妈需尽早开奶

宝宝出生半小时后，觅食反射最强，若能够及时地让宝宝吸吮妈妈的乳头，一方面可以尽早地让宝宝获得珍贵的初乳，适应乳头并通过吸吮和吞咽来促进肠道蠕动和胎便的排泄，另一方面还可以让妈妈更早地与宝宝接触，给予宝宝一定

营养方案——延伸阅读

纯母乳喂养的最新标准

母乳喂养可分为纯母乳喂养、部分母乳喂养和象征性母乳喂养。2001年5月世界卫生大会向全球联合提出：宝宝最初6个月纯母乳喂养是宝宝最佳的喂养方式，并建议妈妈坚持哺乳至少12～24个月，是人类哺育宝宝的最理想方式。因此，妈妈需要简单了解纯母乳喂养的最新标准。

1. 分娩半小时后可以开始母乳喂养。
2. 出生后6个月内，宝宝除母乳外，可不接受其他食物。
3. 母乳喂养应按需进行，不分昼夜。
4. 不得使用奶瓶、人造奶头或安慰奶嘴。

的安全感。同时还有利于增强母乳的分泌量，并能预防胀奶的发生。

而且2001年5月世界卫生组织和联合国儿童基金会对母乳喂养提出了新的标准，提倡妈妈分娩半小时后就可以进行母乳喂养，这样对母婴都是很有好处的。因此，妈妈要改变旧的喂养习惯，遵循新的标准，尽早开奶，让宝宝及早地接触母乳。

保留珍贵的初乳

产后妈妈的体内激素水平会发生奇妙的变化，同时乳房也开始分泌乳汁，一般把产后4～5天以内分泌的乳汁称作初乳。

初乳呈蛋黄色，较黏稠，且量较少。因此，很多人认为这种奶没有价值，且不干净，致使许多妈妈都舍弃了初乳。其实不然，初乳的营养价值是之后几个阶段的母乳和任何辅食都无法替代的。因此，妈妈一定要把珍贵的初乳留给宝宝，即使不能母乳喂养的妈妈，也最好把初乳喂给宝宝，以便让宝宝在出生后就接触到最健康的营养。

初乳对宝宝很重要，主要有以下几项好处：

● **营养高于常乳**。初乳营养丰富，其中蛋白质，尤其是乳清蛋白含量要高于常乳；维生素的含量也高于常乳；脂肪和糖的含量较低，非常有助于消化吸收；矿物质含量丰富，铁的含量要高于常乳4倍左右。

● **有利于增强抵抗力**。初乳中含有多种抗体，特别是免疫球蛋白和乳铁蛋白，它们是肠道天然的抑菌剂，一般附着在宝宝的消化道、呼吸道和泌尿道黏膜表面上，以阻止原病菌感染的发生，并且有利于增强宝宝身体的抵抗力。

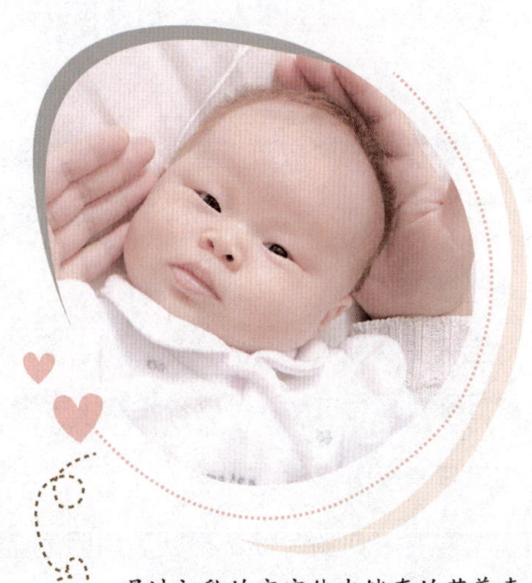

喝过初乳的宝宝体内储存的营养素会更多，身体也更健康。

● **预防黄疸**。由于新生宝宝代谢较弱，容易出现胆红素代谢异常，进而诱发黄疸疾病，而初乳中由于含有帮助代谢胆红素的成分，因此可有助于预防新生宝宝患黄疸病。

● **有利于胎便排出**。初乳较常乳更利于消化吸收，因此可帮助新生宝宝排出胎便。

掌握正确的哺乳姿势

妈妈掌握正确的哺乳姿势，是顺利进行母乳喂养的前提，既能让宝宝正确舒服地吃到乳汁，获得充分的营养，同时也避免了妈妈姿势的不正确而带来的疲惫感。一般喂奶的姿势，以感到体位轻松、舒适即可，主要有坐姿和侧卧姿。

- **坐姿**。妈妈用手臂的肘关节内侧支撑宝宝的头部，使宝宝的腹部紧贴母体，用另一只手托起乳房，以便尽量让宝宝更好地衔接到乳头。
- **侧卧**。妈妈在床上侧卧，将宝宝的头枕在臂弯上，使宝宝的小嘴儿和自己的乳头保持水平。尤其是剖宫产术后，用此姿势喂养最舒适。

让宝宝更好地衔接乳头

妈妈除了学习正确的喂养姿势外，还必须让宝宝更好地衔接到乳头。通常可以从以下几个步骤入手：

喂奶前让宝宝充分张开小嘴儿

母婴都保持较舒服的喂养姿势，然后妈妈可以用乳头轻轻抚弄宝宝的小嘴儿，等小嘴儿张开到最大，这时就可以让宝宝衔接乳头，开始喂奶了。

嘴乳衔接

妈妈在喂奶时应该把乳头和乳晕一起送到宝宝的小嘴里，使宝宝能够充分衔接，另外还要一边喂养一边用手按压乳房，让宝宝更容易吸吮乳头。

宝宝的吸吮

宝宝每次吸吮20分钟比较合适。另外，宝宝吃足奶后还会含着奶头不放，这时最好不要强行拉出，可以轻轻触碰宝宝的面颊，使宝宝自动松开。

给宝宝留点呼吸空间

宝宝在吸奶的时候不要让乳房阻塞宝宝的鼻子，否则不利于宝宝呼吸。可以用手托起乳房，让宝宝自然地呼吸空气。

宝宝是否吃饱的几个信号

妈妈一般难以衡量宝宝吃奶后是否吃饱，因此在喂养宝宝的时候，很容易让妈妈产生盲目感，进而不利于宝宝的营养需要和生长发育。这就需要妈妈在平时多对宝宝进行观察，建议从以下几项特征来进行判断。

宝宝的觅食反应

妈妈只要细心观察当宝宝饿了，不论是在清醒还是在睡眠状态，一般都会不自然地做出觅食反应，如张开小嘴做出觅食状，不自觉地进行吸吮等。

宝宝吃奶时的表现

宝宝吃奶时能听到吞咽乳汁的声音，并且在喂奶后宝宝能安然入睡、自动地吐出奶头，说明宝宝吃饱了。如果宝宝不松开奶头或者使劲吸奶、咬乳头，还伴有哭闹，表示宝宝没吃饱，但也可能是奶水不足所致。

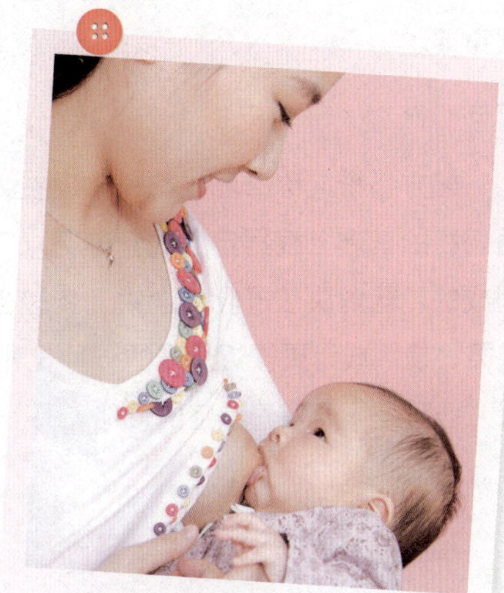

妈妈可以通过观察宝宝吃奶的表现来判断宝宝是否吃饱了。

宝宝大小便的情况

正常情况下，宝宝每天排尿量在6~7次，大便在3~4次，这表明宝宝摄入的奶量充足。但如果宝宝排尿量少，且大便稀薄、发绿，每次量很少，但排便次数多，很有可能就是宝宝没有吃饱的信号。

宝宝的体重是否正常

宝宝体重如果正常增长，没有出现明显减轻的状况，一般可以认为宝宝奶量充足，但也不能绝对通过体重来衡量宝宝是否吃饱，应多对宝宝进行观察再下结论。

营养方案——给新爸妈们的话

学会甄别宝宝的哭闹声

宝宝哭闹，并不仅仅是饥饿的信号，但宝宝饥饿时通常会通过哭闹的方式来向妈妈传递饥饿的信息。因此，新爸妈们也要通过其哭闹来判断宝宝是否真的饿了。一般宝宝肚子饿时，其哭闹声会很有特色，多带有一点急切的盼望感，尤其是当感到妈妈走近时，会更急切。

营养方案有重点之人工喂养

宜了解几种母乳替代品

如果由于一些原因，妈妈不能进行母乳喂养而只能进行人工喂养时，代乳品的选择就显得尤为重要。选择适合宝宝的代乳品，对宝宝营养的补充和健康成长很重要。

配方奶粉

配方奶粉又称母乳化奶粉，现在人工喂养的宝宝多选择配方奶粉。它是在普通奶粉的基础上根据宝宝的营养需求，科学添加适量的营养素及其他有益成分而制成的，既解决了母乳中含铁元素较少的情况，又弥补了牛奶不容易消化吸收的缺陷，使之成为更接近母乳的一种代乳品。因此，配方奶粉是人工喂养宝宝的最佳乳品。

牛奶

牛奶营养丰富，其中钙含量最高，是人体补钙的首选，可强健骨骼，另外，其蛋白质含量高，以酪蛋白为主，但与母乳相比，宝宝饮用后易在胃内形成较大的凝块，不易被消化吸收。因此，不建议过早给宝宝喝牛奶。

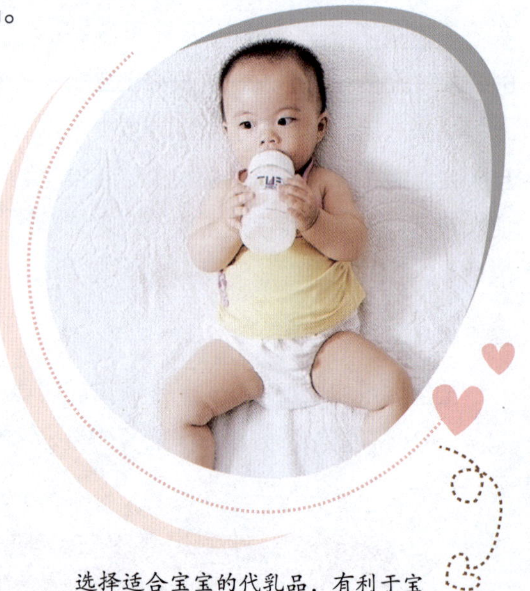

选择适合宝宝的代乳品，有利于宝宝的身体健康。

羊奶

科学研究证明，羊奶比牛奶更有助于宝宝消化吸收，其中的营养结构成分也与母乳更为接近，尤其是蛋白质基本与母乳相同，一般体质的宝宝都能接受羊奶。对于胃肠较弱的新生宝宝来说，如果无法进行母乳喂养，羊奶不失为不错的代乳品。

配方奶粉的营养成分

目前，配方奶粉是代替母乳的最佳乳品，这是因为其营养成分已经更加接近母乳，而且还适当地添加了一些有益的营养成分，弥补了母乳的某些不足。其中的营养成分主要包括以下几种：

●**乳清蛋白**。乳清蛋白在母乳中含量丰富，是属于优质的完全蛋白，可提供最接近母乳的氨基酸组合。同时其还具有调节宝宝睡眠，促进大脑发育的作用。因此在配方奶粉中适量添加乳清蛋白，使其接近母乳，有利于满足宝宝对营养的需求。

●**二十二碳六烯酸（DHA）和花生四烯酸（ARA）**。它们属于多元不饱和脂肪酸，在体内由必需脂肪酸亚油酸、亚麻酸转化而成，对宝宝脑部及视力的发育有重要作用。另外，配方奶粉中含有充足的亚油酸和亚麻酸，可以自然合成二十二碳六烯酸（DHA）和花生四烯酸（ARA），让宝宝发育更好。母乳中的初乳含二十二碳六烯酸（DHA）较丰富，配方奶粉需要根据宝宝对其的需求进行添加。

●**核苷酸**。由于母乳中含有重要的营养物质——核苷酸，可以增强宝宝的免疫力。因此，在配方奶粉中需要添加适量的核苷酸。

●**维生素及矿物质**。维生素和矿物质都是宝宝不可缺少的营养素，其中添加维生素D，对预防佝偻病、促进钙的吸收都有好处。另外，母乳中铁的含量相对较低，配方奶粉中添加铁元素，对预防缺铁性贫血极有好处。

但需要注意的是，虽然配方奶粉接近母乳，但现在市场上鱼龙混杂、某些经营者为了更多地吸引消费者的眼球，肆意地在某些配方奶粉中添加超出母乳营养含量的营养成分，这类配方奶粉并不能完全符合宝宝的营养健康需要。因此提醒新爸妈们在选择配方奶粉上多用心。

营养方案——延伸阅读

常见配方奶粉

母乳是宝宝最好的首选乳品来源，但在一些特殊情况下，还需要配方奶粉来代替母乳。主要的配方奶粉包括以下几种：

●**早产儿奶粉**。容易消化吸收且能量高于一般配方奶粉，适合早产儿的胃肠系统及对能量的需要。

●**免疫奶粉**。添加了特殊抗体和免疫因子，使其具有增强免疫力的功效。

●**免敏奶粉**。适宜于胃肠功能不佳、容易发生胃肠过敏、腹泻的宝宝。

●**成长奶粉**。一般多为6个月以上的宝宝设计，比一般配方奶粉营养含量高，但如果宝宝辅食添加得当，也可不使用成长奶粉。

挑选适合宝宝的配方奶粉

各类配方奶粉并不一定都适合宝宝的需要，这就需要根据一些标准来选择配方奶粉，否则就容易使宝宝得不到成长所需的营养，从而影响其生长发育。建议新爸妈们在选择配方奶粉时从以下几方面入手。

查看项	查看标准
营养成分	虽然不能给宝宝进行母乳喂养，但也要选择营养成分和结构与母乳接近的配方奶粉
适合健康需要	对于一些特殊宝宝，在选择配方奶粉上就需要特别对待，如早产儿最好选择适合早产儿的配方奶粉
根据年龄来选择	0～3岁的宝宝生长发育速度很快，而且对营养的需求量大，因此在选择配方奶粉时，要根据宝宝的月龄按需选择
生产厂家	一般合格的配方奶粉的生产厂家，对配方奶粉的质量、营养成分等都会严格按照规定进行配制，因此最好在选购配方奶粉时，多了解一些生产厂家的实力
产品包装	合格的产品包装，应该各项内容齐全，如商标、生产厂家、生产日期、保质期、生产批号、营养成分、喂养表、适用对象、注意事项等内容，而且要包装精细、图案清晰、印刷质量合格
产品说明	正规的配方奶粉一般都会带有相应的产品说明，这样便于新爸妈们了解产品是否符合宝宝的个人需求
生产日期及保质期	产品标有生产日期，可以让新爸妈们在选购时判断奶粉是否已经过期
奶粉的色与味	优质的配方奶粉一般呈乳白色或乳黄色，带有淡淡的乳香味和植物油味，并且甜度适中，颗粒均匀，没有任何杂质
售后服务	合格的配方奶粉一般都有咨询热线和消费者服务热线，服务网址等，可让新爸妈们在购买后得到很好的售后服务

掌握正确冲调配方奶粉的方法

选择了适合宝宝的配方奶粉，但如果没有很好地把握冲调配方奶粉的正确方法，也会让人工喂养大打折扣，进而影响宝宝的生长发育和吃奶时的兴趣。因此，新爸妈们需要做好以下几个冲调步骤：

1.**适宜的水温、水量**。冲调配方奶粉的水温要适宜，不宜过热或过冷，过热容易破坏奶粉的营养成分，过冷又会使新生宝宝造成胃肠不适，一般以40℃左右的水温为宜。对水量的掌握，要在冲调奶粉前先倒入水，然后按照产品说明的比例进行增减，这样冲出来的奶水既不会太浓，也不会太稀。

2.**量取适量的奶粉**。购买的配方奶粉，一般都会有适合宝宝奶粉量的相关说明，而且还带有量取奶粉的勺子。新爸妈们只要按照食用说明进行量取就可以。但要注意不同品牌的奶粉，勺子可能会不同，因此要分开来用，不能混用。

3.**等比例冲调奶粉**。奶具、水温、水量、奶粉量都准备得当后就需要开始冲调了，将适合的奶粉倒入奶瓶，然后拧紧奶嘴，盖上瓶盖，左右摇晃均匀。注意不要出现漏撒奶水的情况。

掌握用奶瓶喂奶的正确姿势

用奶瓶给宝宝喂奶，也需要掌握一定的方法，这样才能让宝宝在感到舒服的条件下，吃到奶水。

一般妈妈需要选择舒适的坐姿，然后让宝宝上身靠在你的臂弯里，用小臂和手托住宝宝的臀部；另一只手拿着奶瓶，要稍稍倾斜奶瓶以便使瓶颈充满奶水，便于宝宝吸吮。最后用奶嘴轻轻触碰宝宝的小嘴，让宝宝衔住奶嘴，开始吸吮。

了解奶具的清洗和消毒

新生宝宝的抵抗力还很弱，很容易受外界细菌的感染，因此，每一次喂哺前后都要注意奶瓶或奶嘴等奶具的清洗和消毒，一定要做到用一次清洗一次，并煮沸消毒一次。

● **清洗方法**：将残留的奶水倒掉后，由瓶内到瓶外进行仔细清洗，并注意奶嘴和奶瓶应分开清洗。奶嘴孔处要用强力的水流冲洗干净。

● **消毒方法**：一般给奶具消毒最常用的方法就是水煮消毒，将洗净的奶瓶等耐热器具放入锅中蒸煮约10分钟，再将不耐热的奶嘴、奶盖等器具用纱布包好，再放入锅中蒸煮约5分钟，然后取出晾干即可使用。

人工喂奶的注意细节

人工喂养不同于母乳喂养，需要新爸妈们注意的细节较多，新爸妈们早一点了解，一方面可以顺利而方便地进行人工喂养，另一方面还可以为宝宝的健康成长增加一道绿色防线。

- **测试奶温**。虽然冲调奶粉时，水温已经有所限定，但在给宝宝喂奶之前仍需要测试奶水的温度，一般新爸妈们可以在手背上滴几滴奶水，感觉一下奶温，但不要直接用嘴吸吮奶嘴来测试温度。
- **检查流速**。奶速度一般以1滴/秒为宜，新生儿以S号奶嘴为主。如果几秒钟才滴一滴奶水，说明奶孔过小，容易使宝宝吸入过多的空气；如果奶水呈线状流出不止，说明奶孔过大，容易呛到宝宝。
- **让宝宝休息一下**。在喂奶的过程中偶尔还要将奶瓶拿开，让宝宝休息一下，以免宝宝被呛到。而在给宝宝喂完奶后，应把宝宝竖着抱起来，再轻拍其后背，以便让宝宝排除体内吸入的空气，避免发生吐奶。

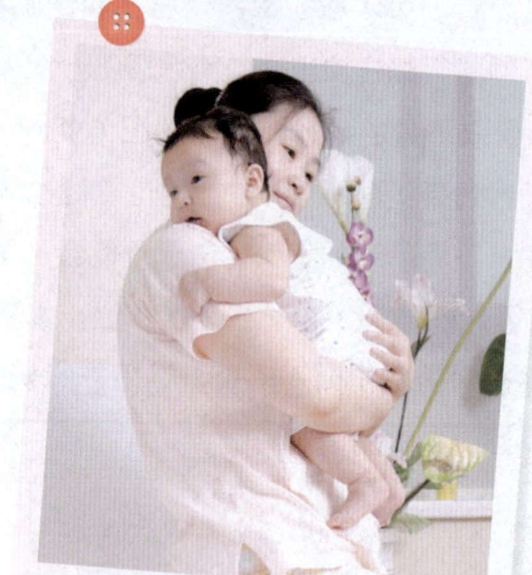

给宝宝吃完奶后，可以把宝宝竖抱起来呆一会，以免发生吐奶。

0~1月宝宝一日营养方案

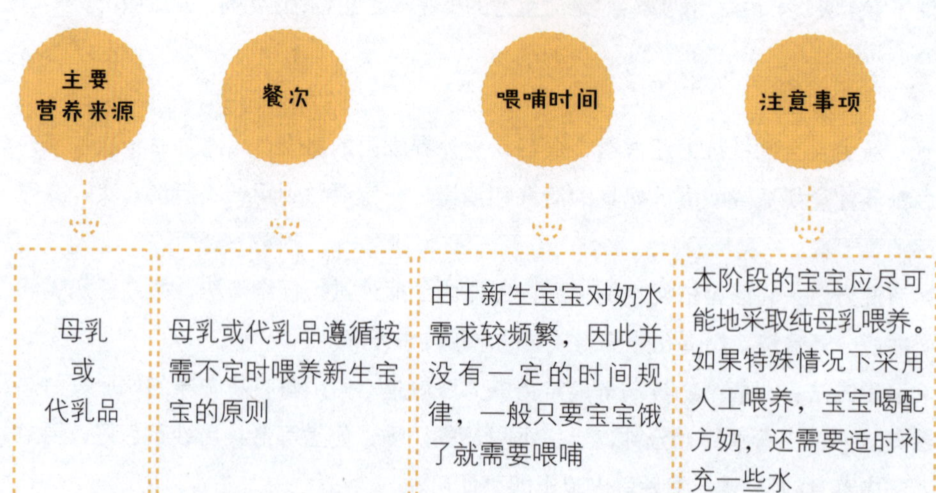

Q&A •••

营养专家在线

Q 哪些妈妈不宜进行母乳喂养？

A 有一些妈妈不适合母乳喂养，主要体现在以下几个方面：

● **服药期间**。如果妈妈在患病期间不得不服用药物（如感冒药）时，最好暂时停止哺乳，以免药物中的有害成分影响宝宝的身体健康。

● **患有乳房疾病**。产后妈妈如果护理不当很容易患乳房疾病，一般需要根据病情的严重程度来决定是否需要继续或暂时停止母乳喂养。

● **患有传染病**。妈妈患有严重的传染病（如肝炎）时，一般应停止哺乳，以免传染给宝宝。

● **患有精神疾病**。患精神疾病的妈妈由于不能像正常人那样喂哺宝宝，很容易造成营养不良，而且智力开发也会受到影响，因此不适合母乳喂养。

● **代谢类疾病**。如妈妈患有甲状腺功能亢进、腺体肿胀疾病及糖尿病时，需要妈妈等病情减退或康复后再进行母乳喂养。

● **患有其他严重疾病**。如患有严重心脏病、肾病、艾滋病等严重疾病时，应禁止哺乳，以免对母体和宝宝都带来伤害。

Q 不适合母乳喂养的宝宝有哪些？

A 以下3类宝宝不宜或者需暂停母乳喂养，改用配方奶喂养。

● 患有苯丙酮尿症或乳糖不耐受症时，如果采用母乳喂养会加重疾病。

● 宝宝患黄疸症，引起疾病的原因有可能来自与母乳性黄疸时，则应减少母乳量，甚至是暂停母乳喂养。

● 宝宝患口腔疾病或吸吮困难时，最好改用其他方式喂养。

乳房太小会影响母乳喂养吗？

A 不少妈妈因为乳房太小，而担心奶水不足，因此不能很好地喂养宝宝，其实不必担心，因为乳房的大小与乳汁的分泌量关系不大，一般与脂肪的多少有关。因此产后妈妈只要做到合理补充营养，促进乳汁分泌，保持愉快的心情就可以了。

宝宝只吃一侧的奶水正常吗？

A 由于妈妈的喂养习惯或者是宝宝的吃奶习惯，很容易出现宝宝只吃一侧奶水的情况。虽然宝宝只吃一侧的奶水，但只要奶量足够，营养充足，是可以让宝宝有自己的偏好的。但如果母乳量不足，给宝宝喂哺另一侧的奶水时宝宝出现坚决不接受的情况，就需要怀疑是否出现了问题，最好寻求医生的帮助。

宝宝吃完奶后溢奶怎么办？

A 溢奶是几乎每个宝宝都会有所经历的，主要是因为新生宝宝身体的各项功能还不完善，其中宝宝的贲门（食管与胃部的连接口出）肌肉功能尚未发育完全，致使宝宝吃奶时，由于胃部吸入过多的空气，而出现打嗝的现象使奶水从胃中倒流入食管，从而造成溢奶。所以当宝宝发生溢奶时新爸妈们不必过于担心，只要喂奶时掌握一定的技巧就可以了。

- 一般在进行母乳喂养时，需要让宝宝衔住整个奶头，而用奶瓶时要让奶汁充满奶头，以防空气进入。
- 每次喂奶后，要把宝宝竖抱起来，然后轻轻拍拍宝宝的背部让宝宝打嗝、排气。
- 喂完奶后，妈妈竖抱着宝宝或把宝宝放在床上时，动作要轻，不能幅度过大以免溢奶。

Q 早产儿怎样喂哺？

A 早产儿是指不足37周出生的宝宝，其身体各项功能相比正常的宝宝要弱，因此需要妈妈给予更精心地呵护。其中，早产儿的营养来源母乳是首选，而且提倡尽早给早产儿开始母乳喂养。如果母乳并不能满足早产儿的需要，就需要选用适合早产儿的特殊的配方奶粉。

另外，早产儿的消化系统功能较弱，而且吸吮和吞咽的能力也较差，因此，在喂奶的过程中要更加耐心地喂养宝宝。一方面要掌握好奶量，在吸吮过程中，要给早产儿充分的休息时间以免宝宝感到疲倦。另一方面，尽可能地不要让宝宝吸入过多的空气，要小心抱起宝宝，轻轻拍拍宝宝，以便使气体排出。

Q 怎样喂养双胞胎？

A 双胞胎宝宝出生后，多有体内糖量不足的现象，因此与正常单生宝宝相比，更要尽早开奶，而且还要勤喂养，否则容易影响两个宝宝的正常发育出现低血糖。一般建议采用母乳喂养时，如果母乳充足可以用一个乳房来喂养一个宝宝，但要交替吸吮乳房。但如果母乳不足，最好采用混合喂养，让身体较弱的宝宝多进行母乳喂养，相对强壮的宝宝可以采用混合喂养。

另外，双胞胎出生后由于体内储存的糖量较少，因此可在12个小时后喂哺一定量的糖水（25～50克左右），这样可以有效避免宝宝出现低血糖的情况。

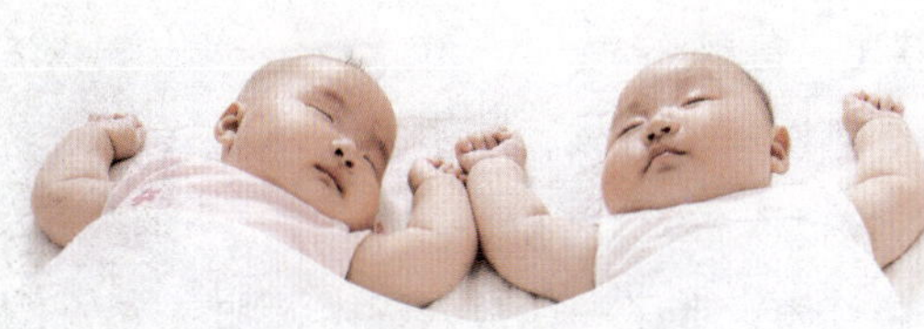

双胞胎宝宝更需要妈妈进行特别喂养哦！

红豆橘皮粥

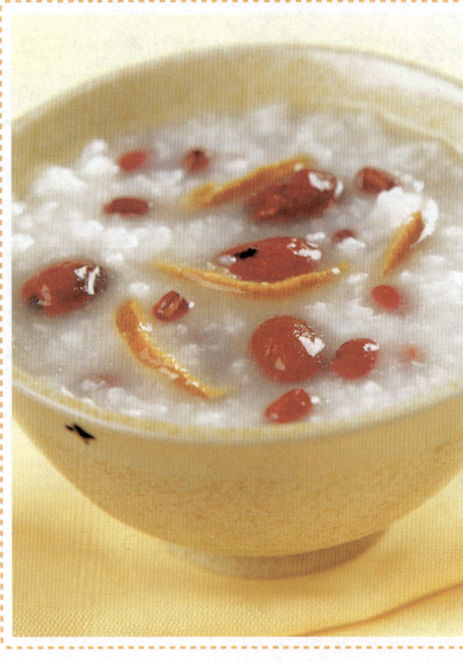

材料 红豆、糯米各100克，橘皮、红枣各适量。

调料 红糖适量。

完美厨艺

1 将红豆、糯米、红枣洗净后以清水浸泡2小时。

2 将红豆、糯米、红枣及浸泡的水上锅，以大火煮开，然后转小火煮至软透。

3 橘皮刮去内面白瓤，切丝，入锅中，待橘香渗入粥汁后，加红糖再煮5分钟即可。

莲枣猪血汤

材料 猪血100克，红枣70克，莲子60克，枸杞子15克。

调料 白糖1大匙，盐少许。

完美厨艺

1 猪血洗净，切成块，用开水汆烫后捞出，备用。

2 红枣洗净，去核，莲子去心，洗净；枸杞子洗净，备用。

3 将红枣、莲子一同放入锅中，加适量水以小火煮25分钟，放入猪血块、枸杞子、白糖、盐，再煮3~5分钟盛出即可。

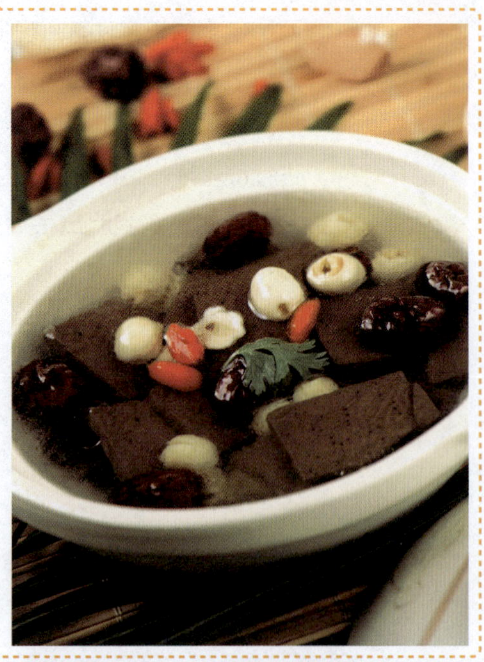

香菇鲫鱼豆腐汤

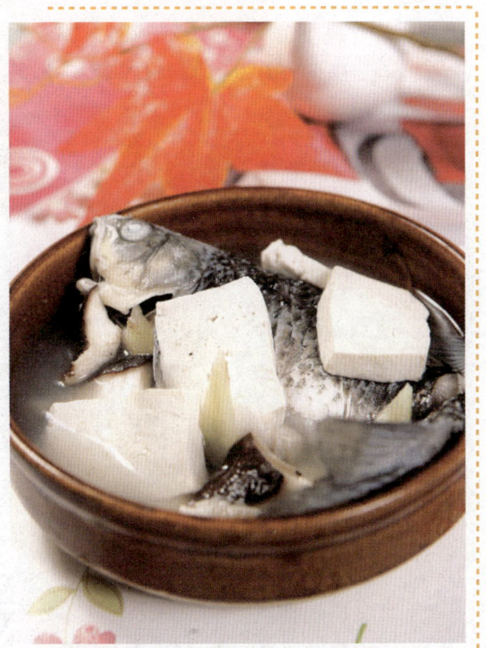

材料 鲫鱼（处理干净）1条，香菇100克，豆腐200克，葱末、姜片、蒜片各适量。

调料 盐、鸡精、料酒各适量。

完美厨艺

1 香菇泡好，去蒂撕块；将豆腐切片，用盐水腌渍5分钟，沥干备用。

2 鲫鱼抹上料酒、盐，腌渍10分钟。

3 锅中倒油烧热，将鲫鱼略煎，加入葱末、姜片、香菇块和适量水，以大火煮10分钟，加豆腐片再煮5分钟，加盐、鸡精调味即可。

胡萝卜炒羊肉丝

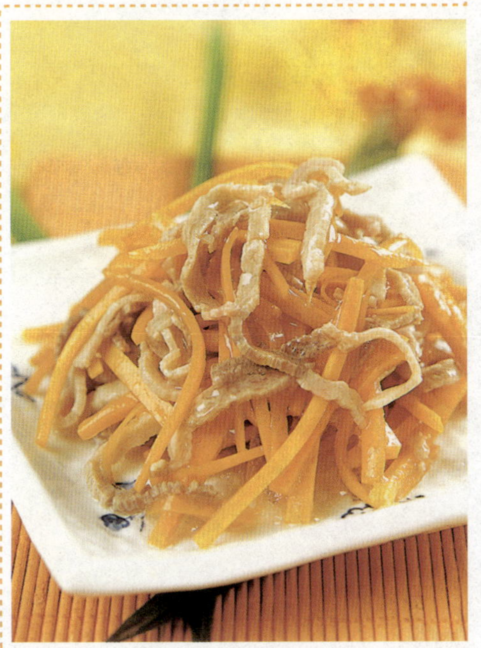

材料 胡萝卜、羊肉各200克，姜、葱各适量。

调料 盐、料酒、水淀粉各适量。

完美厨艺

1 羊肉洗净，切丝；胡萝卜去皮，切丝；姜切丝；葱切段。

2 将羊肉丝放入锅中，加水、料酒稍煮；胡萝卜丝也用开水稍煮，捞起沥干。

3 油锅烧热，放入姜丝、葱段、羊肉丝、胡萝卜丝，再加料酒爆香，加盐，用水淀粉勾芡略翻炒即可。

桂圆栗米粥

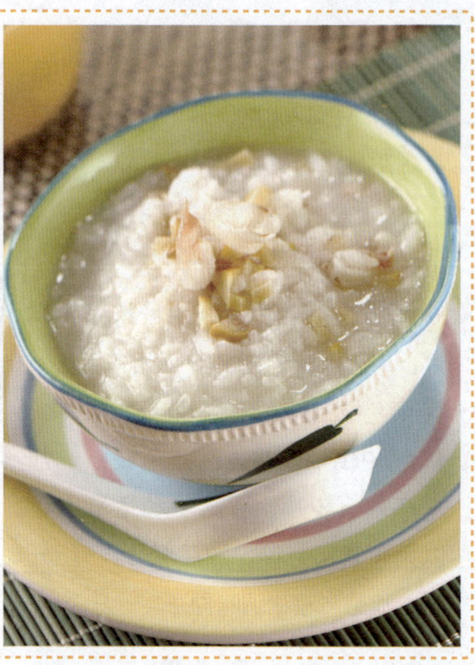

材料 大米100克，桂圆、栗子各适量。

调料 白糖适量。

完美厨艺

1 大米淘洗干净，用清水浸泡30分钟。桂圆、栗子均去壳，取肉。

2 将做法1中的材料一同入锅，加适量水，熬煮成粥，调入白糖即可。

喂养小叮咛

桂圆是产后补虚的佳品，适合产后妈妈食用。

海带肉丝粥

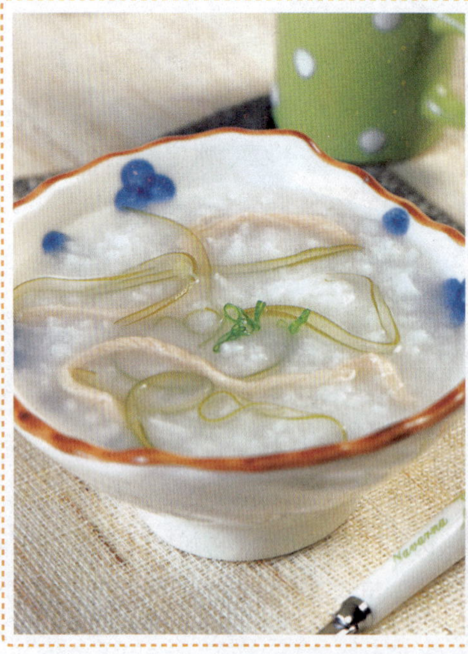

材料 干海带25克，猪瘦肉150克，大米半杯，葱花适量。

调料 盐适量。

完美厨艺

1 干海带用温水泡发开，择洗干净，切丝；猪瘦肉洗净，切细丝，备用。

2 大米淘洗干净，放入锅中，加适量清水，浸泡5～10分钟。

3 用小火煮粥，待水沸后，放入海带丝、猪肉丝，大火烧开后转用小火煮至粥熟。

4 放入盐及葱花调味即可。

猪肝瘦肉粥

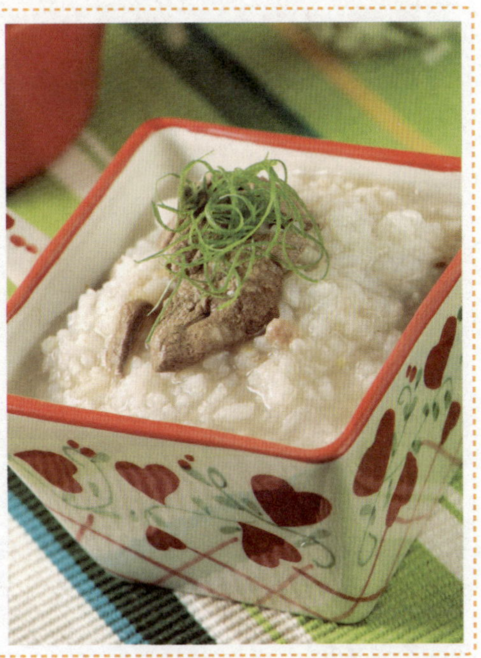

材料 猪肝、瘦肉各50克，大米60克，葱花适量。

调料 料酒2小匙，花椒粉、盐各1小匙，水淀粉少许。

完美厨艺

1 大米放入水中浸泡半小时，捞出放入锅中加水以小火煮成白粥。

2 猪肝、瘦肉分别洗净，切成薄片，各加少许料酒、水淀粉略腌。

3 将瘦肉片、猪肝片放入粥中，以中火煮至熟，以花椒粉、盐调味，撒上葱花即可。

猪血豆腐汤

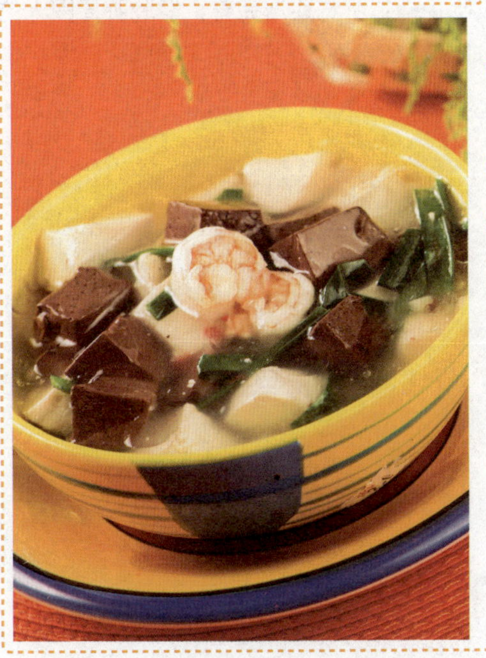

材料 韭菜30克，猪血、豆腐各75克，虾仁50克，姜末少许。

调料 盐、水淀粉各适量。

完美厨艺

1 将韭菜择洗干净，切段；猪血洗净，切块，用开水氽烫熟后捞出，再用温水洗净；豆腐切块，氽烫片刻后捞出；虾仁洗净，去肠线。

2 油锅烧热后炒香姜末，加入水，再将猪血块、豆腐块、虾仁放入。大火煮开后转小火煮5分钟，加韭菜段、盐煮开后，用水淀粉勾芡即可。

第2个月 宝宝满月了

宝宝满月后，生长发育标志着进入了一个快速生长的阶段，对各种营养的需求也随之增加。因此，母乳充足的妈妈要坚持进行母乳喂养，如果乳汁不足，可以选择混合喂养。对于人工喂养的宝宝，要注意适当为宝宝喝些水。

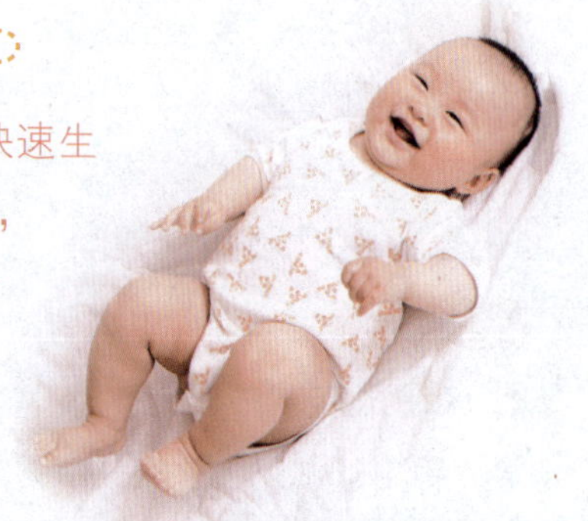

宝宝的成长变化

2个月的宝宝脑发育十分迅速，头部和手脚的灵活度也逐渐增强。目光会随着大人或周围的声源做出反应，头部也会做出相应的变动，而且手开始有想抓取东西的欲望。另外，这一阶段的宝宝对于大人的逗弄，会做出相应的反应，如微笑、哭闹等。

生理特征

宝宝开始逐渐有抬头的倾向，会吸吮手指；听觉逐渐完善，能聆听周围人的谈话，分辨不同方位的声音，尤其喜欢听妈妈的声音。

心理状况

宝宝情绪很好，喜欢有大人陪在身边。

体格发育特点

男宝宝		女宝宝
平均60.4厘米（55.6～65.2厘米）	身高	平均59.2厘米（54.6～63.8厘米）
平均6.1千克（4.7～7.6千克）	体重	平均5.7千克（4.4～7.0千克）
平均39.6厘米（37.1～42.2厘米）	头围	平均38.6厘米（36.2～41.3厘米）
平均39.8厘米（36.2～43.4厘米）	胸围	平均38.7厘米（35.1～42.3厘米）

营养方案有重点

宝宝喂乳时次有要求

第1个月的宝宝几乎每天都过着吃了睡、睡了吃的幸福生活，到了第2个月宝宝开始食量大增，吃奶量约300～400毫升，虽然仍要遵循按需哺乳的原则，但这时宝宝在吃奶上有了一定的时间规律，一般白天间隔3～4小时，夜晚间隔5～6小时需喂1次，一天下来至少要喂6～8次。另外，建议每次哺乳的时间最好不要超过20分钟。

不要放弃母乳喂养

这一时期的宝宝生长发育迅速，营养的需求量也相对增加，但母乳仍然是最适宜的营养来源，因为宝宝的大脑发育、生理调节系统及能量的需要，通过母乳喂养可以得到很好的满足。然而有些妈妈会由于身心或饮食方面的原因出现母乳不足的情况，但也应尽快做好

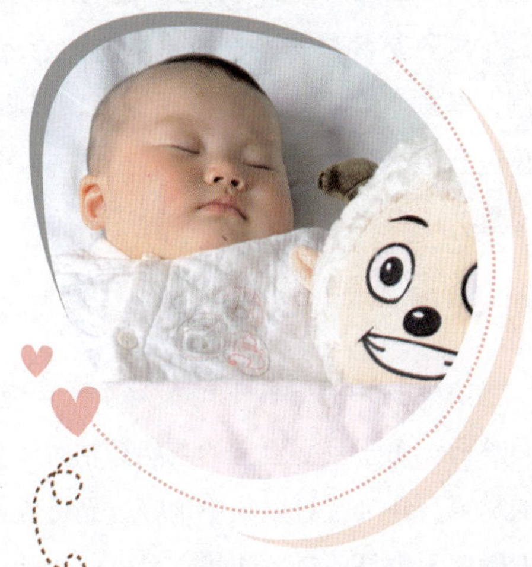

宝宝吃完母乳后，睡觉很安稳，这说明母乳充足，但妈妈仍需要坚持母乳喂养哦！

营养方案——延伸阅读

母乳充足的5个判断标准

妈妈母乳是否充足，决定着是否能够继续进行母乳喂养，这对宝宝生长发育很关键。妈妈需要通过以下几项标准来简单地进行判断。

- 喂奶前，妈妈的乳房会有肿胀感。
- 宝宝吸吮母乳，并在吞咽时发出咕咚、咕咚的声音，一般表明母乳量充足。
- 哺乳后，宝宝表情愉快，带有满足感，而且入睡时很安稳。
- 宝宝日常大小便正常。
- 宝宝的体重增加规律（可参考本书中的相关内容）。

调整，并坚持母乳喂养。另外，妈妈也要注意不要单纯为了恢复完美的身材，而盲目进行节食减肥，从而放弃母乳喂养。

两乳交替进行喂养

新生宝宝进行母乳喂养时，也许一侧的乳房可以完全适合宝宝的需要，或者是由于妈妈或宝宝的个人习惯致使只用一侧乳房喂养。但随着宝宝食量的增加，就需要改正只用一侧乳房喂养的习惯，进行两侧乳房轮流喂养的方式。

两乳交替喂养，一般是指左、右乳房交替吸吮，吸空一侧乳房后再换另一侧，等到下次哺乳时再前后调换，其吸吮时间一般为17分钟左右。采用两乳交替进行喂养的方式，既可以让宝宝获得充足的营养，还能够促进两乳的乳汁分泌量。

乳汁不足时夜间应尽量让宝宝吃母乳

如果妈妈的母乳不足，为了让宝宝还能吃到母乳，最好把母乳喂养放在夜间进行。由于夜间宝宝的吃奶量相对较少，即使母乳不足，也还能满足宝宝夜间的需要，让宝宝可以集中地吸收到母乳中的营养，而且宝宝夜间哭闹，用乳头来安慰宝宝也是不错的选择。另外，夜间让宝宝吃母乳，省去了冲调配方奶粉的麻烦，给妈妈也带来了不少方便。

母乳不足后的混合喂养

宝宝2个月时，食量增加，如果母乳出现不足，为了让宝宝可以获得足够的营养，可以采取混合喂养，即在坚持母乳喂养的基础上适当地添加一些代乳品，如配方奶粉等。但采用混合喂养还要有一些相应的注意细节需要妈妈特别了解。

- **混合喂养要配合母乳喂养**。妈妈乳汁不足，如果采用混合喂养。也应以母乳为主，让宝宝充分地吸吮妈妈的乳汁后，再喂代乳品。这样可以让宝宝始终都在吸吮乳头，避免陌生感，还可以刺激乳汁的分泌。一般每天的母乳和代乳品都需要交替着喂养，母乳喂养的次数不能少于3~4次。
- **选用的代乳品要尽可能地接近母乳**。一直吃母乳的宝宝，对母乳的味道和温度等都十分熟悉。但采用混合喂养的方式后，如果代乳品的味道不同于母乳时，如代乳品过甜，对正处于食欲大增的宝宝来说，会让宝宝容易舍弃淡而无味的母乳，爱上甜甜的代乳品，如果这样的话就失去了混合喂养的目的。另外，采用混合喂养的宝宝，最先接触的就是奶嘴，如果奶嘴不合适，如奶孔太小，会让宝宝吸吮起来很费力，这样很容易让宝宝不习惯用奶嘴。

人工喂养要让宝宝吃饱

在给宝宝吃配方奶粉时，新爸妈们一般都还是按照产品上的喂养说明进行冲调，但这一阶段，宝宝生长发育迅速，对营养的需求量增大，因此吃奶量也会有变化，这时新爸妈们最好能够根据宝宝实际的生长发育状况来增加或减少奶量，不能照本宣科，一味地遵循产品说明上的喂养量来冲调奶粉。因此，在人工喂养宝宝的时候要让宝宝吃饱，这样就需要新爸妈们仔细观察并判断宝宝是否吃饱了，以便达到有效喂养。

人工喂养的宝宝要喝些水

人工喂养的宝宝，在用配方奶粉作为代乳品来喂养宝宝时，需要新爸妈们每天适量地给宝宝喂些水，以使宝宝保持正常的肠胃消化，预防消化不良、便秘等情况的出现。

另外，如果宝宝只喝配方奶粉而不喝水，这样容易使宝宝体内缺乏水分，导致上火，甚至出现便秘。因此，人工喂养的宝宝要每天定量喝些水，一般20毫升左右即可。

人工喂养的宝宝在喂完奶后妈妈还要给宝宝再喂一些水。

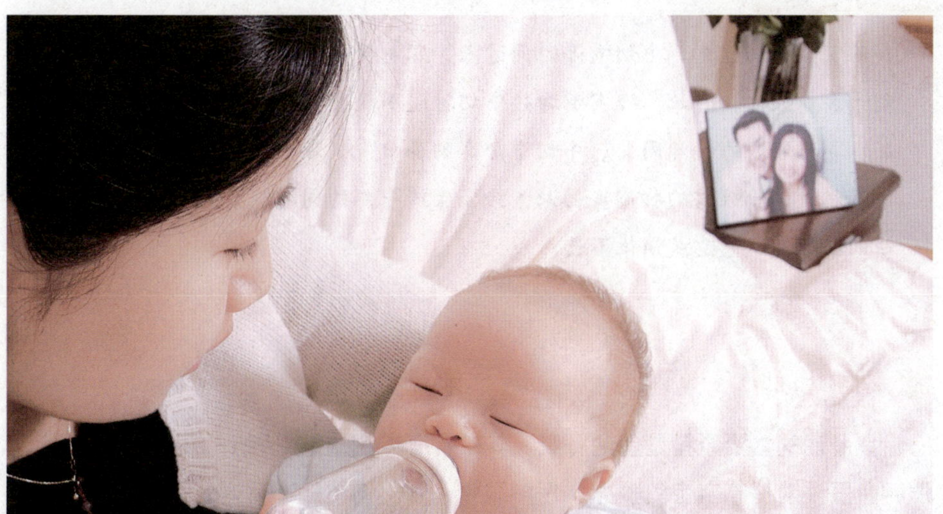

2个月的宝宝不能喝牛奶

牛奶虽然是大众喜爱的饮品，而且其营养丰富，但它的某些营养成分不容易被吸收。尤其是对于消化系统并不完善的宝宝来说，无论是采用人工喂养或是混合喂养时，在选择代乳品时，都不能给宝宝单一的纯牛奶喂养。因为牛奶中的蛋白质，主要为酪蛋白，不利于消化。虽然钙含量很高，但磷含量也相对较高，因而不利于人体对钙的吸收，而且牛奶中的脂肪，多不饱和脂肪酸含量较少，并不能满足宝宝大脑发育的需要。所以，建议2岁以内的宝宝最好不能喝纯牛奶。

另外，宝宝胃肠功能和免疫系统还不完善，容易对外来蛋白产生过敏反应。其中对牛奶的过敏反应就较常见。因为，牛奶蛋白对宝宝来说是一种异种蛋白，其中某些成分，容易引起宝宝发生过敏。

一般当感觉宝宝对牛奶过敏时，而且不确定时，最好带着宝宝去医院，进行专门的检查，以便做出准确的判断，并及时治疗。另外，即使宝宝2岁后，给宝宝喂奶前，也应注意加热处理牛奶，这样有助于水解牛奶中的蛋白，降低牛奶的致敏性。

营养方案——延伸阅读

牛奶的禁忌

- 不宜煮牛奶过久。牛奶煮沸时间过长，容易使含有的营养素受到损害，不利于营养吸收。因此，给宝宝加热牛奶时间不能过长，最好以刚沸为度。
- 不要与酸性的果汁同食。牛奶中含有的蛋白质，容易与酸性物质结合，形成不利于消化吸收的物质。因此，给宝宝喝牛奶的同时，最好不要喂其他酸性的果汁，以免造成消化不良。

选择优质的鱼肝油

鱼肝油的主要原料是鱼的肝脏，其中含有丰富的维生素A、维生素D。给宝宝服用鱼肝油对提高宝宝免疫力、保护眼睛、预防佝偻病都有好处，因此新爸妈们一定要给宝宝选择优质的鱼肝油。

首先，要选择权威的生产单位，这类知名单位生产的鱼肝油，一般都值得信赖且安全可靠。

其次，在购买时要挑选不含防腐剂、不加糖分、口感好的鱼肝油，这样才能保障宝宝的健康。

应适量为宝宝服用鱼肝油

给宝宝喂食鱼肝油要注意用量，不能多也不能少，应根据宝宝的具体需要而定。一般每天喂1次鱼肝油即可。

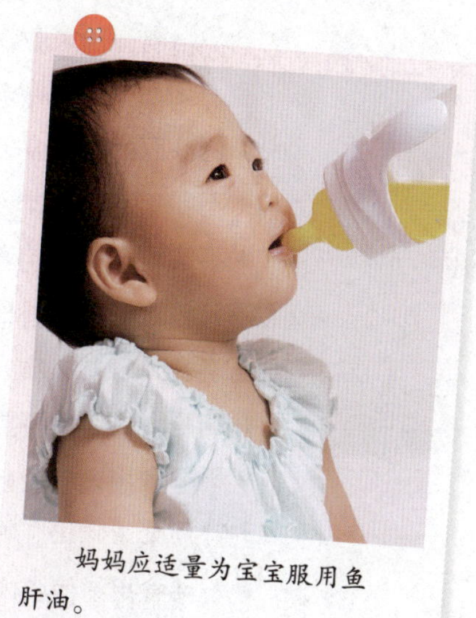

妈妈应适量为宝宝服用鱼肝油。

给宝宝补充适量的鱼肝油，主要是为了供给体内所需的维生素A与维生素D，预防夜盲症和佝偻病的发生。一般佝偻病的发病人群主要集中在婴幼儿时期，如果不能及时补充所需的营养素，很容易会患上这类疾病。

这一阶段宝宝生长发育速度较快，对营养的需求量大，不论是母乳喂养还是人工喂养、混合喂养都需要给宝宝适当的补充鱼肝油。一般建议要按照一定的剂量给宝宝服用鱼肝油，还需要根据宝宝的身体发育状况来定。再者，新爸妈们也可向医生咨询，以免宝宝服用鱼肝油过多，导致中毒。

2月宝宝一日营养方案

主要营养来源	辅助食物	喂养时间	注意事项
母乳或配方奶	温开水、鱼肝油	上午6时、9时、12时 下午15时、18时 夜间21时、24时	鱼肝油的摄入保持每天1次即可，但也要根据宝宝的具体情况而定

Q&A •••

营养专家在线

Q 母乳喂养期间妈妈要忌口吗？

A 妈妈在哺乳期间所吃的食物也会间接地通过乳汁传递给宝宝。因此，母乳喂养的妈妈在饮食上需要注意避开一些对宝宝身体健康有伤害的食物。

- 不要吃抑制乳汁分泌的食物，如韭菜、茄子、人参等。
- 不要吃辛辣、刺激性的食物，如辛辣的调味料、酒、咖啡、浓茶等，这些易造成母体内热使宝宝上火，导致便秘。
- 不食或少食味精，味精对宝宝的生长发育有害无益，因此，妈妈的膳食也尽量不要添加味精。
- 不要食用过于油腻的食物，以免母体摄入脂肪过多，从而降低乳汁质量影响母乳喂养。
- 不要食用易使腹内胀气的食物，如西兰花、蒜、洋葱等。

Q 奶水不足是不是需要“攒奶”呢？

A 不少妈妈乳汁不足时都喜欢“攒奶”，认为把奶积存一下再给宝宝喂奶，这样可以一次性让宝宝喝到更充足的奶，其实这是一种非常错误的做法。因为乳汁分泌需要通过宝宝不断地进行吸吮才会刺激乳汁分泌，而一味的“攒奶”会让宝宝吸吮的次数减少，同样刺激乳房的次数也必然减少，泌乳量自然也会减少。

Q 母乳是越吃越多吗？

A 母乳是越吃越多的。宝宝吸吮乳头，能很好的刺激乳房，进而可增加乳汁的分泌量。因此，即使母乳不足时也要坚持每天让宝宝吸吮乳房，让乳房得到良性的刺激，从而增加乳汁分泌量。

Q 宝宝不吃乳头怎么办？

A 如果只是纯母乳喂养的宝宝，一般当宝宝只接触妈妈的乳头时，并不会出现不吃乳头的情况，但宝宝接触奶嘴后，有了对比，就有可能会出现“乳头错觉”的情况，开始不喜欢吃乳头。原因主要是由于，宝宝接触奶嘴后，感觉奶嘴更容易吸吮，让宝宝不费力气就能吃到奶水，或者是由于宝宝长时间地不吸吮妈妈的乳头，对乳头产生了陌生感。

改变这种情况需要妈妈耐心应对，首先坚持每天让宝宝吸吮乳头，即使宝宝哭闹也要耐心坚持。另外，还可在喂奶前挤出一些奶水，轻轻触碰宝宝的小嘴，让宝宝尝到“甜头”从而主动吸吮。

Q 母乳和配方奶粉可以混合一起喂吗？

A 建议最好不要将吸出来的母乳与配方奶粉混合在一起喂给宝宝。母乳的温度、味道和营养与配方奶不同，虽然配方奶粉的营养成分已经最大程度地接近母乳，但仍存在一些差异，若两者相互混合就很容易相互影响。同时也不能很好地掌握喂奶量，这样既浪费了珍贵的母乳，又损失了配方奶。因此，最好先喂养母乳，然后再根据宝宝的需求量适当给其添加配方奶。

Q 需要减少夜间吃奶的次数吗？

A 对宝宝进行夜间哺乳，最初是属于正常情况，也是宝宝的营养需要所致。但宝宝在形成吃奶规律后就需要渐渐改变夜间吃奶的习惯，减少吃奶次数。因为如果让宝宝长期形成夜间吃奶的习惯容易使妈妈感到疲惫，进而不能以最好的状态进行母乳喂养，同样这也会影响到宝宝。因此，一般正常生长发育的宝宝完全可以尝试让宝宝减少夜间吃奶的次数。

肉末蒸蛋

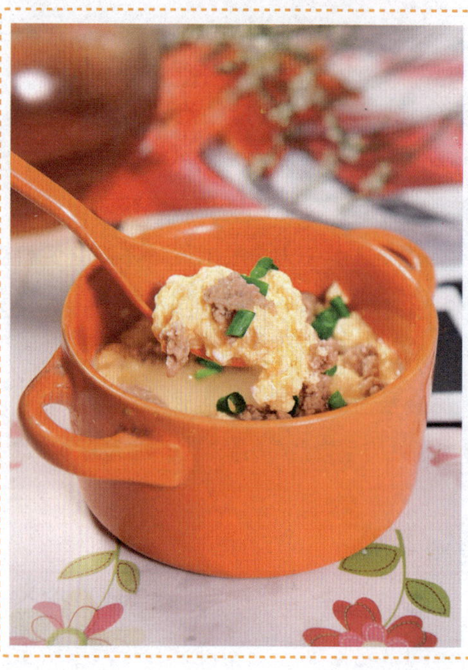

材料 鸡蛋2个，肉末、葱花各少许。

调料 盐、生抽、黄酒、胡椒粉各适量。

完美厨艺

1 鸡蛋打到碗内，加盐，倒入适量温水，搅拌均匀，上锅蒸熟。

2 将蛋液放入蒸笼内以大火蒸10分钟左右。

3 另起锅，倒油，将肉末略炒，加入盐、生抽、黄酒、胡椒粉，炒熟。

4 将葱花及炒熟的肉末撒入蒸熟的鸡蛋中搅匀即可。

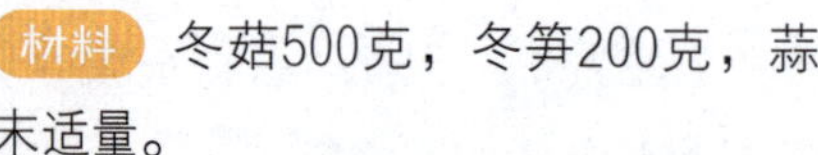

烧二冬

材料 冬菇500克，冬笋200克，蒜末适量。

调料 盐、酱油、鸡精、白糖、香油各适量。

完美厨艺

1 将冬笋切成段（或片）；冬菇用盐水浸泡后洗净，切块备用。

2 锅内倒油烧热，放入蒜末爆香。

3 倒入二冬翻炒片刻，倒入酱油，中火加盖焖5分钟后加白糖、盐，继续翻炒2分钟，撒鸡精，淋香油即可出锅。

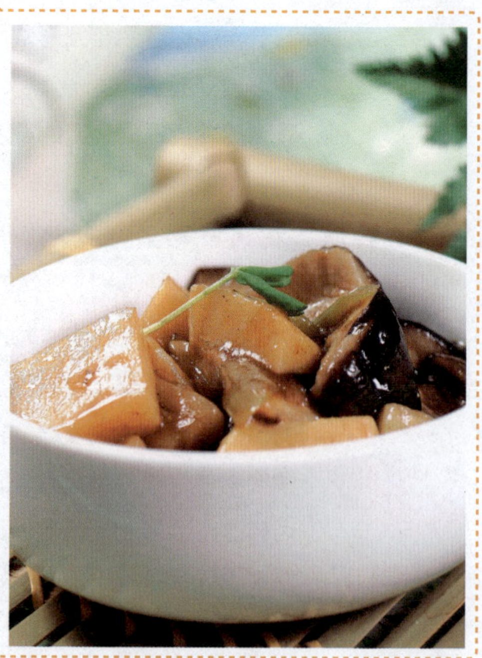

花生焖猪蹄

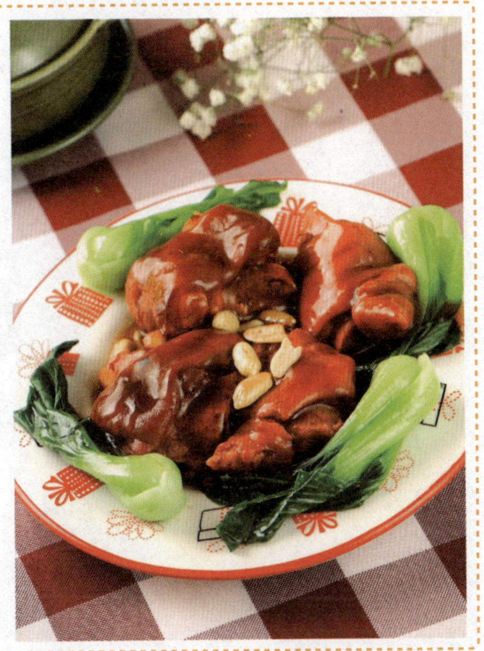

材料 猪蹄500克，油菜100克，熟花生米、葱段、姜片各适量。

调料 盐、鸡精、白糖、料酒、老抽、大料、砂仁各适量。

完美厨艺

1. 将猪蹄洗净，剁块，氽烫后备用。
2. 锅中加水，放入各种调料调好味，烧出香味，放入猪蹄块，小火烧至熟透，取出装盘，洒上熟花生米，加入适量原汤，上笼蒸熟烂。
3. 油菜洗净，入锅煸炒，再加盐、鸡精调味，与猪蹄块一起装盘即可。

西红柿烧鱼

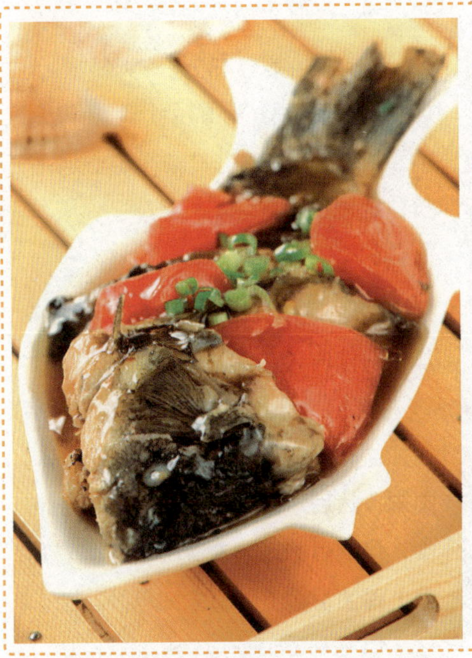

材料 鲤鱼1条，西红柿300克，青蒜适量。

调料 盐半小匙，鸡精1小匙。

完美厨艺

1. 鱼处理干净后改刀，抹少许盐腌渍；西红柿洗净去蒂，切块；青蒜蒜白与绿叶分开，分别切末。
2. 油锅烧热，放入鱼煎至表面微黄，加入西红柿块及蒜白炒香，并加入1杯水拌均匀。
3. 以小火焖煮约10分钟，加入盐、鸡精调味并撒上蒜叶调味即可。

香爆南瓜

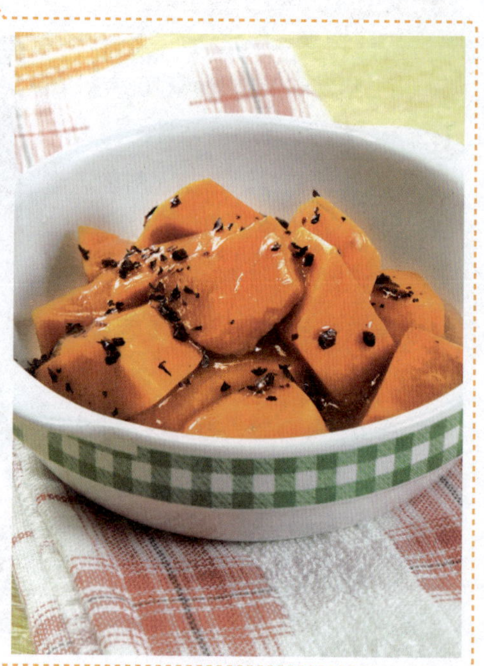

材料 南瓜600克，蒜2瓣。

调料 豆豉、醪糟各1大匙，盐少许。

完美厨艺

1 南瓜去皮、瓤、籽，洗净，切大块；蒜洗净，切末；豆豉切成碎末，备用。

2 油锅烧热，并放入豆豉碎末和蒜末炒香，加入南瓜块进行翻炒，然后淋入醪糟，再加水焖煮至熟，最后加盐调味即可。

鸡蓉菜心

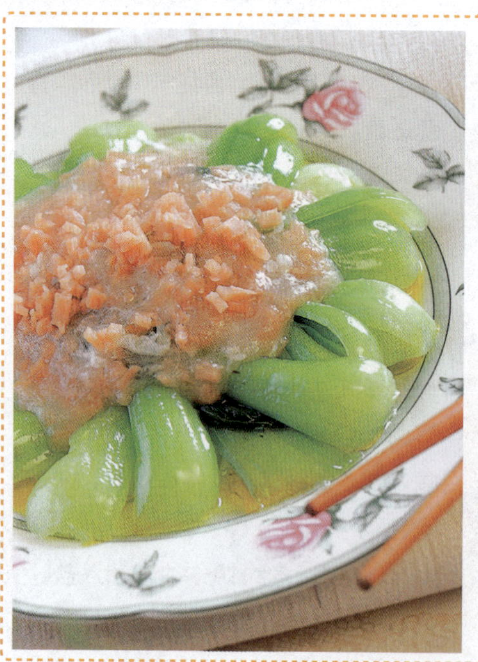

材料 净油菜心450克，火腿末1大匙，鸡肉末50克，鸡蛋1个（取蛋清）。

调料 盐1小匙，鸡精少许，水淀粉、香油各适量。

完美厨艺

1 油菜心洗净，剖成片状；鸡肉末加蛋清拌匀。

2 将菜心片下锅，加适量水，煮沸后加盐和鸡精烧入味。另起锅，下鸡肉末，然后边转动锅边淋入水淀粉和盐，烧稠后即可盛在菜心片上。最后淋上香油，撒上火腿末即可。

风味炸豆腐

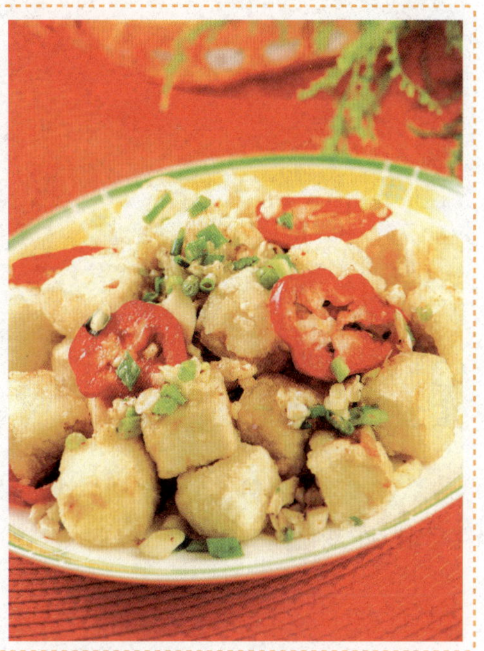

材料 豆腐250克，红尖椒3个，葱末、蒜末各适量。

调料 盐、鸡精、黑胡椒粉各适量。

完美厨艺

1 豆腐切块；红辣椒洗净，去蒂及籽，切丁。

2 锅中倒油，烧热，将豆腐块炸至金黄色捞出，沥干油。

3 爆香葱末、蒜末，再放入红辣椒丁、盐、鸡精、黑胡椒粉，搅匀盛出，与炸豆腐块拌匀即可。

鸽蛋猪肝汤

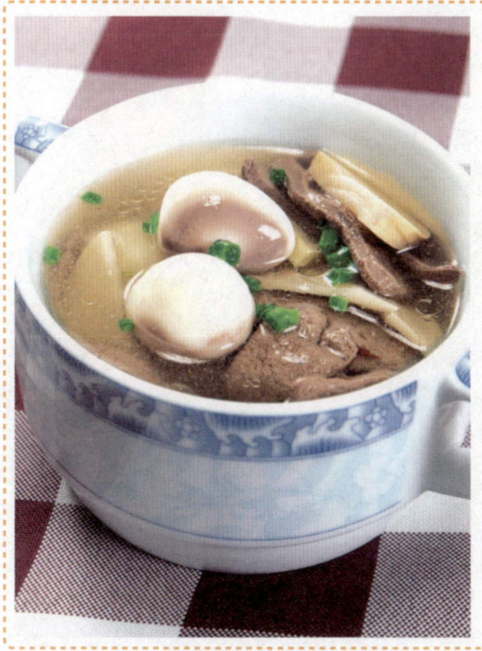

材料 猪肝100克，熟鸽蛋、冬笋、葱末、姜末各适量。

调料 盐、花椒、胡椒粉、醋、香油、鸡精、干淀粉各适量。

完美厨艺

1 将熟鸽蛋去皮；冬笋去皮洗净，切片；猪肝洗净，切片，加入干淀粉抓匀，备用。

2 油锅烧热，放入花椒、葱末、姜末爆香，捞出花椒，再放入做法1的所有材料翻炒后倒入清水，加盐烧熟，调入鸡精、香油即可。

第3个月 宝宝快速长大

3个月的宝宝，生长发育速度又加快了，同时大脑发育也进入了第二个高峰期，这时营养是否充足会直接影响到宝宝的身体发育和智力发育，所以在营养的摄取上要充足。为此，建议这个月仍然坚持母乳喂养，同时还要进行混合喂养，并适量添加些蔬果汁。

宝宝的成长变化

大脑发育进入第二个高峰期。认知能力、语言能力、身体方面的灵活度都发生了很大的变化。

生理特征

视觉上已经开始能分辨出颜色，尤其对黄色和红色较为敏感；听觉上更加灵敏，宝宝听到声音后，头能转向发出声音的方向；手开始不自觉地抓东西；腿能伸展开。

心理状况

高兴的时候喜欢发出“咯咯”的笑声，尤其是听到妈妈的声音时，会表现得很快乐；对周围人与物开始有了更强烈的好奇心。

体格发育特点

男宝宝		女宝宝
平均63.0厘米（58.4～67.6厘米）	身高	平均61.6厘米（57.2～66.0厘米）
平均6.9千克（5.4～8.5千克）	体重	平均6.4千克（5.0～7.8千克）
平均41.0厘米（38.4～43.6厘米）	头围	平均40.1厘米（37.7～42.5厘米）
平均41.4厘米（37.4～45.3厘米）	胸围	平均39.6厘米（36.5～42.7厘米）

营养方案有重点

继续坚持母乳喂养

3个月的宝宝，无论是身体发育还是脑发育，都需要更优足的营养供给，而母乳中的营养成分是最适合宝宝健康需要的，而且具有增强免疫力的作用，因此，如果母乳量充足，需要继续坚持进行母乳喂养。

但如果母乳出现了不足的情况，或由于妈妈产假结束需要上班，不能及时进行母乳喂养，也最好坚持混合喂养。而人工喂养的宝宝需要更加注意奶量的摄取，最好按需喂养，形成规律的喂养习惯，以免出现营养过剩或不足的情况。

不要给宝宝添加淀粉类的食物

3个月的宝宝生长发育迅速，而且食量大增，有些妈妈开始担心乳汁不足或担心宝宝吃不饱，于是给宝宝添加米粉等含淀粉类多的食物。其实这是非常不利于宝宝健康的做法，因为此阶段的宝宝虽然食量增加，但其消化系统并没有发育完好，还不具备消化淀粉类食物的能力。因此，妈妈不要急着给孩子吃这类食物，只要按需哺乳都能满足宝宝营养健康的需要。

适量添加蔬果汁

这一阶段的宝宝除了通过服用适量的鱼肝油来补充维生素外，还可以适当地添加一些蔬果汁来补充维生素，而且3个月的宝宝已开始适应蔬果汁，也是为宝宝4个月时成功添加辅食做好准备。一般在两次喂哺之间，适当地给宝宝喝一些果实或蔬菜汁就可以了，但新爸妈们最好自制蔬果汁，尽量不要去购买蔬果汁的成品，因为这类蔬果汁中多含有添加剂，而且质量不佳，对宝宝的营养摄入不利。

了解“暂时性哺乳期危机”

暂时性哺乳期危机，又叫暂时性母乳不足，一般发生在宝宝3个月时或再推后一些，这种乳汁不足的现象许多妈妈都会出现，但只是暂时性的，一般持续一周左右。引起哺乳期危机的原因很多，如妈妈身体恢复不佳，过于疲劳；情绪不佳，精神过于紧张；饮食安排不合理；有突发事件；患疾病等。妈妈简单了解“暂时性哺乳危机”，做好这一阶段的身心调节，对预防和改善乳汁不足的情况很有帮助。

妈妈保持乳汁优质、足量有良方

这一阶段，由于宝宝的食奶量增大，或者是妈妈调养不当，而出现的母乳不足的情况，如果不及时做出调整，就很容易影响母乳喂养。为了有效地预防这种情况的出现，建议妈妈从以下几个方面入手，来保持乳汁优质、足量：

营养全面、膳食均衡

可以说妈妈吃进去的食物，大多间接性地会通过乳汁传递给宝宝，妈妈吃得好，宝宝也会受益。因此，要求妈妈在饮食上，要做到食物摄取充足，营养全面。可以说，均衡的膳食是乳汁优足的重要保障，如富含优质蛋白质的食物，含丰富钙、铁的食物，含维生素丰富的蔬菜、水果等，这些都需要妈妈充分摄取。

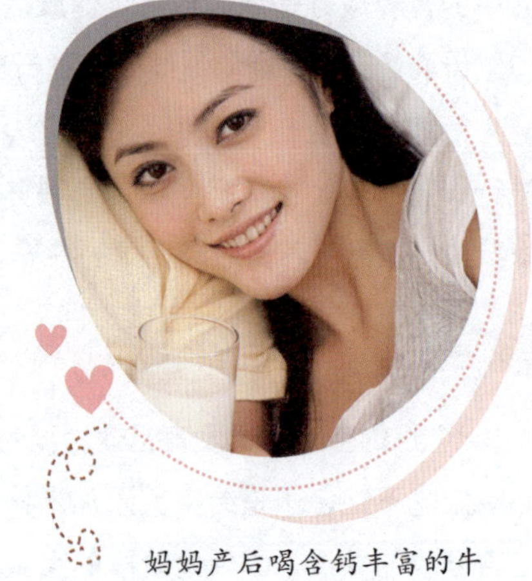

妈妈产后喝含钙丰富的牛奶对提高母乳质量有帮助。

让宝宝勤吸吮乳房

宝宝经常吸吮妈妈的乳房，会很好地刺激乳汁的分泌，因此，在喂奶时最好让宝宝充分地吸吮妈妈的乳房，而且最好是两侧的乳房交替喂哺。

慎重吃药物

哺乳期的妈妈最好避免吃一些会抑制乳汁分泌的药物，如避孕药。有关研究证明，避孕药中含有某种激素容易导致内分泌失调，进而影响乳汁的分泌。另外，一些其他的药物在用前也最好先咨询一下医生，以免服用后影响母乳质量，

营养方案——延伸阅读

服药后要与哺乳时间错开

当有些哺乳期的妈妈不得不用药时，而且在医生的指导下可以不用暂停哺乳时，就需要注意让服药时间和哺乳时间错开。一般建议服药后至少要隔4小时再给宝宝喂奶，这样可以让更多的药物排出妈妈体外，使乳汁中的药物浓度达到最低，进而减少药量通过乳汁传给宝宝。

或随着乳汁传递给宝宝造成不必要的伤害。

注意休息

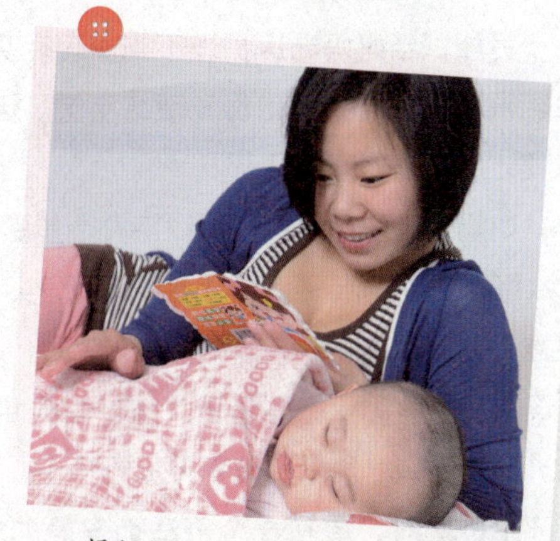

妈妈把宝宝哄着进入梦乡后，也要抽空休息一下，这样可以有效调节身体，改善乳汁不足。

产后妈妈的身体较虚弱需要很长一段时间进行调整、恢复，而哺乳的妈妈则常常为了照顾宝宝而忽视休息。妈妈休息不足在一定程度上会影响母乳的分泌量，从而导致母乳不足，影响正常的母乳喂养。所以，哺乳期的妈妈最好在照顾宝宝之余多多进行休息和调养。

注意适时排空乳房

由于一些特殊原因，如妈妈生病期间或外出上班、出差等情况，妈妈不能及时给宝宝进行喂哺，这时建议妈妈把乳汁挤掉排空。把乳汁排空就像给宝宝吸吮了一样，乳房在挤掉乳汁的过程中也得到相应的刺激，进而可促进乳汁的分泌，使乳房重新分泌出更多的乳汁。

均衡营养，避免宝宝肥胖

3个月的宝宝食欲较前几个月有了很大增长，但新爸妈们也要适度给宝宝喂奶，要坚持按需喂养的原则，不能因为宝宝食欲大增而无节制地进行喂哺，要在满足宝宝营养需求的前提下做到不过量喂哺。

宝宝发生肥胖的情况多是由于长期过量喂哺，而且摄入的脂肪量较多，多表现为体重增加，这对宝宝而言却是一种潜在的危害，因为这样容易加重内脏负担，造成内脏器官超负荷，不利于宝宝健康发育。

因此，新爸妈们在宝宝食量大增的时候，不要盲目喂养，过度喂奶。但也需要注意的是，没有经验的新爸妈们也不能因为怕宝宝肥胖而过分减少喂奶量，这样反而会使营养不足，影响正常发育。

掌握正确的挤奶方法

这一阶段宝宝食欲大增，而不少妈妈们由于多种原因不能像月子期一样随时随地地给宝宝进行母乳喂养，而更多的情况是妈妈挤出母乳进行保存，或者为了保持乳汁分泌量而挤掉乳汁。

另外，当妈妈乳房护理不当出现乳头皲裂等情况后，不能给宝宝顺利地进行母乳喂养，也需要挤出母乳喂给宝宝。因此，妈妈有必要掌握正确挤奶的方法，以便让母乳喂养顺利进行。

妈妈自己挤奶主要按照以下几个步骤进行：

1.做好挤奶前的准备工作。毛巾、肥皂、消过毒的盛奶用具、奶瓶、保鲜袋、保温盒、乳部衬垫。

2.正式挤奶前需要做好清洁工作。首先用肥皂清洗双手，然后用干净的湿毛巾清洁乳房（乳头、乳晕部分都要擦干净）。

3.开始挤奶时，要在一个舒适而安静的地方进行，以免受人干扰影响挤奶。首先，要先把盛奶的器具放在靠近乳房的地方，让妈妈轻轻按摩乳房（促进乳汁分泌），身子自然前倾，同时用手轻轻托起乳房，让大拇指和食指分别放在乳头、乳晕的上方和下方，然后开始轻轻地重复揉挤，并有规律地沿着乳头挤净乳汁。

4.挤奶应两乳轮流进行，一般每次挤奶的时间总约20分钟。另外，妈妈最好每隔3小时挤一次奶，这样有利于避免胀奶等情况，还有利于增加乳汁的分泌量。

5.挤完奶后，妈妈不要浪费珍贵的母乳，应做好储存工作。同时，妈妈如果担心挤奶后，乳房会出现溢奶现象，可以用事先准备好的乳部衬垫来防止奶水溢出而弄脏衣服。

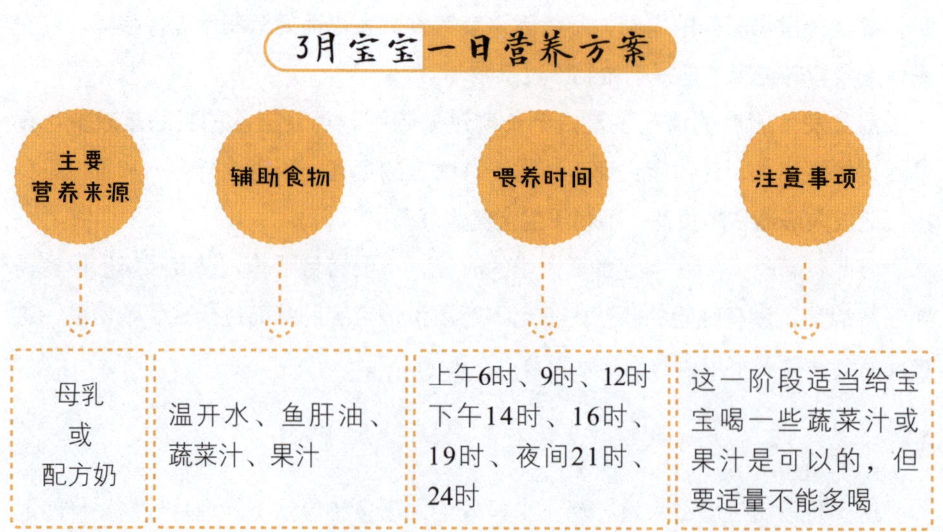

主要营养来源	辅助食物	喂养时间	注意事项
母乳或配方奶	温开水、鱼肝油、蔬菜汁、果汁	上午6时、9时、12时下午14时、16时、19时、夜间21时、24时	这一阶段适当给宝宝喝一些蔬菜汁或果汁是可以的，但要适量不能多喝

Q&A

营养专家在线

Q 上班族的妈妈可以穿着工作服喂奶吗？

A 一些穿工作服的妈妈下班后，由于很急切地想看到宝宝，或者担心宝宝饿坏了，很多情况下就忽视了要先把工作服脱下来，再清洗双手，然后再给宝宝喂吃奶。穿着工作服喂哺其实是非常有害的，工作服是属于上班时间的衣服，或多或少都带有细菌和有害的物质这样很容易把细菌传给宝宝，而宝宝的抵抗力还比较弱，很可能诱发某些感染性的疾病，影响宝宝健康发育。所以上班的妈妈最好不要穿着工作服给宝宝喂奶，尤其是接触很多有害化学物质的妈妈更需要特别注意。

Q 怎样给宝宝换新配方奶粉？

A 无论出于什么原因，那些打算要给宝宝换配方奶的妈妈，都要遵循循序渐进的原则，不能操之过急。给宝宝换配方奶粉，开始时要先减少一些原配方奶粉，然后添加适当的新配方奶粉，让宝宝在不知不觉的状态下适应。然后观察宝宝，如果没有不良反应，再开始减少一定量的原配方奶粉，增加一些新配方奶粉。这样循序渐进地把原配方奶粉替换成新配方奶粉，让宝宝完全适应新配方奶粉。但前6个月的宝宝，如果没有特殊原因，一般不建议换配方奶粉，这需要根据宝宝的实际情况来定。

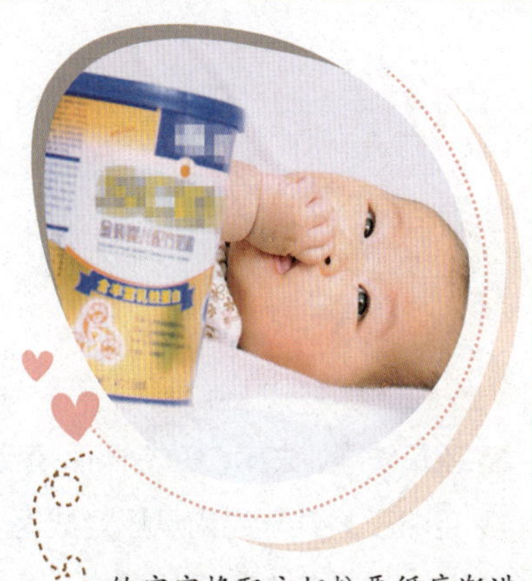

给宝宝换配方奶粉要循序渐进，不能操之过急。

青菜汁

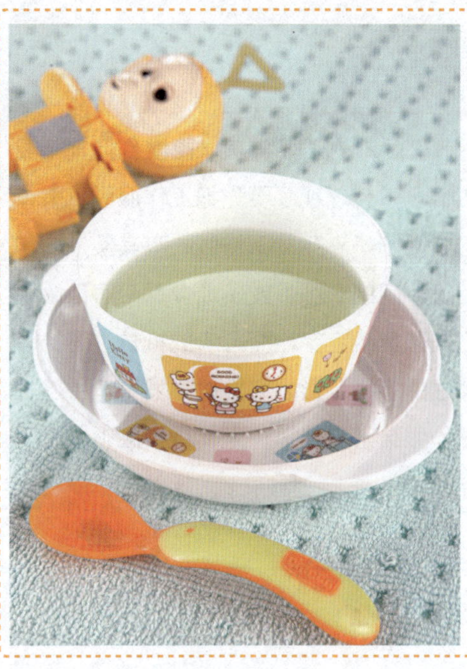

材料 青菜200克。

调料 无。

完美厨艺

1 将青菜洗净，切碎，备用。

2 锅置火上，加1小碗清水，煮沸，放入碎菜，盖紧锅盖，煮5分钟。

3 用汤匙压菜取汁，给宝宝饮用即可。

营养看看

青菜中含有丰富的维生素和叶酸，制成菜汁，能帮助宝宝吸收丰富的钙、铁和维生素。

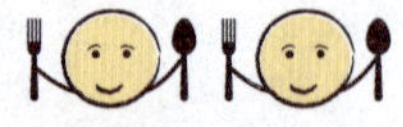

南瓜汁

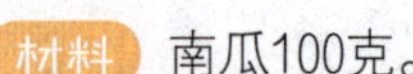

材料 南瓜100克。

调料 无。

完美厨艺

1 南瓜洗净，去皮，切成小丁，蒸熟。

2 用勺子将蒸熟的南瓜压烂成泥。

3 加入适量开水稀释并调匀，再放在细漏勺上过滤一下即可。

营养看看

南瓜含有可溶性膳食纤维，β-胡萝卜素、维生素等多种营养成分，是宝宝较好的饮品选择。

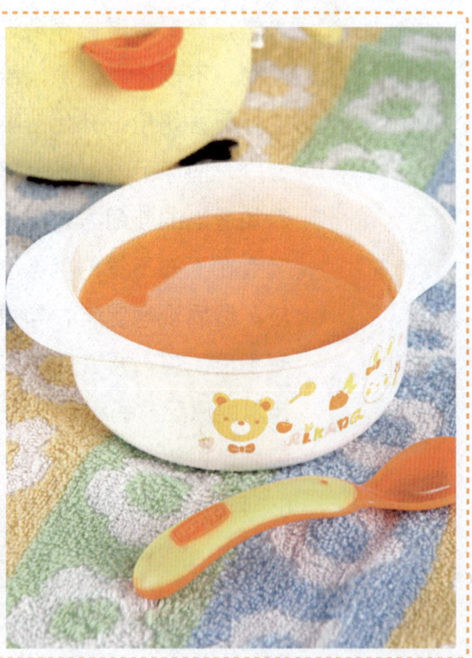

水蜜桃汁

材料 水蜜桃50克。

调料 无。

完美厨艺

1 水蜜桃用清水洗净，去皮及核，切成小块。

2 用榨汁机榨成汁即可给宝宝饮用。

喂养小叮咛

水蜜桃从采摘下来后其中的维生素就开始流失，所以如果要吃新鲜而营养充足的水蜜桃，最好选择本地产的。

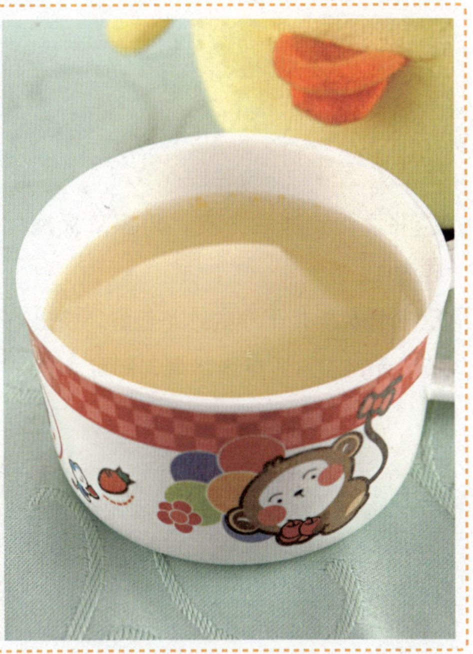

鲜橙汁

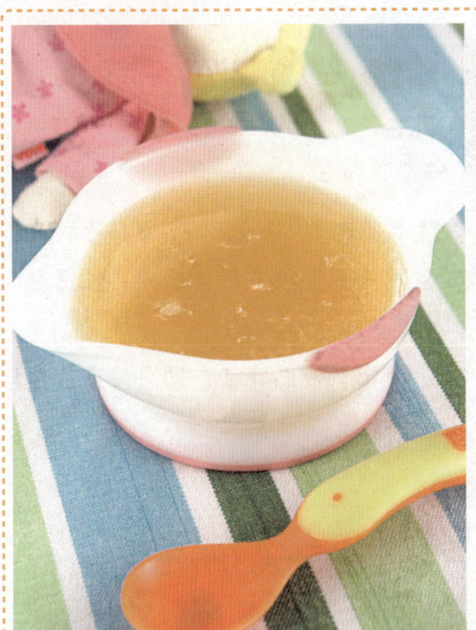

材料 鲜橙1个。

调料 冰糖粉5克。

完美厨艺

1 将橙子洗净，横切成两半，用榨汁机或其他挤果汁的器具挤压出果汁。

2 向橙汁中加入2～3倍温开水，放入冰糖粉调匀即可。

喂养小叮咛

妈妈必须要选购新鲜的橙子，而且榨汁机也要经常清洗，以保证橙汁的干净、卫生。

黄瓜汁

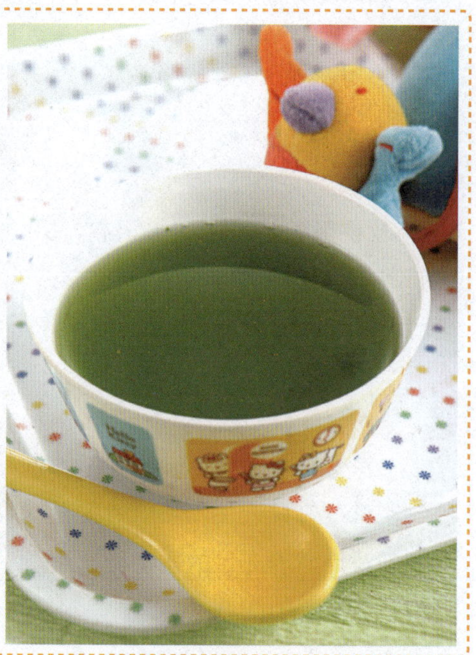

材料 小黄瓜1根。

调料 无。

完美厨艺

1 将黄瓜洗净后去皮，用擦菜板擦成细丝。

2 将黄瓜丝用干净的纱布包好，挤出黄瓜汁，加入适量温水调匀即可。

喂养小叮咛

黄瓜含水分大，适合做成汁给宝宝饮用，但肠胃不好的宝宝不宜饮用。

香瓜汁

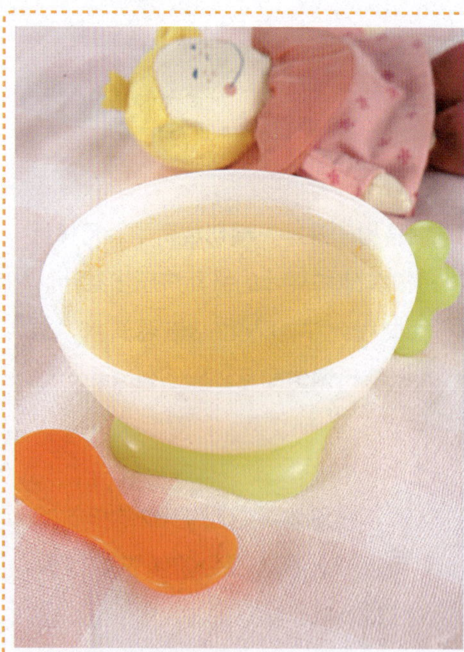

材料 新鲜香瓜半个。

调料 无。

完美厨艺

1 香瓜洗净，去皮及籽，切成小块。

2 将香瓜块放入榨汁机中，加适量水并榨成汁。

3 倒出沉淀后滤渣，即可给宝宝直接饮汁。

喂养小叮咛

脾胃虚寒、腹胀的宝宝不宜食用香瓜或香瓜汁。

葡萄汁

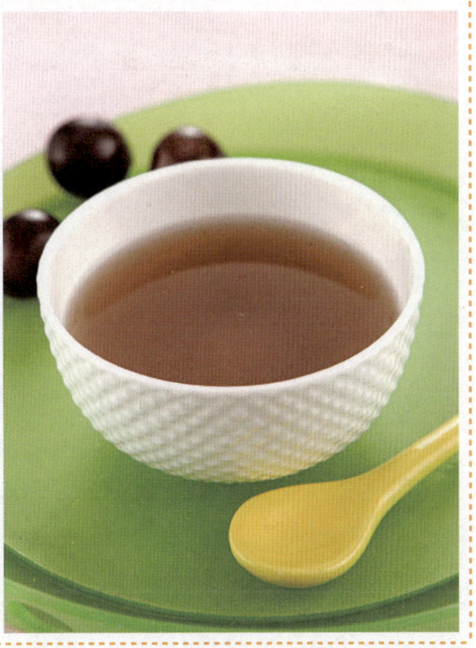

材料 葡萄3～4颗。

调料 无。

完美厨艺

1 将葡萄洗净，去皮及籽，以干净的纱布包起。

2 用汤匙将葡萄压挤出汁，加开水以1:1的比例稀释即可。

喂养小叮咛

● 喝葡萄汁对宝宝生长发育迟缓及厌食的情况有一定缓解作用。

● 此汁饮可两天左右饮用1次即可。

西瓜汁

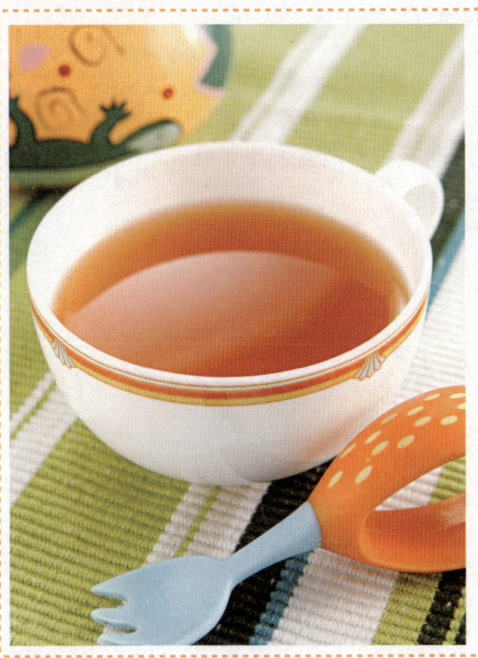

材料 新鲜西瓜适量。

调料 无。

完美厨艺

1 西瓜切开，去籽取瓤，切碎。

2 将碎西瓜放入榨汁机中榨成汁即可给宝宝饮用。

喂养小叮咛

如果宝宝发烧并且不伴有其他症状，可以给宝宝喝少量的西瓜汁之类的饮品，可帮助降温、利尿。

第4个月 宝宝要添加辅食了

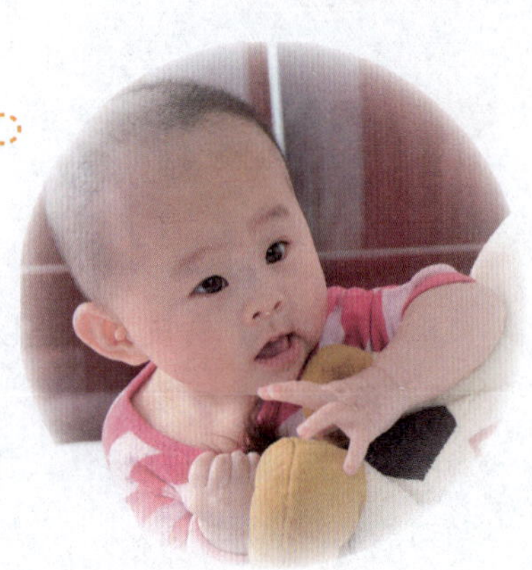

宝宝4个月后，随着生长发育的速度加快，消化器官及消化功能也逐渐完善，而且活动量增加，消耗的能量也增多，仅仅依靠母乳和配方奶有时不能很好地满足宝宝的营养需求，因此需要开始添加辅食了。

宝宝的成长变化

4个月的宝宝逐渐能区分昼夜，不仅白天玩耍的时间增多，而且夜晚的睡眠时间也在不断增加，夜间睡得时间也更长，并且还会用不同的声音来表达自己的情绪。

生理特征

能更好地分辨出不同的声音，并能转动头部和眼睛寻找声音的来源；能用手抓玩具玩；能识别颜色，偏爱红、黄、绿；俯卧时能用手撑起头部。

心理状况

能明确地表达喜、怒等情感，对感兴趣的事物还会发出“呀呀”的声音，而且见到熟悉的人还会主动要求抱抱他。

体格发育特点

男宝宝		女宝宝
平均65.1厘米（59.7～69.5厘米）	身高	平均63.4厘米（58.6～68.2厘米）
平均7.5千克（5.9～9.1千克）	体重	平均7.0千克（5.5～8.5千克）
平均42.1厘米（39.7～44.5厘米）	头围	平均41.2厘米（38.8～43.6厘米）
平均42.3厘米（38.3～46.3厘米）	胸围	平均41.1厘米（37.3～44.9厘米）

营养方案有重点之科学添加辅食

添加辅食的最佳时间

给宝宝添加辅食的最佳时机是在宝宝4~6个月的时候。由于这一时期母乳中的一些营养成分已开始渐渐不能满足宝宝的需求，如果不额外添加一定的辅食很容易造成宝宝营养不足，而且这一阶段宝宝的味觉发育功能逐渐敏感，学习兴趣也渐浓，这时候让宝宝接触辅食能顺利地让宝宝适应辅食，并还能为以后的断奶做准备。

添加辅食的重要性

一般来说，宝宝从4个月起就可以逐渐地添加辅食了。虽然宝宝的主食仍然以母乳或配方奶为主，但这时宝宝胃肠道消化酶的分泌及唾液分泌已明显增多，消化和吸收能力也变强了，已经开始有能力消化吸收一些辅食了。同时这一阶段给宝宝添加辅食对宝宝的生长发育也很重要，主要体现在以下几个方面：

- **补充营养不足**。宝宝4个月以前接触到的营养来源，主要是母乳、配方奶粉或其他代乳品。这些乳品，尤其是母乳在按需哺乳的原则下完全能够满足宝宝的营养需要，妈妈只要掌握相应的喂养技巧，就可以保障宝宝的营养需求。但宝宝到了4个月，仅仅依靠从母乳或配方奶粉中获取营养成分已不能满足宝宝生长发育的需要，所以这时有必要给宝宝添加一定量的辅食，让宝宝能够获得充足的营养，满足生长发育的需要。
- **训练宝宝的咀嚼和吞咽能力**。这一时期是宝宝味觉发育的敏感期，此时给宝宝添加辅食，能比较容易地让宝宝适应添加的辅食，而且对锻炼宝宝的咀嚼能力和吞咽技巧有好处。如果错过了这段时间，宝宝一旦失去了学习的兴趣，再给宝宝喂辅食就不会那么轻而易举了。
- **接触母乳或代乳品以外的食物**。给宝

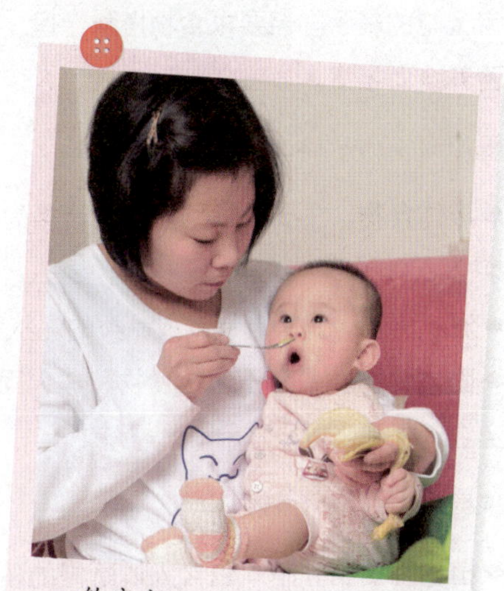

给宝宝吃一些香蕉泥，可锻炼宝宝的咀嚼和吞咽能力哦！看宝宝吃得多津津有味呀！

宝添加辅食，可以让宝宝接触到除了母乳或其他代乳品以外的其他食物，而且给宝宝添加的这些辅食主体已经是日常生活中的正常食物了。这与乳汁和代乳品不同，妈妈需要让宝宝逐渐的适合吃这类辅食。

● **为宝宝断奶做好准备**。宝宝添加辅食后，就意味着有一天要断奶，即脱离母乳，吃大人的食物。而添加辅食就是一个很好的过渡过程，从辅食中的流质食物、半固体食物，到固体食物，宝宝会逐渐脱离母乳，并渐渐习惯吃辅食，直到习惯吃成人的食物。

添加辅食的种类

根据制作工艺分类

● **成品辅食**。是指利用现代技术加工而成的适合宝宝食用的辅食，其中特别添加了适合宝宝健康成长发育的各种营养素。

● **自制辅食**。是指妈妈用购买来的食材，如五谷类、蔬菜类、水果类等材料，利用各种烹调方法自制而成的适合宝宝吃的辅食。但要求食物搭配合理、营养全面丰富。

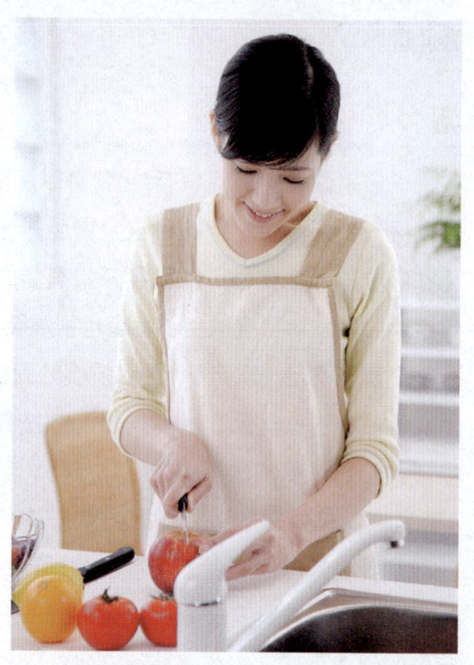

妈妈买来新鲜的蔬菜和水果，可以自制辅食给宝宝吃。

根据食物的不同性状分类

● **液体食物**。主要是指菜汁、果汁类的饮品。

● **泥状食物**。是指自制或成品类的泥状食物，如菜泥、果泥、米粉等。

● **固体食物**。是介于泥状食物和成人固体食物之间较为松软的一种辅食，更适合宝宝消化和吸收。

根据食物的不同来源分类

● **植物性食物**。基本包含人体所需的多种营养素，主要食物来源有谷类食物、蔬菜、水果、豆类等。

● **动物性食物**。主要为人体提供蛋白质、脂肪、矿物质、维生素A和B族维生素等，其中主要的食物来源有畜禽肉、水产品、蛋类及其制品等。

添加辅食的原则

宝宝这一阶段需要开始添加辅食了，但在添加辅食前，妈妈需要简单了解添加辅食的一些原则，以免不合理添加辅食或盲目添加辅食后引起宝宝消化功能的紊乱，出现腹泻、呕吐等反应，进而不利于宝宝正常的生长发育。

● **母乳充足也要添加辅食**。母乳是宝宝最佳的营养来源，但母乳经过初乳、过渡乳、成熟乳和晚乳这几个时期的变化后其营养成分也会有所改变。一般初乳最为珍贵的且营养丰富；过渡乳，脂肪含量高，但蛋白质与矿物质相比初乳要减少一些；到成熟乳时，蛋白质及矿物质将会进一步减少；而晚乳是指10个月以后的乳汁，这时乳汁量和营养成分都会减少。

所以，妈妈要做好添加辅食的准备，即使母乳充足也要添加辅食，因为随着母乳所含的营养成分相对也减少，如果及时添加辅食会让宝宝的营养能一直满足身体发育的需求。

● **尊重宝宝饮食的喜好**。最初在给宝宝添加辅食时，也许对于已经习惯吃乳品的宝宝来说并不一定受欢迎，因此妈妈在给宝宝喂食辅食时要有足够的耐心，不能因为宝宝不愿意吃辅食而强迫或斥责宝宝。这样反而更容易让宝宝不愿意接触新的食物。

● **从少到多添加辅食**。给宝宝添加辅食要根据其消化能力而定，从少到多地让宝宝接触各类新鲜食物。一般开始时只给宝宝吃一种食物，尝试3～4天或1周后，观察宝宝没有出现任何不良反应后再给宝宝添加另一种食物。注意最好不要让宝宝在1～2天内吃2～3种新食物。

● **规避致过敏的食物**。给宝宝添加辅食时，还需要注意规避一些能让宝宝发生食物过敏的食物，而一次添加一种食物可以明显地让妈妈了解宝宝适应哪种食物，不适应哪种食物。一般发生食物过敏后，可以从宝宝的食欲、排便、情绪和皮肤等状态来判别，如出现食欲不振、腹泻、哭闹等情况。宝宝如果出现了食物过敏，这时应立即停止喂食，带宝宝去医院就诊。

● **注意饮食卫生**。宝宝的免疫力虽然会随着生长发育的变化而逐渐地增强，但对外界的免疫力仍然较弱，因此给宝宝添加辅食的专用餐具要和喂乳器具一样注意卫生，并坚持每天消毒。而且妈妈在选购食材、加工食材的过程中更要讲究食物的卫生，以免通过食物把有害的物质传递给宝宝。

● **由细到粗、由稀到稠**。给宝宝添加辅食要有一个过程，从流质食物到半流质食物，再到柔软的半固体食物，最后到固体食物。这样采用由细到粗、由稀到稠的添加辅食的方法，一方面能很好地适应宝宝的消化能力，另一方面还让宝宝有了添加辅食的缓冲过渡期。

需要注意的是，这一阶段虽然给宝宝开始添加辅食，但母乳或其他代乳品仍然是宝宝的主食，而辅食一般只作为辅助食物让宝宝尝试着吃。一般来说，这一阶段的宝宝，每天添加1～2次辅食就可以了。

添加辅食的常见禁忌

忌添加辅食的时间过早或过晚

给宝宝添加辅食，要把握好时机，不能过早，也不能过晚。宝宝的消化器官还不完善，过早给宝宝喂辅食容易增加宝宝消化功能的负担，导致腹胀、腹泻、便秘、食欲不振。相反，如果给宝宝添加辅食过晚，就有可能使正在快速生长发育、急切需要营养补充的宝宝得不到充足的营养摄入，而导致营养缺乏、身体发育迟缓，甚至降低抵抗力、诱发疾病。

忌任意添加辅食

给宝宝添加辅食要有一个循序渐进的过程，不能操之过急，要遵循添加辅食的原则。

虽然宝宝的消化能力有所增强，但还不完善，如果任意添加辅食或添加辅食过量，有可能会加重胃肠负担，甚至会造成营养过剩，诱发肥胖或者出现偏食、

营养方案——延伸阅读

添加辅食的2个讲究

- **讲究喂食方式。**给宝宝喂辅食，可以说是在为断奶做准备，这样可以让宝宝逐渐习惯大人的进食方式。所以在最初给宝宝喂辅食时，最好餐具齐全，还要用勺子一口一口地喂，有意识地训练宝宝自己用勺。
- **创造愉快的进食氛围。**给宝宝喂辅食时要给宝宝创造一个良好的进餐环境，新爸妈们可以用亲切的态度、耐心的语气鼓励宝宝尝试新食物，而且给宝宝喂辅食最好在宝宝心情愉快的时候，这样宝宝接受辅食的兴趣才会增加。

挑食等不良饮食习惯。

忌添加的辅食过细

现在饮食营养上都讲究粗细相宜的吃法，所以新爸妈们给宝宝添加辅食的时候不能让辅食过细。过于精细的食物，营养不够丰富，而且口味上不能很好地吸引宝宝，并且不利于锻炼宝宝的咀嚼和吞咽能力。

忌辅食中加糖过多

许多妈妈为了让宝宝快速接受辅食，大多会在辅食中添加一些糖。其实这种做法是错误的，虽然糖属于碳水化合物能够为宝宝提供能量，但添加糖过多会刺激宝宝的味觉，让宝宝对甜的食物过于敏感，如果遇到没有味道的食物就会不愿意接受，进而产生偏食、挑食的情况，不利于添加辅食的顺利进行。

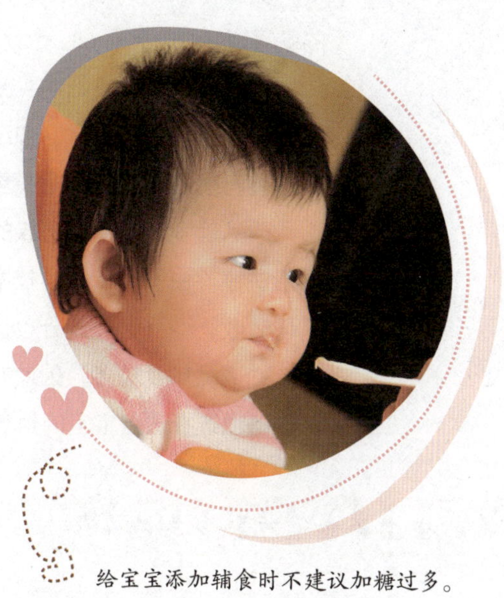

给宝宝添加辅食时不建议加糖过多。

4月宝宝一日营养方案

主要营养来源	辅助食物	喂养时间	注意事项
母乳或配方奶	温开水、鱼肝油、菜汁、果汁、米粉、米汤、果泥等	上午6时、9时、12时 下午14时、15时、18时 夜间20时、22时	宝宝开始添加辅食要循序渐进，不可操之过急，还要每天适量补充白开水

Q&A •••

营养专家在线

Q 给宝宝的辅食是自制的好还是成品的好？

A 成品辅食和自制辅食都有各自的优缺点，但只要是适合宝宝的就可以。

自制辅食，是妈妈购买新鲜的食材精心烹制而成，而且妈妈自制辅食时在挑选食材、加工食材、烹制食材这三个过程中把好关，就能很好地为宝宝提供营养食物。

成品辅食，对于上班族的妈妈比较适合，因为它节省时间、方便快捷。由于现代科学技术的发展成品辅食也越来越适合宝宝消化吸收，而且营养成分也比较均衡。但需要注意的是，目前市面上的成品辅食较多，因此在给宝宝选择成品辅食时，最好多方咨询以便选择适合宝宝的辅食。

Q 宝宝不愿意吃辅食怎么办？

A 给宝宝添加的辅食宝宝不爱吃新爸妈们也不要过于担心，要耐心找到问题的根源。一般宝宝不愿意吃辅食的原因很多，主要包括：辅食口感不佳；宝宝不习惯新食物；添加辅食的方式不正确；宝宝的身体不舒服；不习惯辅食的喂养方式等。为此，新爸妈们需要找出宝宝不愿意吃辅食的原因，并耐心帮其克服。

如果是辅食做得不可口而让宝宝不爱吃，就需要妈妈从食物的美味上下功夫。一般最初给宝宝添加辅食时，辅食要尽量容易消化、咀嚼、吞咽，口感松软细腻，温度合适，尽量满足宝宝的口感。

由于添加辅食，宝宝的进食方式就会出现变换，原来吸吮乳头现在需要尝试使用勺子、碗等餐具，宝宝不习惯是可以理解的。这时让宝宝有一个适应的阶段，耐心地多尝试几次就可以了。

Q 怎样给宝宝选购米粉？

A 米粉细腻柔滑、营养丰富、利于冲调、适合宝宝消化吸收。但是目前宝宝的米粉种类很多，因此，需要妈妈在给宝宝首次添加米粉时选择好适合宝宝的米粉。一般在选购米粉时，建议从以下几个方面入手：

● **营养元素的全面性**。宝宝的生长发育需要多种营养成分。优质的米粉营养全面，营养成分表中一般要标明能量、蛋白质、脂肪、碳水化合物等基本营养成分，维生素如维生素A、维生素D、部分B族维生素，微量元素如钙、铁、锌、磷等。

● **米粉的颗粒细度**。米粉应为粉状或片状，干燥松散，均匀无结块，一般不选择颗粒较粗的米粉，因为会妨碍宝宝对营养元素的吸收，不利于胃肠消化。

● **是否为独立包装**。独立包装容易计量、不易受潮、不易污染。另外，建议选择产品和服务质量好的品牌企业的米粉，这样可以保障信誉。

● **看米粉的色泽和气味**。质量好的米粉一般呈大米的白色，并带有米粉的香味。

● **查看碘元素**。碘是人体的重要营养元素之一，宝宝缺碘可导致智力低下，听力、语言和运动障碍，聋哑发生率升高，还可能会出现发育畸形。米粉中若含碘丰富可预防宝宝出现缺碘情况。

Q 豆奶和豆浆可以代替配方奶粉吗？

A 豆奶或豆浆都是以豆类为主要原料制成的，其中含有丰富的蛋白质、维生素以及较多的微量元素镁，是大众喜爱的饮品。但是豆奶或豆浆不可以代替配方奶粉作为宝宝的主食，因为豆奶或豆浆中的营养成分并不全面均衡，而且含铝比较多，并不适合处于生长发育关键期的宝宝作为主食食用。

核桃汁

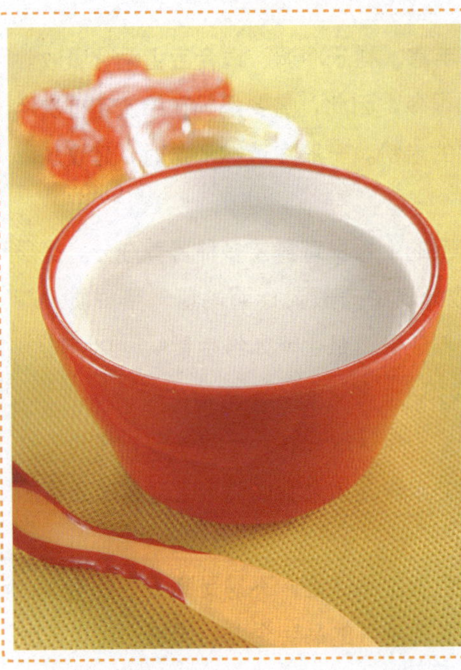

材料 核桃仁100克。

调料 无。

完美厨艺

1 核桃仁放入温水中，浸泡5～6分钟，去皮。

2 放入多功能食品加工机中，加适量水，磨成浆汁。

3 用干净纱布将核桃汁过滤，使汁液流入杯中。

4 将核桃汁倒入锅中，再倒入适量的水，烧沸，待温后即可喂给宝宝喝。

纯味米汤

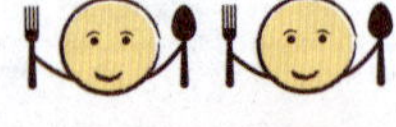

材料 大米3小匙。

调料 无。

完美厨艺

1 将大米用清水洗净，浸泡2小时。

2 锅中放入大米，加入适量水，小火煮至粥成，备用。

3 将大米粥过滤，留取米汤，等到米汤微温时给宝宝喂食即可。

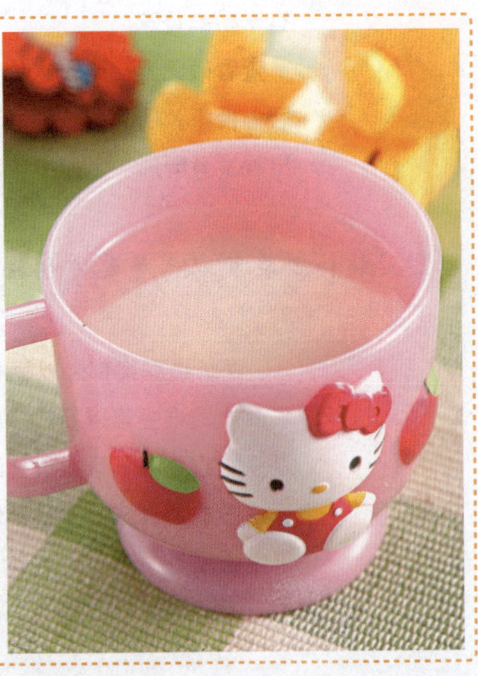

喂养小叮咛

做此米汤时，应将米粒煮至开花，这样对宝宝来说最有营养。

菠菜汤米粉

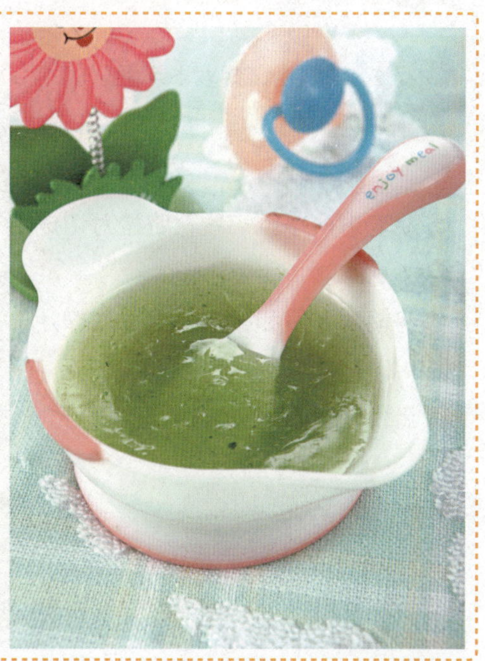

材料 菠菜叶5片，米粉适量。

调料 无。

完美厨艺

1 菠菜叶洗净，入沸水中煮2分钟。

2 待水凉，滤出菠菜叶，留下菜汤，再用菜汤冲调米粉即可。

营养看看

菠菜富含铁、镁、钾、钙和维生素A、维生素C等营养素，有利于宝宝的生长发育，故此辅食非常适宜宝宝食用。

鲜菜汤

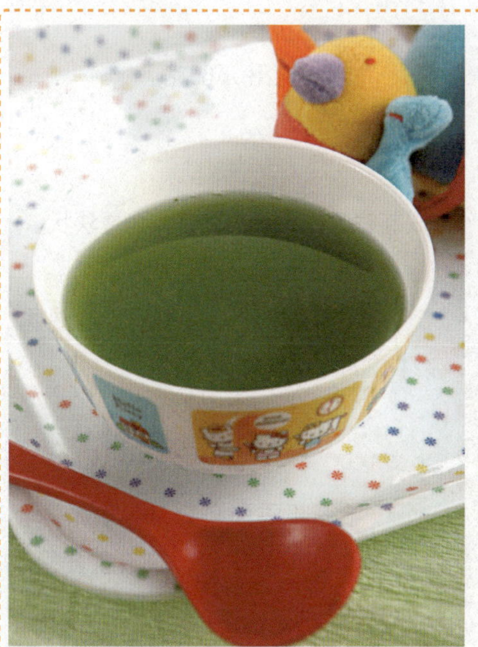

材料 小白菜2片。

调料 无。

完美厨艺

1 锅内加2碗水煮沸。将小白菜洗净，折断放入锅中继续焖煮3分钟。

2 打开锅盖，将小白菜段挑出，只留汁水，待温后即可喂食。

喂养小叮咛

喝配方奶的宝宝，最需要喝的就是蔬菜汤，可防便秘，但第一次不可喂宝宝太多。

胡萝卜橙汁

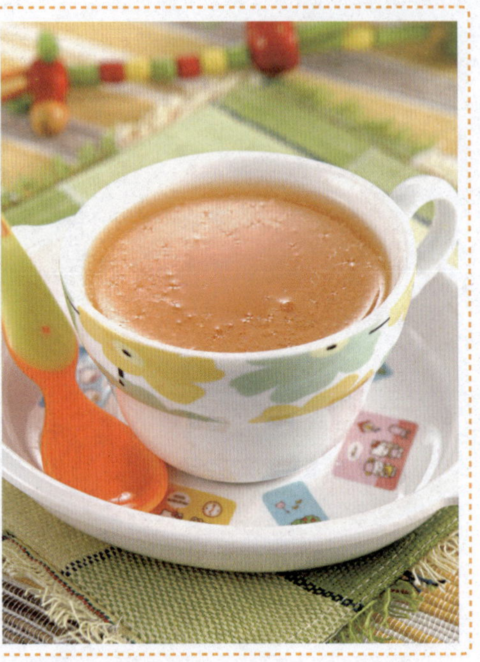

材料 脐橙1个，胡萝卜半根。

调料 无。

完美厨艺

1. 胡萝卜洗净，切段；脐橙对切成4瓣，去皮。
2. 将胡萝卜段和橙肉一起放入榨汁机中，榨汁。
3. 用纱布过滤后，加温水调匀即可。

喂养小叮咛

此汁需要在两餐之间饮用，并且不宜喝太多。

鲜哈密瓜汁

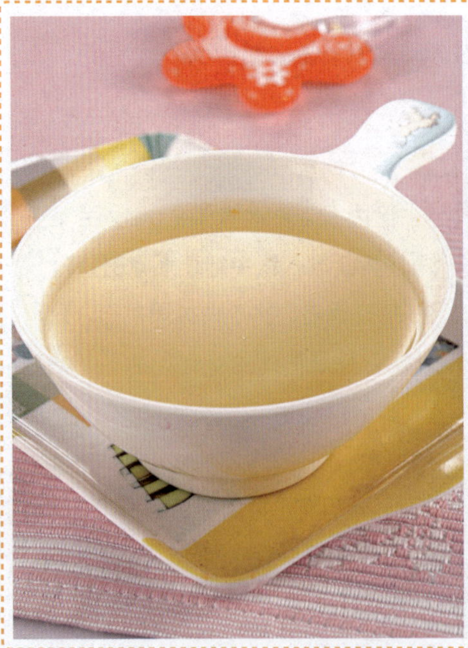

材料 新鲜哈密瓜60克。

调料 无。

完美厨艺

1. 新鲜哈密瓜去皮及籽，切成块状。
2. 将哈密瓜块放入榨汁机中榨汁。
3. 用纱布过滤后，哈密瓜汁与温水以1:2的比例稀释即可。

营养看看

哈密瓜香甜可口且具有清凉消暑、解渴的作用，是宝宝夏季宜选的饮品。

花生奶糊

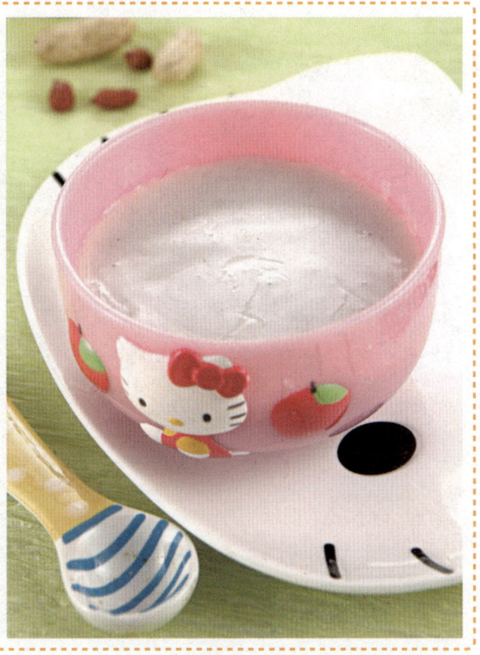

材料 配方奶100毫升，大米50克，黑芝麻20克，花生20粒。

调料 无。

完美厨艺

1 大米淘净，放入水中浸泡1小时。

2 黑芝麻、花生均洗净，放入磨豆机中磨成粉末。

3 锅置火上，加适量水，放入泡好的大米焖煮。

4 待米煮烂时，加入配方奶及磨好的粉末搅成糊。

5 煮15分钟，调入白糖即可。

西红柿汁

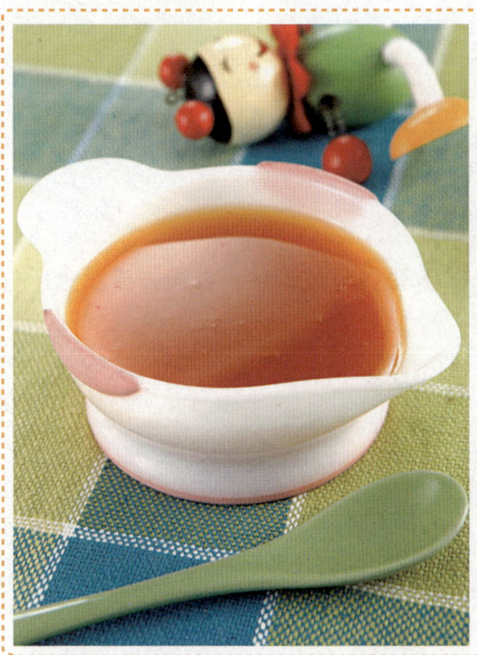

材料 新鲜西红柿1个。

调料 无。

完美厨艺

1 西红柿洗净，用开水烫软，去皮，切碎。

2 用干净的纱布包好，将西红柿汁挤入碗内，用适量温开水冲调即可。

喂养小叮咛

西红柿生吃熟吃都可以，一般生吃可补充维生素C，熟吃能补充抗氧化剂。

土豆泥

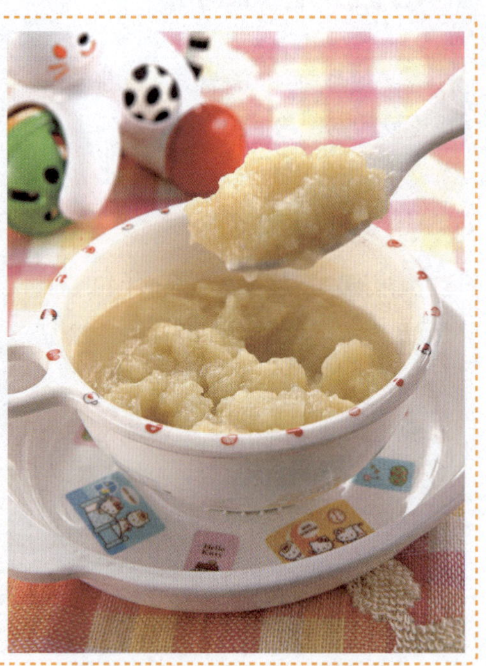

材料 土豆50克。

调料 无。

完美厨艺

1 土豆去皮，洗净，切成小块，入锅蒸熟。

2 蒸熟的土豆块放入碗中用勺子压成泥，加少量开水调匀，即可给宝宝喂食。

营养看看

土豆泥软烂，富有营养，是宝宝较好的辅助食品。

乳酪香蕉糊

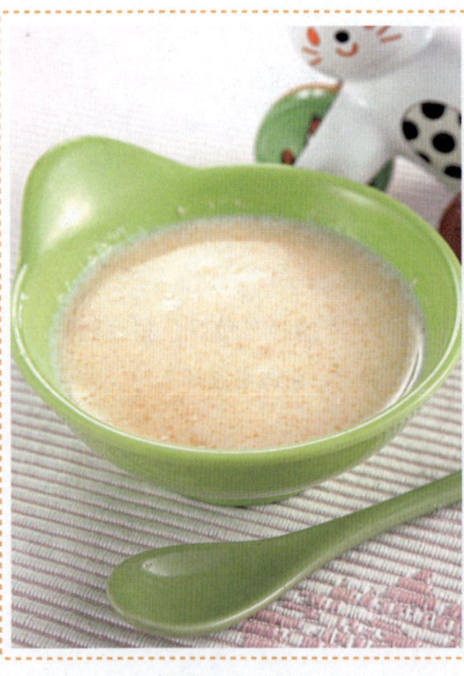

材料 乳酪25克，蛋黄1/4个，香蕉半根，胡萝卜、配方奶各适量。

调料 无。

完美厨艺

1 蛋黄压成泥状；香蕉去皮后也压成泥状。

2 胡萝卜洗净，去皮，用开水烫熟，磨成泥。

3 将蛋黄泥、香蕉泥、胡萝卜泥、乳酪混合在一起，加入配方奶调成浓度适当的糊状。

4 放入锅中煮开后，再烧片刻即可。

玉米奶汁

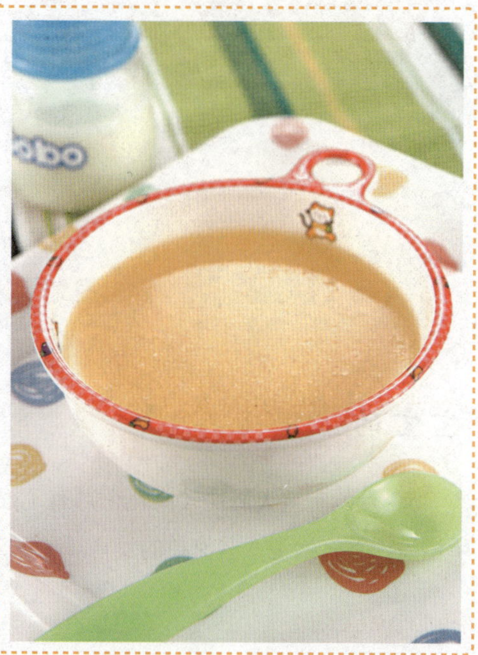

材料 香蕉半根，玉米面5克，配方奶100毫升。

调料 无。

完美厨艺

1 香蕉去皮，用勺压成泥状。

2 在配方奶中加入玉米面、白糖，上锅，边煮边搅，待煮开后将其倒入准备好的香蕉泥中即可。

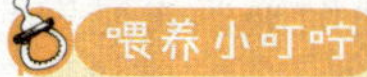

喂养小叮咛

香蕉不宜与芋头同食。否则会导致胃部不适。

水果麦片粥

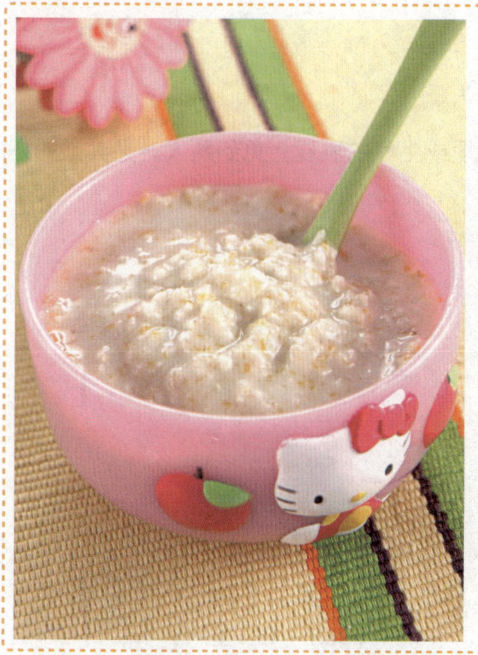

材料 麦片100克，配方奶适量，自制水果汁少许。

调料 无。

完美厨艺

1 锅置火上，加适量水，将麦片倒入锅内，边倒边搅，加配方奶，续煮。

2 待麦片酥烂、稀稠适度，加入水果汁略煮片刻即可。

喂养小叮咛

煮麦片要边倒边搅动，可避免麦片黏结成团。

第5个月 宝宝适应辅食了

5个月的宝宝，在饮食上，已经开始渐渐地适应了妈妈给自己添加的辅食，对新的食物也越来越感兴趣。相对于宝宝4个月时，辅食的种类会有所变化，需要根据宝宝的身体发育状况来定。

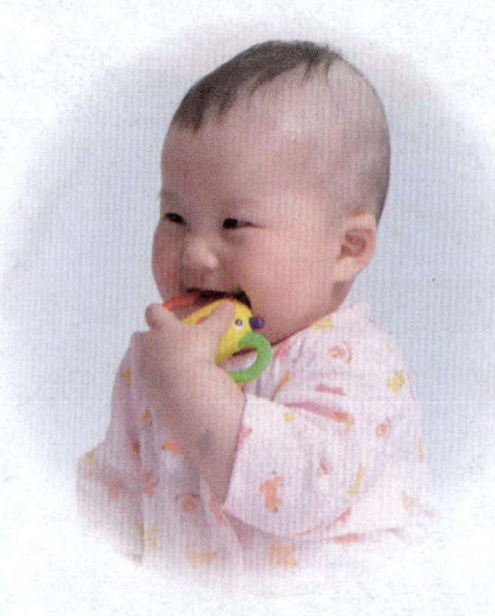

宝宝的成长变化

5个月的宝宝大脑比较前几个月有了很大发展，另外，宝宝这时的语言能力有所增强，并开始说一些简单的发音。

生理特征

宝宝的手和脚的力量开始增加，俯卧时，宝宝可以抬头很长时间；可以用两手抓住玩具进行玩耍，并有意地向嘴里送；另外，有些发育速度快的宝宝已经开始长乳牙了。

心理状况

对陌生的环境会有警觉、害怕、厌烦或生气的表现；见到熟人，尤其是妈妈就会很开心，见到陌生人就很认生。

体格发育特点

男宝宝		女宝宝
平均67.0厘米（62.4～71.6厘米）	身高	平均65.5厘米（60.9～70.1厘米）
平均8.0千克（6.2～9.7千克）	体重	平均7.5千克（5.9～9.0千克）
平均43.0厘米（40.6～45.4厘米）	头围	平均42.1厘米（39.7～44.5厘米）
平均43.0厘米（39.2～46.8厘米）	胸围	平均41.9厘米（38.1～45.7厘米）

营养方案有重点

母乳喂养仍不可少

这一阶段仍需要坚持母乳喂养，因为母乳仍是给宝宝提供营养、促进其生长发育的主力，而辅食只是起到补充母乳不足的辅助力量。所以妈妈要正确认识母乳喂养和添加辅食的关系。即使母乳不足或营养不足妈妈也要树立细心，合理安排膳食，尽可能喂给宝宝最好的母乳。

5月宝宝添加辅食的种类

宝宝到了5月份，辅食添加的种类明显增加，主要包括以下几种辅食：

● **水果泥**。一般将新鲜的水果（苹果、香蕉等）洗净或去皮后，用勺子刮成泥喂给宝宝吃。可先用小勺，之后再根据宝宝的需求量用稍大一点的勺子。

● **蔬菜泥**。一般以深绿色和黄色蔬菜为主，如南瓜、菠菜等。可将蔬菜煮熟煮烂，搅拌呈泥状喂给宝宝吃。

● **半流质淀粉食物**。这一阶段的宝宝可以开始尝试半流质食物，主要以淀粉类食物为主，如米糊、面条泥等，可以促进宝宝消化酶的分泌，锻炼宝宝的咀嚼、吞咽能力。

● **蛋黄**。一般把蛋黄和牛奶或米糊调成糊状喂给宝宝吃，开始时不宜添加过多，一次喂服蛋黄的1/4即可，等宝宝食用1～2周后再适量增加。

● **鱼类**。这时可以开始给宝宝添加鱼肉类的辅食，以补充蛋白质和磷脂。一般给宝宝选择肉多、刺少、细嫩易消化的鱼，如平鱼、黄鱼等。

营养方案——给新爸妈们的话

不宜给宝宝吃的辅食

⊗ 不易消化吸收的食物，如竹笋、生萝卜等。

⊗ 过咸、过油腻的食物。

⊗ 辛辣刺激的食物，如咖啡、浓茶、辣椒等。

⊗ 颗粒状的食物，如花生米、爆米花、黄豆等，这些颗粒状的食物极有可能会被宝宝吸入气管，造成危险。

不要嚼食喂宝宝

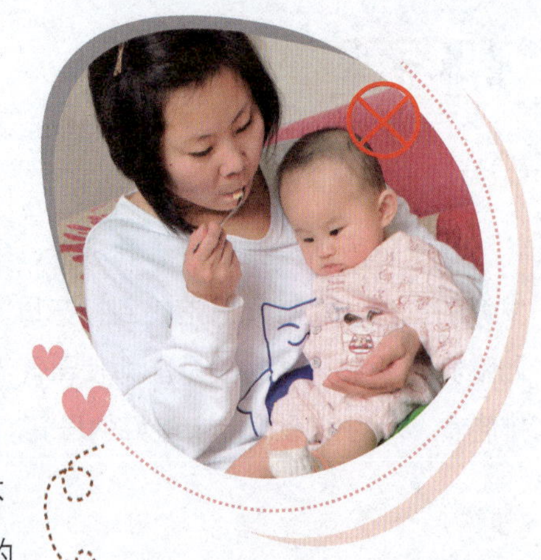

妈妈自己嚼食物后喂给宝宝既是不卫生，又是不科学的喂哺方法，需要注意改正。

给宝宝喂辅食时，需要讲究喂哺方式的科学性和饮食卫生。一些妈妈为了追求方便，在给宝宝添加辅食的时候喜欢把食物放在嘴里咀嚼后再喂给宝宝，其实这样做是错误的。这种喂哺方式容易使一些传染性的疾病通过口腔分泌物或唾液传染给宝宝，尤其是患有传染性疾病的妈妈更不能用这种方式喂哺宝宝。因此，为了宝宝的健康成长要给宝宝准备专门的宝宝餐具进行喂哺。

注意选购成品辅食

宝宝到了5个月，一些上班族的新爸妈们就要着手准备忙于工作的事了，可能没有更多的时间给宝宝自制辅食，因此，此时给宝宝选购成品辅食就十分必要。

市面上有很多适合宝宝的成品辅食，如水果泥、蔬菜泥、米糊、肉泥、鱼肉泥等，能为新爸妈们带来很大的方便，但在购买成品辅食时要注意选购合格的成品辅食。建议从适合添加的月龄、生产日期、保质期、食用方法、保存条件、产品批号等几项内容来进行挑选。

5月宝宝一日营养方案

主要营养来源	辅助食物	喂养时间	注意事项
母乳 或 配方奶	温开水、鱼肝油、菜汁、果汁、米粉、米汤、菜泥、果泥、肉泥、鱼泥等	上午6时、8时、10时、12时 下午14时、16时、18时 夜间20时、22时	这一阶段宝宝适应辅食了，可以适当增加辅食的种类

Q&A

营养专家在线

Q 如何预防添加辅食后宝宝拉肚子？

A 如果妈妈给宝宝添加辅食时不注意，有可能会使宝宝拉肚子。因此，妈妈需要了解5个月宝宝的胃肠功能和消化系统。虽然各项功能都已经比前一阶段完善不少，但给宝宝添加辅食后，其胃肠还是需要有一个逐渐的适应过程，因为肠胃里的菌群需要慢慢地适应添加的食物。

所以在给宝宝添加辅食时，要遵循循序渐进的原则，注意宝宝的消化能力。一般情况下，应该从添加容易消化的食物开始，并注意先少量添加，再依情况逐渐增加用量。

Q 宝宝可以喝豆浆吗？

A 一般未满周岁的宝宝不建议喝豆浆。因为豆浆虽然营养丰富但不容易消化，而且豆浆性寒，宝宝的消化系统尚未发育完善，喝豆浆容易发生腹泻、胀气、打嗝等。另外，豆浆中的植物蛋白摄入过多还会加重肾脏负担，甚至还会发生过敏反应。因此，妈妈不宜过早地给宝宝喝豆浆。

Q 宝宝不喜欢吃蛋黄怎么办？

A 由于蛋黄水分不多，口感较干且无味道，给宝宝添加蛋黄后易出现把蛋黄吐出来或者不吃的情况。因此，妈妈在喂宝宝吃蛋黄时应让宝宝逐渐适应，不能操之过急。

一般可以把蛋黄碾碎放在勺子里让宝宝闻一闻，引起宝宝的兴趣后再让宝宝用舌头舔一舔。另外，可以让蛋黄泥与其他辅食搭配食物，让宝宝逐渐改变不喜欢吃蛋黄的习惯。

胡萝卜苹果泥

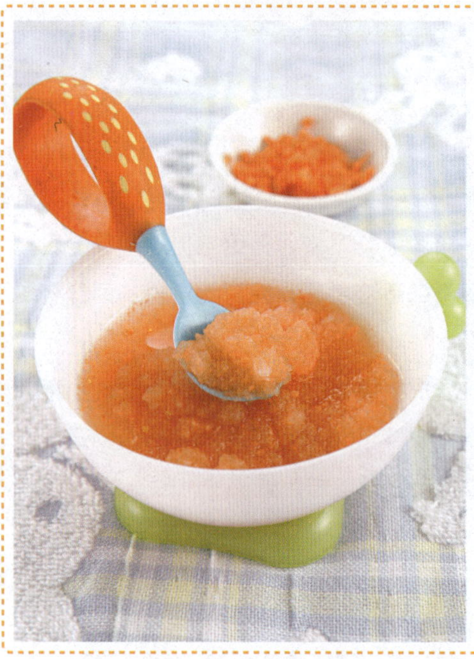

材料 胡萝卜200克，苹果100克。

调料 无。

完美厨艺

1 胡萝卜、苹果洗净，去皮分别磨成泥状。

2 将苹果泥与胡萝卜泥混合，用适量水调稀，上锅蒸3分钟即可。

营养看看

胡萝卜含有丰富的胡萝卜素，苹果含有多种维生素及果胶。二者配食适宜4~6个月的宝宝食用。

米粉芹菜糊

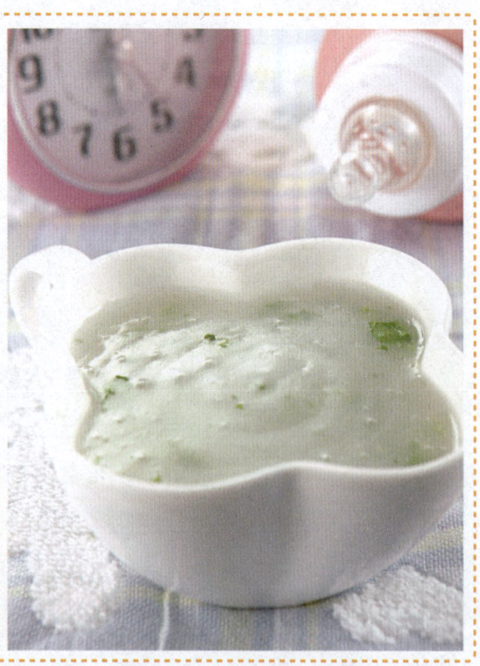

材料 新鲜芹菜30克，米粉20克。

调料 无。

完美厨艺

1 芹菜洗净，切碎成泥状；米粉泡软，备用。

2 锅内加水煮沸，放入碎芹菜泥和米粉，煮3分钟即可。

营养看看

芹菜内富含维生素和膳食纤维，是宝宝摄取膳食纤维的理想来源。二者配食营养更佳。

鱼菜米糊

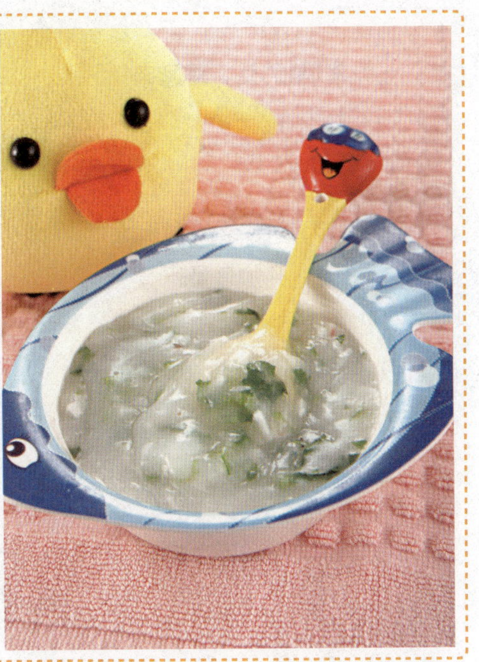

材料 米粉25克，鱼肉20克，青菜15克。

调料 无。

完美厨艺

1 米粉加适量水浸软，搅成糊。

2 青菜、鱼肉洗净，分别剁成泥。

3 锅置火上，加适量水，旺火烧沸8~10分钟。

4 将青菜泥、鱼肉泥一同放入锅中，煮至鱼肉泥熟透后，再放入米粉糊煮熟即可。

雪梨奶糊

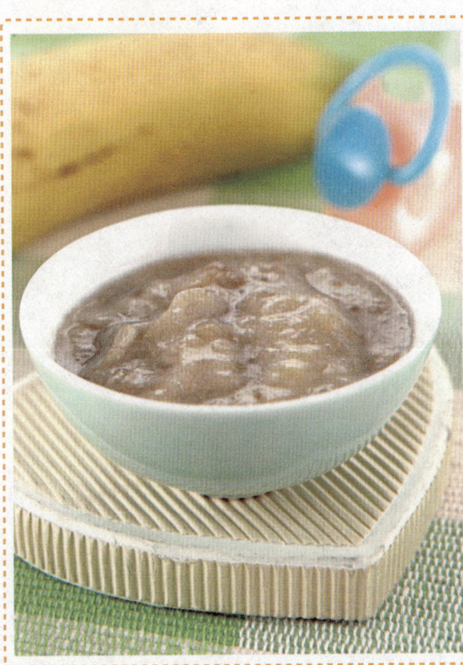

材料 雪梨，配方奶适量。

调料 无。

完美厨艺

1 雪梨洗净，去皮，入锅蒸熟后用勺压成泥块状。

2 将雪梨泥放入配方奶中，上锅边煮边搅匀，煮沸后即可。

喂养小叮咛

此糊奶香味浓，富含蛋白质、碳水化合物、钙、磷、铁、锌及维生素C等多种营养素。

鸡汤南瓜泥

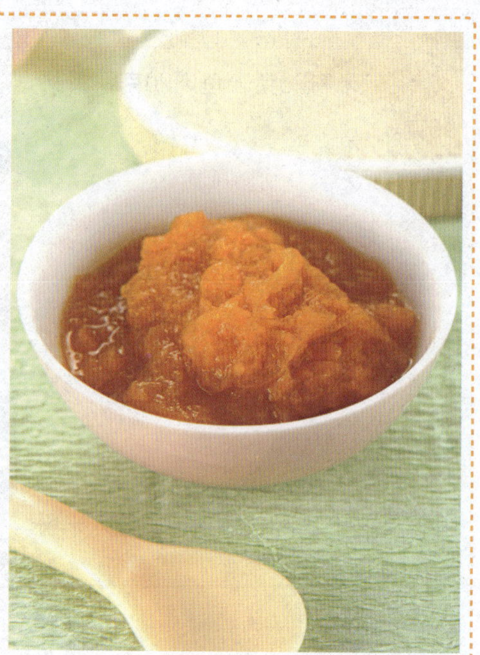

材料 南瓜150克，鸡胸肉100克。

调料 盐少许。

完美厨艺

1 将鸡胸肉放入淡盐水中浸泡30分钟，剁成泥，并加适量水煮熟。

2 南瓜洗净，去皮，另起锅进行蒸煮，熟后碾成泥。

3 鸡胸肉汤熬好后，用纱布将鸡肉颗粒过滤掉，取汤备用。

4 将鸡汤倒入南瓜泥中，再稍煮片刻即可喂宝宝食用。

蛋黄米汤粥

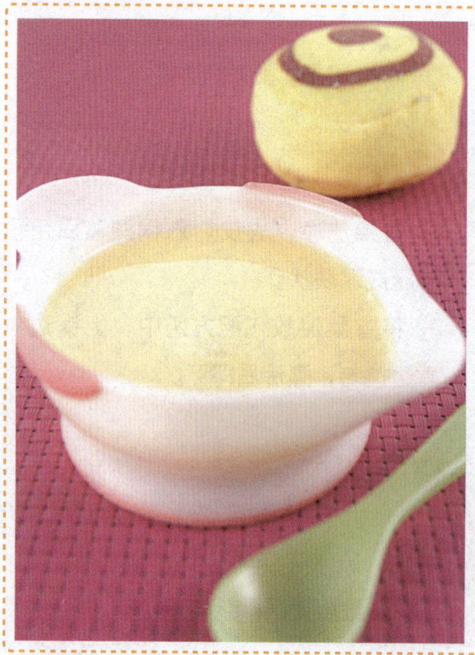

材料 米汤小半碗，配方奶粉2匙，鸡蛋1个。

调料 无。

完美厨艺

1 将米汤煮沸后备用。

2 鸡蛋煮熟，取1/3个蛋黄碾成末。

3 将配方奶粉冲调好后，放入蛋黄末、米汤，调匀即可。

喂养小叮咛

蛋黄中含有丰富的卵磷脂，对宝宝的生长和大脑发育非常有好处。

芹菜米粉汤

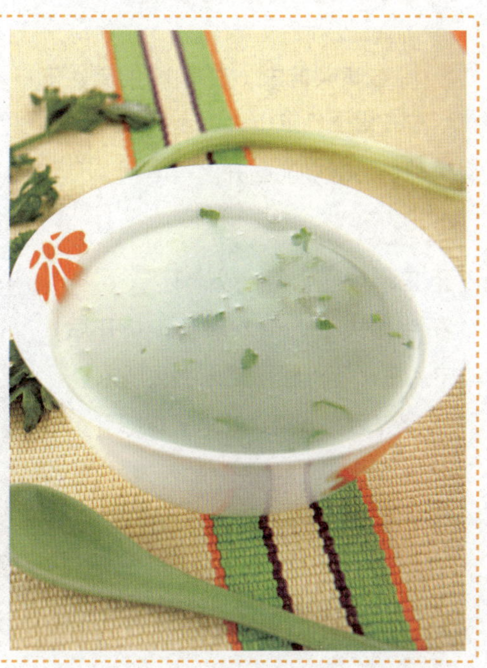

材料 芹菜叶100克，米粉50克。

调料 无。

完美厨艺

1 芹菜叶洗净，切碎末；米粉泡软，备用。

2 锅置火上，加适量水烧开，放入芹菜叶末和米粉，焖煮3分钟即可。

营养看看

米粉含有丰富的维生素、矿物质，而且易于消化；芹菜叶则可以为宝宝提供丰富的维生素。

深海鱼肉泥

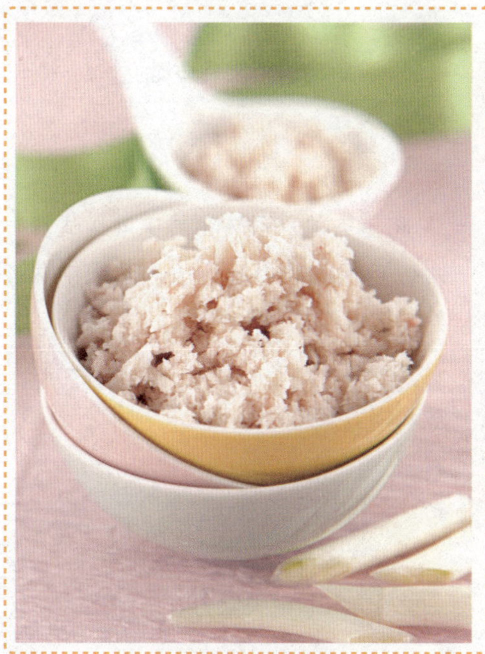

材料 深海鱼肉50克。

调料 无。

完美厨艺

1 将鱼肉洗净，氽烫，捞出，去鱼皮、刺，将鱼肉捣碎，挤去水分。

2 将碎鱼肉放入锅内，加适量沸水，用大火熬10分钟，至鱼肉软烂即可。

喂养小叮咛

深海鱼的鱼刺较少，且营养也比淡水鱼更丰富一些，更有利于宝宝的营养吸收。

蔬菜火腿羹

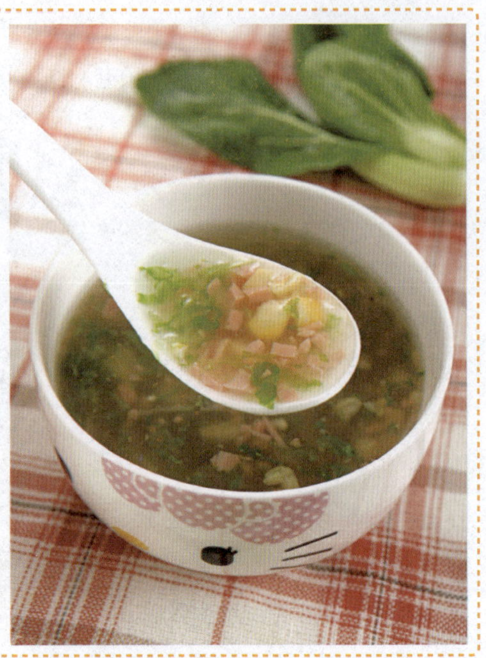

材料　青菜叶末（洗净）100克，玉米粒、松子仁末、火腿末各10克。

调料　鸡汤200毫升。

完美厨艺

1 玉米粒洗净，切成碎丁。

2 锅置火上，倒入鸡汤，烧开后，下入玉米丁、松子仁末、火腿末。

3 略煮后撒入青菜叶末煮烂即可。

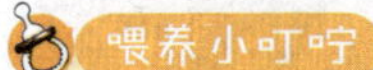

喂养小叮咛

松子仁的存放时间不宜过长，否则容易变质。

苹果鱼泥

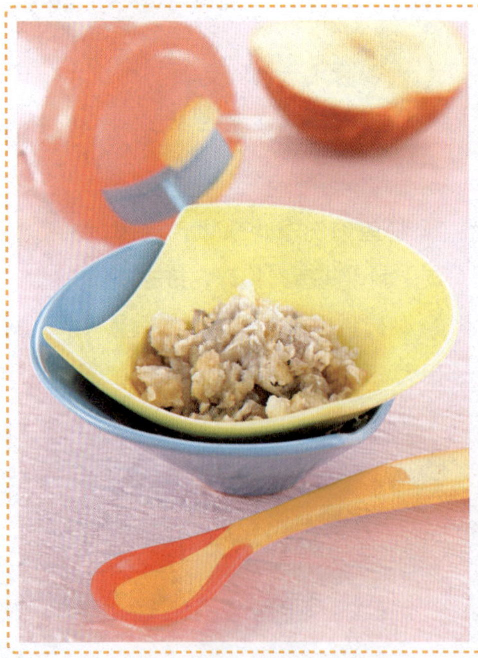

材料　鱼肉、苹果各适量。

调料　无。

完美厨艺

1 将鱼肉放入耐热容器中淋入适量水，用保鲜膜封起，放入蒸锅中蒸熟，取出捣碎。

2 苹果磨成泥，与捣碎的鱼肉一起放入锅里煮熟烂即可。

营养看看

这道苹果鱼泥可增强宝宝的免疫力和抗感染能力。

黑芝麻糊

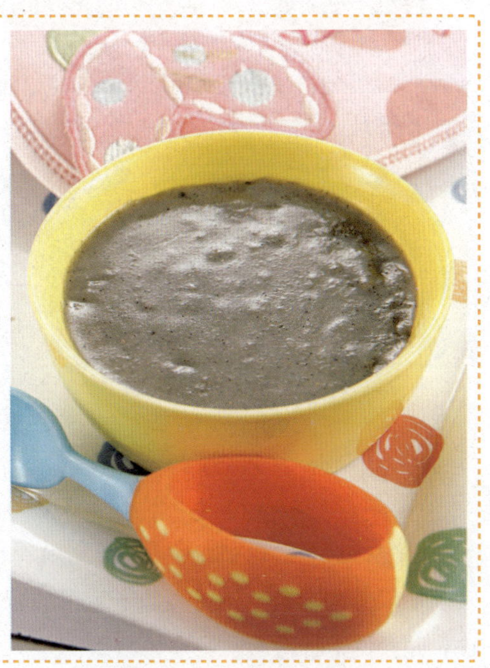

材料 大米100克，黑芝麻80克。

调料 白糖少许。

完美厨艺

1 大米淘洗干净，用水浸泡1小时；黑芝麻淘洗干净，备用。

2 锅置火上，加少许油烧热，放入黑芝麻炒出香味。

3 将黑芝麻与浸泡的大米拌和，一起放入打浆机中，打成浆汁。

4 锅中倒入适量水，加入白糖，烧沸之后，倒入米浆，边倒边用勺搅拌，直至呈糊状即可。

莲藕猪排泥

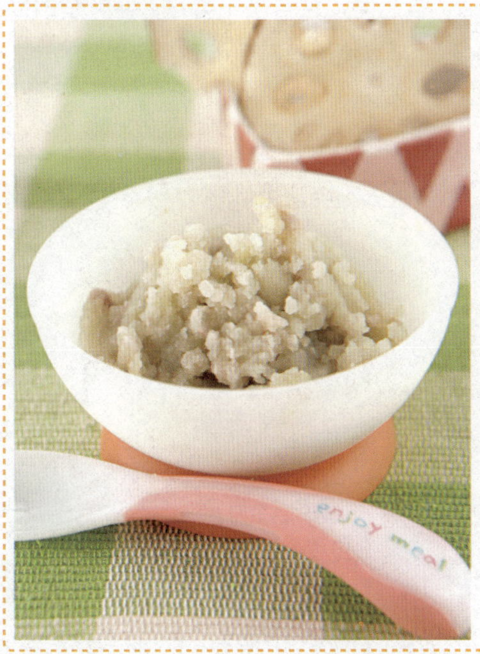

材料 莲藕100克，猪排50克。

调料 无。

完美厨艺

1 莲藕洗净，切片。

2 猪排洗净，放入沸水中氽烫一下，除去血水，捞起洗净。

3 将莲藕片、猪排和适量水，以大火煮沸，转小火维持沸腾，盖上锅盖续煮30～40分钟。

4 取出煮熟的莲藕片和适量汤汁，放入食物搅拌机内搅打成泥状即可给宝宝食用。

第6个月 宝宝营养好，免疫力更佳

6个月的宝宝活动能力有较大提高，身体逐渐结实，可以说6个月是宝宝辅食添加的重要阶段，这一阶段的辅食还是以流食型为主，但需要在之前添加辅食的基础上，开始添加肉类、肝类等辅食，而且辅食的量也要明显增加。

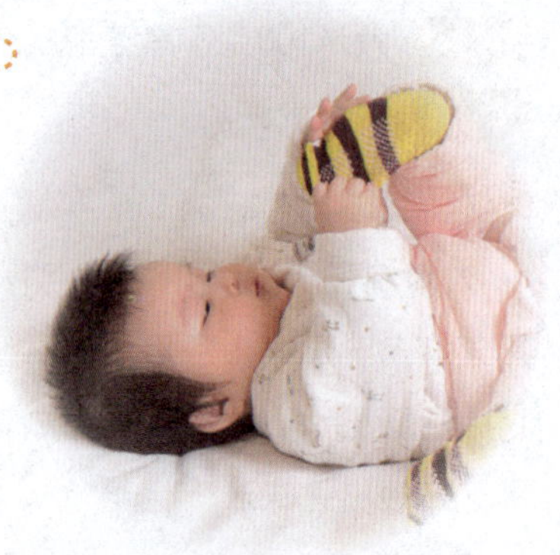

宝宝的成长变化

6个月的宝宝，大脑神经系统逐渐发育成熟，新爸妈们要做好帮宝宝进行感官功能训练的准备，这可有助于宝宝的智力发育。此时，宝宝开始模仿大人的动作，并尝试咿呀说话。

生理特征

宝宝身体变得较灵活，可以随意扭动，自己可以独自坐一会儿，并有爬的欲望，会做出爬的姿势；能用整个手掌抓东西，可以抓起自己的小脚丫玩耍。

心理状况

对熟悉的人尤其是妈妈会特别喜爱，对陌生人则会认生。

体格发育特点

男宝宝		女宝宝
平均68.6厘米（64.0～73.2厘米）	身高	平均67.0厘米（62.4～71.6厘米）
平均8.5千克（6.6～10.3千克）	体重	平均7.8千克（6.2～9.5千克）
平均44.1厘米（41.5～46.7厘米）	头围	平均43.0厘米（40.4～45.6厘米）
平均43.9厘米（39.7～48.1厘米）	胸围	平均42.9厘米（38.9～46.9厘米）

营养方案有重点

奶水仍然是主食

1岁以内，尤其是6个月以内是宝宝生长发育的高峰期，母乳中的营养成分能够满足宝宝所需，是宝宝生长发育最好的礼物。虽然到了6个月母乳的营养成分开始有所下降但仍是不可替代的天然营养源。而人工喂养的宝宝，虽然是用接近母乳的配方奶粉，但在这一阶段也仍需继续母乳喂养。

总的来说，6 个月的宝宝在辅食的喂养上虽然有了一些变化，但母乳喂养或人工喂养仍是主流，奶水仍是宝宝的主食。

营养方案——延伸阅读

坚持母乳喂养的不同时间标准

- 联合国儿童基金会、美国儿科学院曾推荐宝宝应该接受至少6个月的母乳喂养。
- 根据我国儿童发展规划纲要和实际情况，建议母乳喂养至少应持续到6个月，如果宝宝在吃母乳的同时添加了辅食，可以推迟断奶时间。
- 国际卫生组织、国际母乳协会等机构提倡母乳喂养应坚持到宝宝满两岁。

尽量在白天喂奶

6个月的宝宝，白天的活动量明显增加，这也就意味着白天的睡眠时间大大减少，夜间开始逐渐形成规律，可以一觉睡到天亮。因此，给宝宝喂奶的时间就需要做出调整。增加白天的喂奶量，逐渐减少晚上喂奶的习惯。这样可以让宝宝晚上睡得安稳，白天精力充沛。

给宝宝吃鸡蛋的注意细节

鸡蛋是优质的天然食物，营养丰富，尤其是蛋白质含量极高，且更适合人体消化吸收。蛋清和蛋黄中所含的蛋白质均很高，此外，蛋清中还含有核黄素、钙、磷、铁等营养物质；蛋黄中还含有维生素A、钙、铁等营养物质。

鸡蛋虽然营养丰富，但宝宝要合理摄入才能获得更好的效果，因此，妈妈在

6个月内的宝宝消化能力尚不完善，因此吃鸡蛋时应吃蛋黄，不宜吃蛋白。

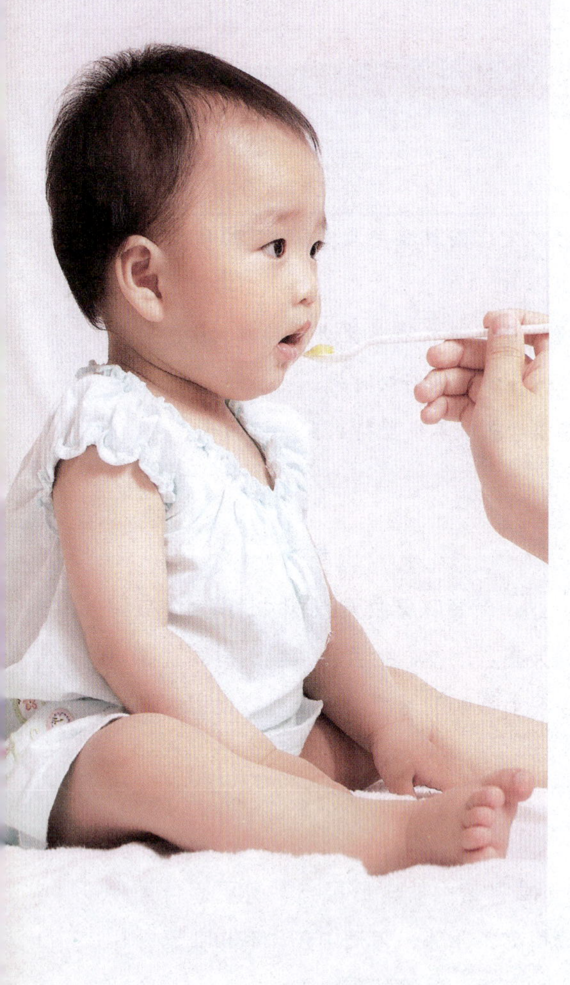

给宝宝添加鸡蛋时要注意几项细节：

● **6个月内的宝宝不宜吃蛋清**。6个月内的宝宝虽然生长发育迅速，但其消化系统并未达到大人的消化水平，其肠壁很薄弱。蛋清对于咀嚼能力不强的宝宝来说不容易消化且蛋清中的蛋白为白蛋白容易进入宝宝的血液引起过敏反应等疾病，如湿疹、荨麻疹等。相反，蛋黄中的脂肪呈乳融状且含较多脂质和胆固醇容易消化吸收，更适合宝宝消化吸收。一般建议这一阶段的宝宝吃鸡蛋最好吃蛋黄，1岁后可以正常吃鸡蛋。

● **不宜单独吃鸡蛋**。给宝宝吃鸡蛋虽然可以补充营养，但鸡蛋作为辅食的一种仍不可以作为主食单独食用，一般多与米糊等面食混调在一起给宝宝食用，否则不利于蛋白质的吸收。

● **不宜给宝宝吃半成熟的鸡蛋**。半成熟的鸡蛋中存在生鸡蛋的成分，其中含有抑制胰蛋白酶消化物质，可影响蛋白质的吸收和利用。而且蛋清中还含有一种特殊物质易与生物素结合形成难以消化的物质。同时，吃半成熟的鸡蛋还容易发生细菌感染，而熟鸡蛋则可以解决这一缺点，所以给宝宝要吃煮熟的鸡蛋。

● **不宜吃煎、炸的鸡蛋**。不宜给宝宝吃煎鸡蛋，鸡蛋经高温油煎炸的条件下其中的营养成分容易被破坏，而且宝宝的消化系统还并不完善，不宜吃过于油腻的食物，也不利于消化吸收。

蔬菜泥混合一起吃有讲究

6个月的宝宝已经开始对添加的辅食产生浓厚的兴趣，而且食量大增，一些妈妈为了能够让宝宝同时获得更多的营养，喜欢把几种营养丰富的蔬菜混合在一起给宝宝食用。

一般情况下，为了宝宝的饮食健康不建议把几种蔬菜混合食用。虽然每一种蔬菜的营养都很丰富，甚至混合在一起可以起到营养互补的作用，但如果蔬菜搭配不当，性味不统一，很容易使制作出来的蔬菜泥营养价值降低，味道杂乱，让宝宝没有食欲，甚至诱发宝宝食物过敏。所以添加辅食时最好一次只喂宝宝一种菜泥或者咨询营养专家，进行合理搭配食物，并观察宝宝吃过辅食后的反应，以便及时做出调整。

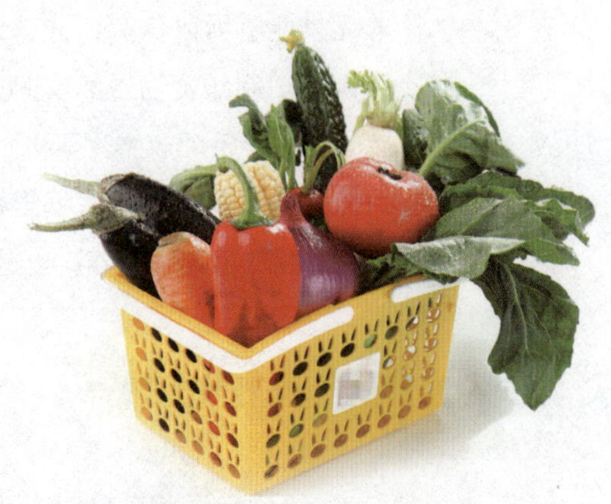

各种蔬菜合理搭配在一起让宝宝食用营养价值更高。

6月宝宝一日营养方案

主要营养来源	辅助食物	喂养时间	注意事项
母乳 或 配方奶	温开水、鱼肝油、菜汁、果汁、菜泥、果泥、米粉、米糊、肉泥、鱼泥、鸡蛋（蛋黄）等	上午6时、9时、12时 下午13时、15时、18时 夜间20时	宝宝添加辅食的种类明显增加，新爸妈要注合理搭配

Q&A

营养专家在线

Q 蒸食物和微波炉加工食物哪个更好？

A 蒸食物，食物在水蒸气的作用下慢慢变熟，食物大部分的营养元素能够得以保存，应该说是非常适合宝宝的一种烹饪方式。用微波炉制作食物虽然省时省力，却容易破坏食物中的营养（主要是维生素C和B族维生素），最好不要用微波炉来给孩子做辅食。另外，将食物放在厚底锅里密封好，用小火慢慢焖熟，能较好地保持食物的口味和营养，也是一种适合给孩子做辅食的烹饪方式。

Q 给宝宝的辅食中加糖好吗？

A 在给宝宝添加辅食时是可以在辅食中添加一些糖，一方面可以调节宝宝的口味，另一方面可促进宝宝的食欲。但是宝宝从4个月时味觉开始发育，对糖开始有感觉，由于宝宝初次添加辅食，一般不建议给4个月的宝宝放糖，以免使宝宝挑食、偏食。但宝宝到了6个月对辅食已经适应了，辅食量也明显增加，这时再给宝宝的辅食中加一些糖是可以的，但不要过量，也不要经常加糖，以免宝宝摄入能量过多而发生肥胖，同时也不利于长牙。

Q 给宝宝喂米粉时，可以在米粉中加入蔬菜末吗？

A 给宝宝添加的辅食中，由于米粉细腻清淡，蔬菜营养丰富，许多妈妈喜欢把米粉和蔬菜末搭配给宝宝食用。一般6个月以内的宝宝由于其消化系统和咀嚼功能尚未完善，建议只加入适量的蔬菜汁即可，如果加入蔬菜末也需要煮烂方可食用。而宝宝从6个月开始，随着消化系统的完善，可以在喂哺的米粉中添加一些比较碎的蔬菜末，这对锻炼宝宝咀嚼有好处。

Q 6个月的宝宝离不开的营养素有哪些？

A ●**蛋白质**。蛋白质是免疫力的主动力，是构成人体细胞的基本元素。宝宝如果严重缺乏蛋白质很容易造成免疫力下降。尤其是适量摄入丰富的动物蛋白质，对增强宝宝免疫力效果更佳。

●**维生素**。维生素A可增强免疫细胞的数量和活力，宝宝适当摄入含维生素A的食物，对增强细胞活力有好处。而维生素C是有效的抗氧化物，也是增强免疫力的维生素之一。

●**铁**。铁是造血原料之一，4个月以前的宝宝体内储存的铁含量完全能够满足身体所需，但到了这一阶段还需要开始额外补充铁。一方面需要坚持用奶水喂养，另一方面要开始增加辅食以让宝宝获得足够的铁，以免发生缺铁性贫血。

●**钙、磷**。宝宝6个月仍是骨骼生长发育的关键时期，而且有些宝宝已经开始长乳牙了，因此保证摄入充足的钙元素很重要。磷有助于牙齿的生长，但要注意钙和磷的摄入比例，一般情况下二者比例在1.5:1～2.0:1时吸收利用率最高。

Q 酸奶可以代替配方奶吗？

A 一般身体发育正常的宝宝，酸奶可以作为零食食用，但不宜用酸奶代替配方奶粉。由于配方奶粉从成分上最接近母乳，是比较理想的代乳品，而酸奶是经牛奶发酵后的一种奶制品，虽然有助于促进胃肠蠕动，但酸奶中含钙量较少无法满足宝宝对钙的需求，达不到配方奶粉的营养水平。另外，酸奶中乳酸菌生成的抗生素还可能会阻碍正常菌群的生长，容易影响宝宝正常的消化功能。

因此，处于吃奶期的宝宝要以母乳和配方奶粉为主，而酸奶可作为两餐之间的零食食用，但需要注意的是最好不要给6个月以下的宝宝食用，以免加重宝宝的胃肠负担。

葡萄苹果汁

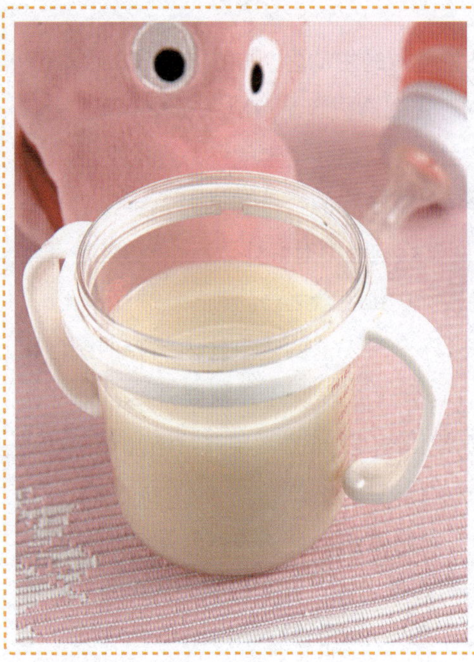

材料 葡萄150克，苹果半个。

调料 无。

完美厨艺

1 葡萄洗净，去皮及籽；苹果洗净，去皮及籽，切块。

2 将葡萄、苹果块先后放入榨汁机中榨成汁，用勺搅匀即可给宝宝饮用。

营养看看

葡萄中含有大量的天然糖、维生素、微量元素等，对保护血管和促进神经系统的发育有帮助。

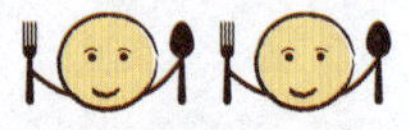

栗子红枣羹

材料 栗子肉60克，红枣20颗。

调料 无。

完美厨艺

1 将栗子肉上蒸笼蒸酥，切成碎末。

2 红枣泡软后去皮及核，切成丁末。

3 锅内加适量水，烧沸后加入栗子末、红枣丁，煮熟，用勺搅匀即可。

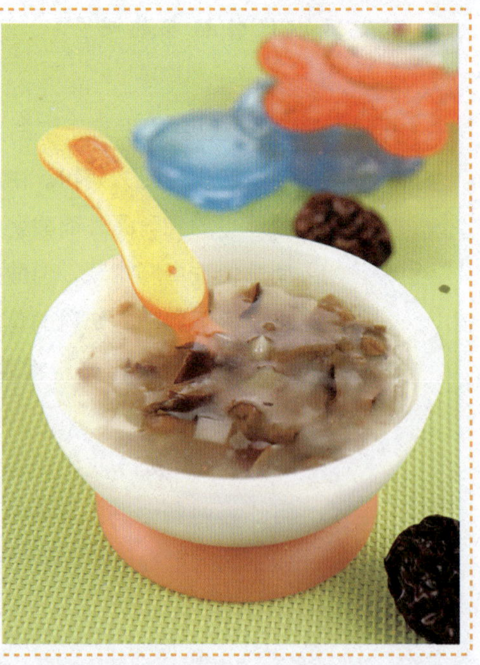

喂养小叮咛

栗子含有丰富的蛋白质、脂肪、B族维生素等多种营养成分，对宝宝的大脑发育有好处。

蛋黄泥

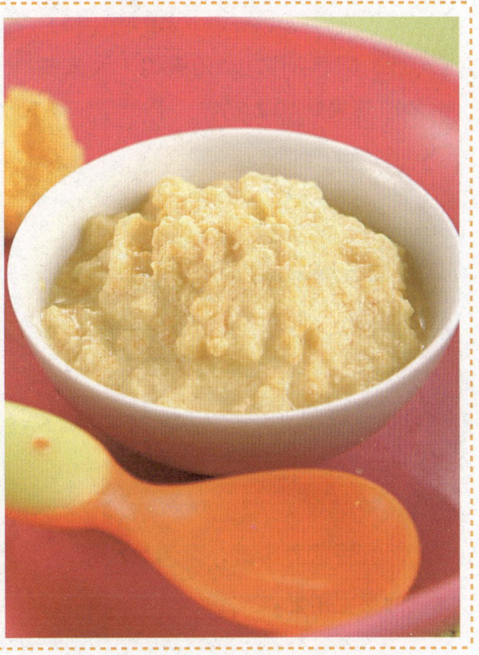

材料 熟鸡蛋1个。

调料 无。

完美厨艺

1 熟鸡蛋去蛋壳及蛋白，取蛋黄。

2 将蛋黄用勺压碎，加少量开水搅成泥即可。开始时每次喂一个蛋黄的1/4，如无不良反应，可逐量增加。

喂养小叮咛

煮鸡蛋时要凉水下锅，这样才不易煮坏；煮好后马上用凉水浸泡一下，这样容易去壳。

白萝卜梨汁

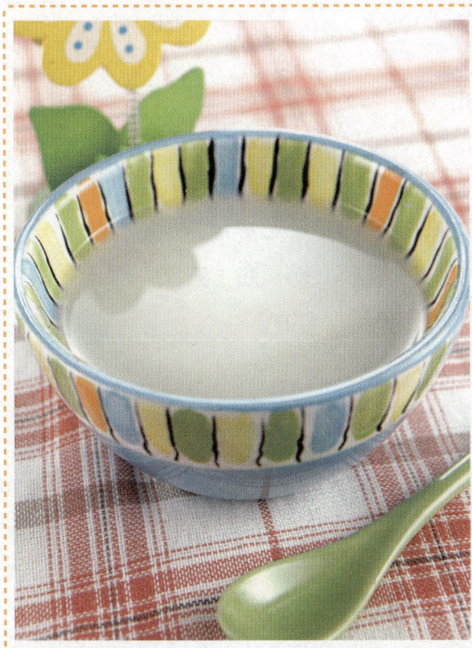

材料 小白萝卜1个，梨半个。

调料 无。

完美厨艺

1 白萝卜洗净，切成细丝；梨洗净，切成薄片。

2 锅置火上，加适量水，放入白萝卜丝，烧开。用小火煮10分钟，加梨片再煮5分钟，取汁给宝宝饮用。

喂养小叮咛

此果汁隔夜后，不宜再给宝宝饮用。

红豆粥

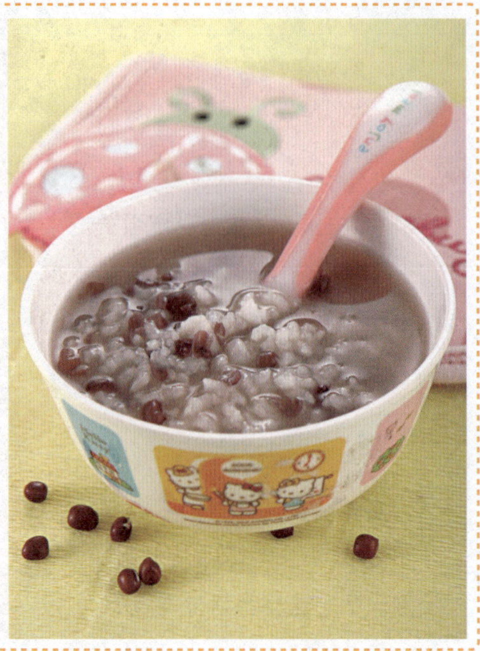

材料 红豆2小勺，10倍粥（大米与水的比例是1:10）30克。

调料 无。

完美厨艺

1 红豆洗净后放入锅中，加适量水煮烂。

2 将煮烂的红豆加入到10倍粥中，略煮，搅烂即可。

营养看看

红豆营养丰富，可清热利尿，适合宝宝常食。

甘薯泥

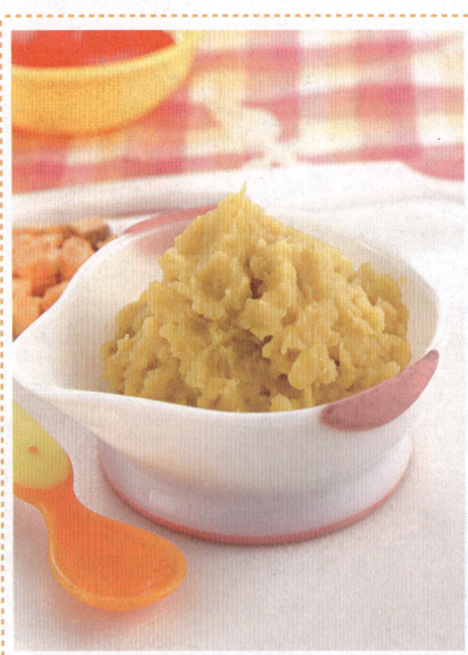

材料 甘薯150克。

调料 无。

完美厨艺

1 甘薯洗净，切块，去皮。

2 甘薯块上锅蒸熟，去皮，压成泥，取适量给宝宝吃。

营养看看

甘薯中含有多种人体所需的营养物质，故甘薯泥非常适宜4～6个月的宝宝食用，但不宜多食，以免导致宝宝消化不良。

米汤燕麦片粥

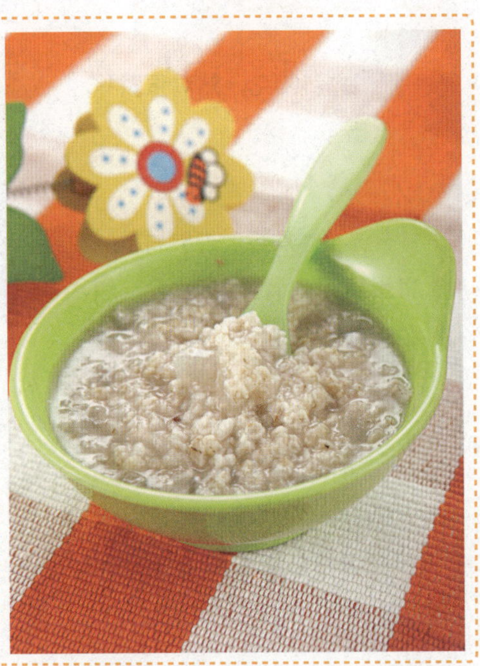

材料 米汤半碗，燕麦片适量。

调料 无。

完美厨艺

1 米汤煮沸，备用。

2 锅置火上，加适量水，放入燕麦片，边煮边搅，至燕麦片软烂即可。

营养看看

米汤，含有大米中的营养，而燕麦片营养也很丰富，适合宝宝食用。

茄子泥

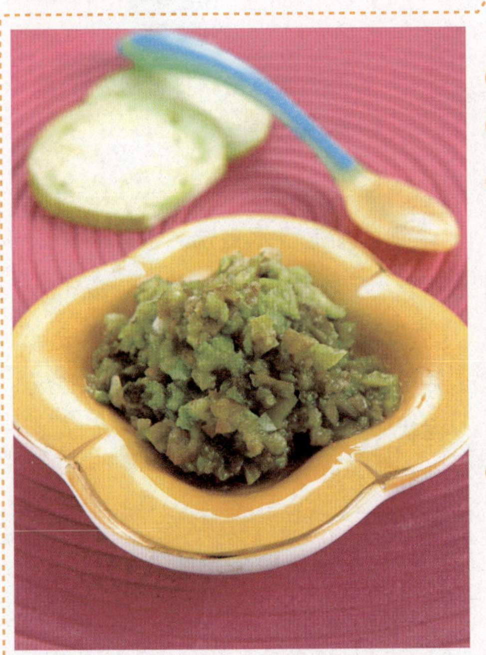

材料 茄子100克。

调料 无。

完美厨艺

1 茄子洗净，去皮，切成细条。

2 锅置火上，加适量水，放入茄子条，蒸至熟烂。

3 将熟烂的茄子条碾成茄泥即可。

喂养小叮咛

妈妈在制作茄子泥时，宜选择较嫩的茄子，因为老茄子有籽，不利于宝宝吞咽。

甘薯蛋黄泥

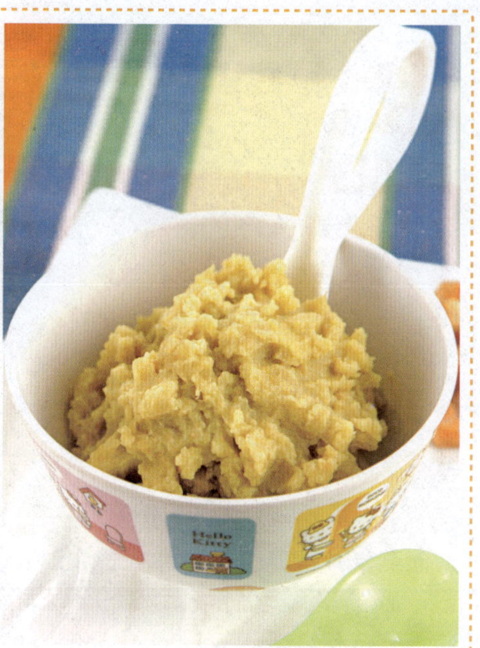

材料 甘薯100克，熟鸡蛋黄1个。

调料 无。

完美厨艺

1 甘薯洗净，煮熟，去皮后压成泥。

2 将蛋黄用勺背压成泥状，加入甘薯泥拌匀即可。

营养看看

甘薯营养丰富，含有碳水化合物、膳食纤维、钙、磷、铁、锌以及维生素等，可预防宝宝肥胖。适合4~6个月的宝宝食用。

牛肉甘薯泥

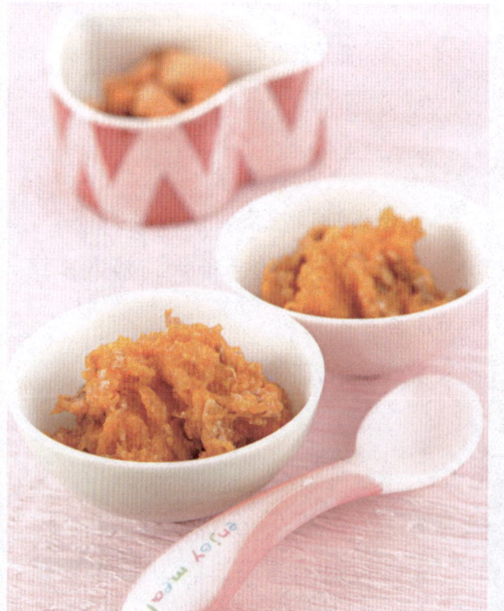

材料 牛肉末适量，甘薯粉少许。

调料 高汤3大匙。

完美厨艺

1 锅内加适量水煮沸，放入牛肉末略煮一下，取出牛肉末捣烂，成泥。

2 将牛肉泥及高汤一起放入锅中，并用水溶解甘薯粉，加入锅中，煮成泥状即可。

营养看看

牛肉中锌的含量很丰富，可增强宝宝的抵抗力。

鸡肝肉泥

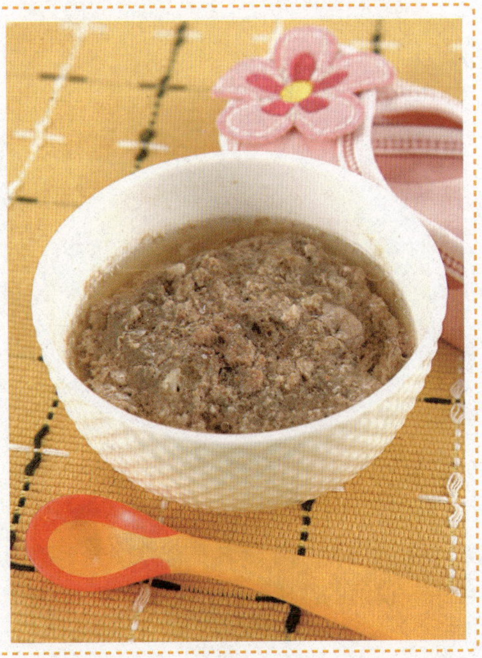

材料 鸡肝、猪瘦肉各50克。

调料 无。

完美厨艺

1 鸡肝、猪肉均洗净；猪肉去筋，用勺子刮取，制成肝泥、肉泥。

2 将鸡肝泥、猪肉泥一同放入碗中，加适量冷水搅匀，上笼蒸熟即可。

营养看看

动物肝脏营养丰富，尤其含有较多的铁质，有利于改善贫血。此膳食适宜7~9个月的宝宝食用。

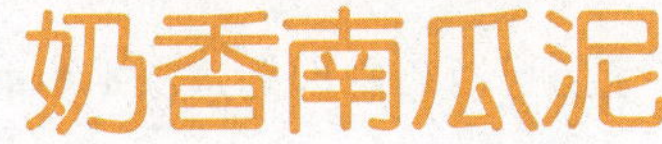

奶香南瓜泥

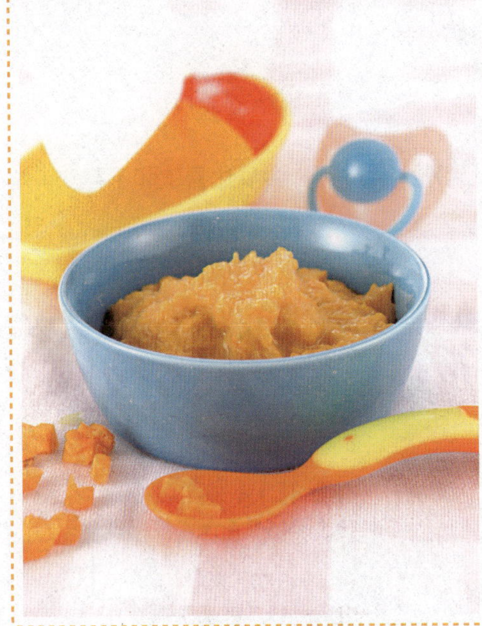

材料 南瓜100克，配方奶粉1小匙。

调料 无。

完美厨艺

1 将南瓜去皮，切块，放入锅中煮熟。用勺将煮熟的南瓜块压成泥。

2 将南瓜泥加入适量开水，再加入1小匙配方奶粉搅拌均匀即可。

营养看看

南瓜中含有丰富的类胡萝卜素及B族维生素，对宝宝的生长发育很有益处。

第7个月 宝宝营养好，牙齿才健康

7个月大的宝宝对各种营养的需求继续增长，这时的宝宝乳牙开始萌发，虽然母乳已经逐渐不能满足宝宝的营养需求但仍需要继续坚持母乳喂养，同时在辅食的种类上要以谷物类为主食，要求粗细均匀，而且可以搭配蛋黄、肉泥、鱼泥、肝泥以及蔬果泥等一起食用。

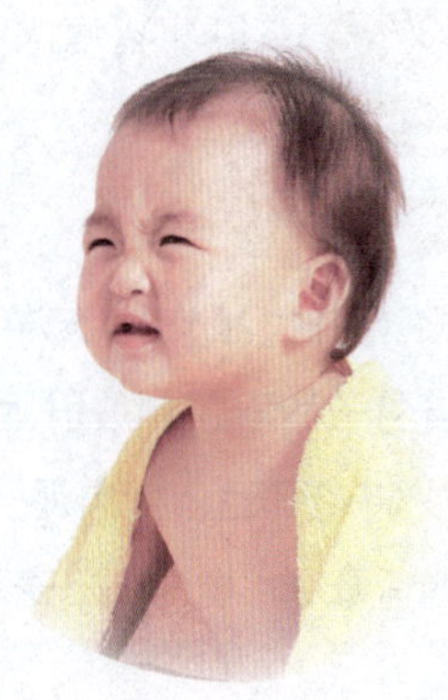

宝宝的成长变化

宝宝大脑进一步发育，各项智能逐渐发达，记忆力增强，会认人，会拒绝陌生人，说话的欲望强烈，能够表达自己的情绪。

生理特征

宝宝可以自由地翻滚；平衡能力发展较好；并能通过靠着垫子稳坐、扶坐了。颈肌发育良好，并且能完全地支撑头部了，头部运动也很灵活；可以用手抓东西吃、抓玩具玩耍，还可以自己拿着奶瓶喝奶；会发出尖叫声。

心理状况

会用不同的表情表达自己的情绪，见到熟人会微笑；会表达喜欢和不喜欢。

体格发育特点

男宝宝		女宝宝
平均70.1厘米 （65.5～74.7厘米）	身高	平均68.4厘米 （63.6～73.2厘米）
平均8.6千克 （6.9～10.7千克）	体重	平均8.2千克 （6.4～10.1千克）
平均45.0厘米 （42.4～47.6厘米）	头围	平均44.1厘米 （41.5～46.7厘米）
平均44.9厘米 （40.7～49.1厘米）	胸围	平均43.7厘米 （39.7～47.7厘米）

营养方案有重点

母乳和辅食一个都不能少

这一阶段母乳与辅食一样都必不可少。虽然随着宝宝月龄的增加母乳的质和量都有所减少，但坚持给宝宝母乳喂养对增强宝宝的免疫力，抵抗外界细菌和病毒的入侵有好处。如果母乳量不足则可以适当减少哺乳次数，配合充足的辅食，但不可以断然给宝宝断奶，因为宝宝断奶是一个长期而漫漫的过程需要宝宝慢慢适应，否则容易出现营养不良，影响生长发育。

另外，宝宝进入7个月后可以吃的辅食越来越多，而且这一时期宝宝开始长乳牙，可以添加一些半固体甚至是固体的食物，如碎水果来帮助宝宝磨牙。此外，宝宝的消化能力增强可以逐渐增加辅食的量，减少哺乳的量，但不能停止哺乳。

7个月的宝宝离不开的营养素

● **钙、磷**。宝宝在7个月份开始出现爱流口水、张开小嘴乱咬东西的情况，这表明宝宝很可能要开始长乳牙了。钙元素主要存在于骨骼和牙齿之中，钙和磷相互作用，有益于宝宝牙齿的生长和骨骼的强健，而且宝宝拥有健康的乳牙，有助于很好地咀嚼食物。因此，这一阶段需要注意给宝宝添加钙、磷等丰富的食物。

● **维生素**。这一阶段需要给宝宝补充维生素，主要包括维生素A、维生素C、维生素D。补充维生素对提高宝宝免疫力，预防佝偻病等有好处。

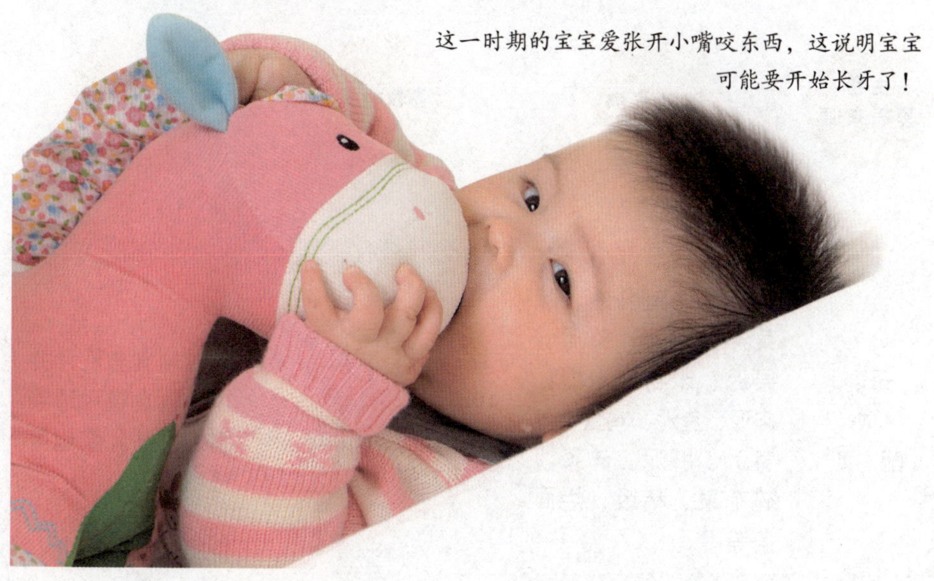

这一时期的宝宝爱张开小嘴咬东西，这说明宝宝可能要开始长牙了！

7个月宝宝的辅食特点

随着宝宝月龄的增加，母乳也开始逐渐稀薄，各种营养素也相对减少，给宝宝添加足量的辅食就显得尤为重要，否则宝宝很容易会出现营养不足，进而影响生长发育和乳牙的生长。

因此，妈妈在宝宝7个月的时候在给其添加鱼泥、肉泥的基础上可以增加一些如肝泥、稀饭和烂面条等食物，同时还可以搭配一些碎菜和水果以锻炼宝宝的咀嚼能力。

另外，随着宝宝月龄的增加也需要开始为其断奶做初步准备了，这就需要妈妈在给宝宝添加辅食时逐步强化宝宝独立进餐的习惯，而且给宝宝的奶量每天可调整到500毫升左右，逐渐地让辅食替代母乳或代乳品。

控制宝宝吃甜食

宝宝7个月时，已经开始萌出乳牙，咀嚼能力增强，对食物也越来越喜爱。如果宝宝有吃甜食的习惯，就需要妈妈开始控制宝宝吃甜食了。因为摄入过多的糖容易导致宝宝肥胖，而且宝宝正处于乳牙的生长阶段，如果不控制吃甜食，很可能会造成龋齿，影响宝宝今后牙齿的健康。

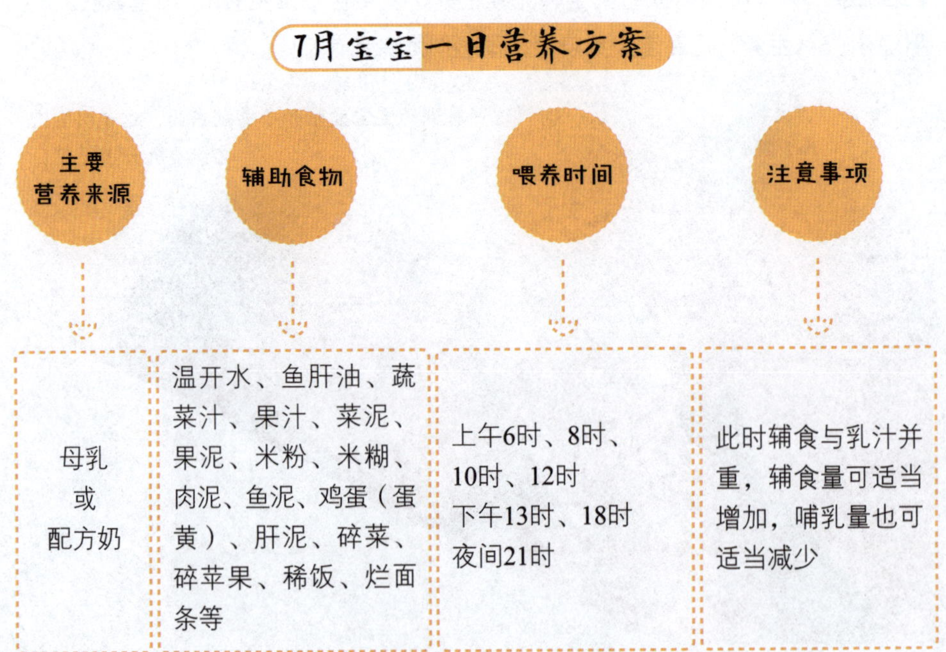

Q&A •••

营养专家在线

Q 容易使宝宝噎到的食物有哪些？

A 虽然7个月的宝宝已经开始长出乳牙，而且咀嚼和吞咽能力明显增强，但发育还并不完善，一些食用后容易噎到宝宝的食物，妈妈还是要避免宝宝接触。

● **小且带皮核的水果**：一些小巧、圆润且带核的水果，如葡萄、樱桃等，妈妈在喂宝宝食用时要先去皮、核，并切成小块，否则整颗给宝宝吃容易使宝宝噎到。

● **多纤维的蔬菜**：宝宝多食用一些富含膳食纤维的食物是有益的，但含膳食纤维较多的蔬菜最好不宜给宝宝食用，以免宝宝无法咀嚼和吞咽，进而被噎到。

● **黏稠果酱等**：一些果酱或花生酱由于黏稠度过高，因此不利于宝宝咀嚼和吞咽。

● **坚果类**：坚果较硬且体积太小，而宝宝还不能很好地掌握咀嚼和吞咽技巧，容易被噎到。

Q 宝宝食欲减退了怎么办？

A 7个月的宝宝突然食欲减退，无论是对辅食还是母乳或配方奶粉都表现出食欲不振的情况，甚至是不愿意吃东西。妈妈遇到这种情况切不可手足无措要冷静应对，如果宝宝不是由于身体出现疾病等不适，那么宝宝食欲减少只是暂时的现象。一般造成宝宝食欲减退的原因主要有：宝宝的生长发育速度相比6个月内减慢，这使对食物的需求量相对减少；乳牙萌出使宝宝感到不适应；对食物有了自己的偏好。如果是这些原因引起的，妈妈最好采取少食多餐的方法，并尊重宝宝的个人想法，不要强硬喂宝宝吃东西，耐心帮助宝宝度过这一特殊阶段。

海带白菜汤

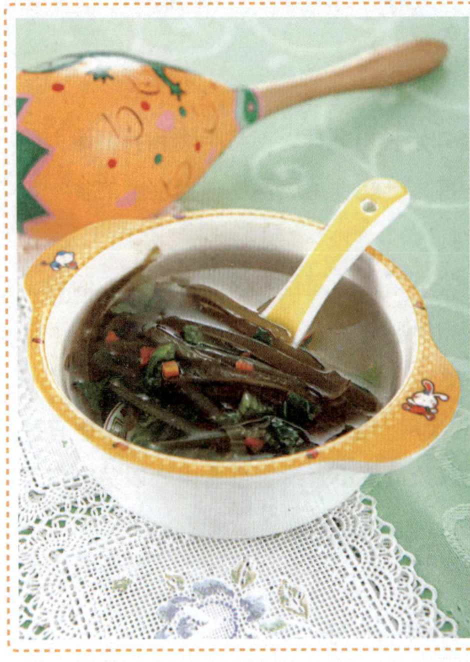

材料 胡萝卜25克，海带20克，小白菜叶适量。

调料 无。

完美厨艺

1 海带放入清水中，浸泡30分钟，洗净，切成细丝。

2 胡萝卜、小白菜叶煮熟，切碎。

3 锅置火上，加适量清水，放入海带丝，煮至软烂。

4 加入胡萝卜碎和白菜碎，再次煮开即可。

丝瓜松仁汁

材料 松子仁5克，丝瓜1/4个，甘薯片2片。

调料 无。

完美厨艺

1 松子仁泡水30分钟，放入榨汁机内加适量水打烂，用过滤网滤渣取汁，备用。

2 丝瓜洗净，去皮，切薄片。

3 锅里加入适量水，将甘薯片、丝瓜片放入并煮10分钟，再放入煮松子仁的水续煮2分钟，取汁装入奶瓶中当水来给宝宝喂食即可。

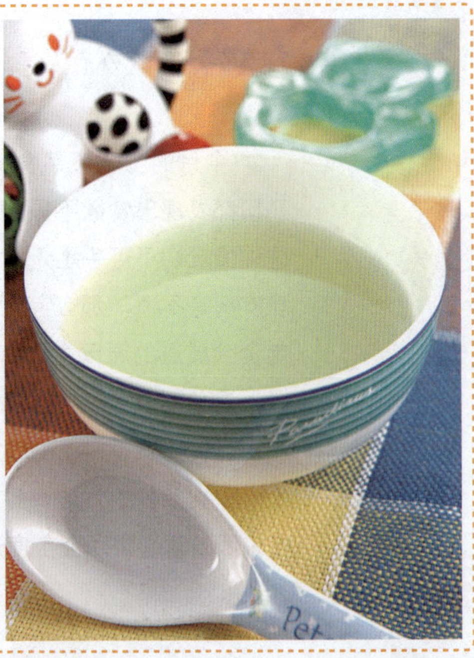

鱼泥苋菜粥

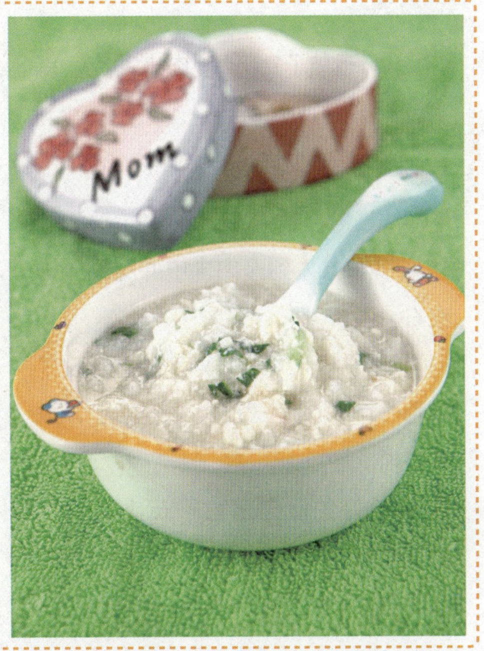

材料 熟鱼肉30克，苋菜嫩芽3片，大米粥3大匙。

调料 鱼汤适量。

完美厨艺

1 苋菜嫩芽入沸水中汆烫一下，切末后压成泥；熟鱼肉压碎成泥（不能有鱼刺）。

2 在米粥中加入鱼肉泥、鱼汤煮至熟烂。

3 再加入苋菜泥，煮烂后即可给宝宝喂食。

西红柿海带汤

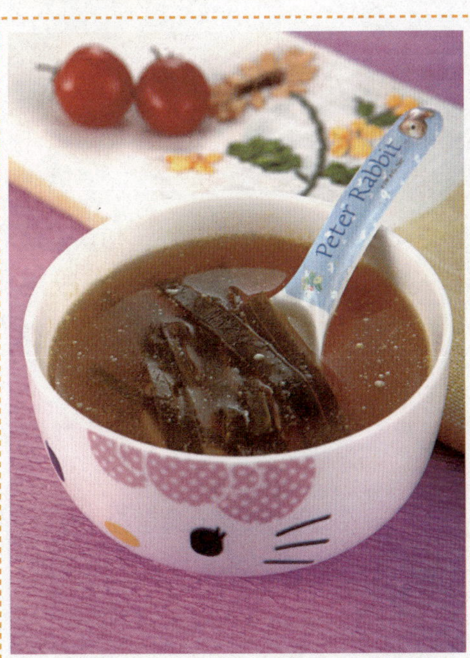

材料 水发海带100克，西红柿半个。

调料 高汤各适量。

完美厨艺

1 海带洗净，切丝。锅置火上，放入高汤、海带丝煮5分钟。

2 西红柿洗净，榨汁，备用。

3 将西红柿加入海带汤中煮沸即可。

营养看看

海带富含碘元素，钙质也非常丰富。西红柿含有丰富的维生素，且具有健胃消食的功效。

肉末茄泥

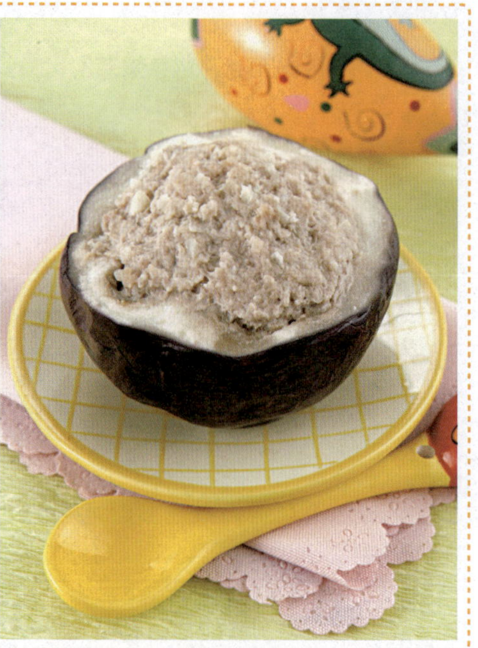

材料 圆茄子1个，瘦肉末20克，蒜末适量。

调料 香油少许。

完美厨艺

1 将蒜末加入到瘦肉末中并腌20分钟左右。

2 圆茄子横切1/3，取带皮部分较多的那一半，洗净；茄肉部分朝上，放入碗内。

3 将腌好的瘦肉末放于茄肉上，上锅蒸至酥烂。

4 取出后，淋上少许香油，拌匀即可。

西瓜奶汁

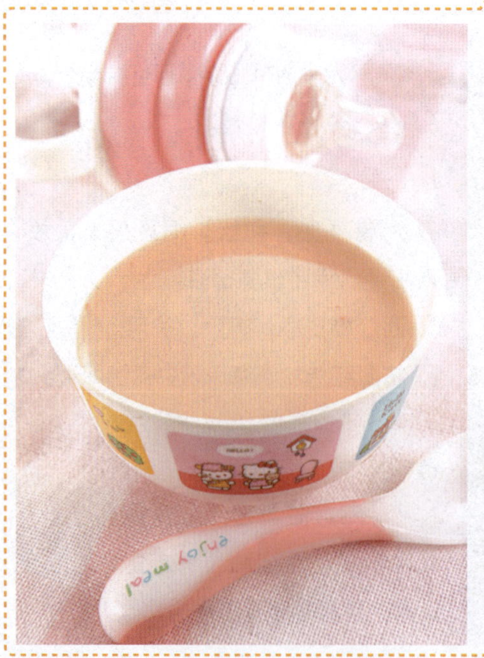

材料 小西瓜100克，配方奶适量。

调料 无。

完美厨艺

1 西瓜洗净，去皮及籽，切块，放入榨机中榨成汁。

2 倒出西瓜汁，并加入配方奶中搅均匀即可。

喂养小叮咛

在选西瓜时要注意学会挑瓜，可手摸瓜皮，感觉瓜皮滑而硬则为好瓜，瓜皮黏或发软为次瓜。

蛋黄米粥

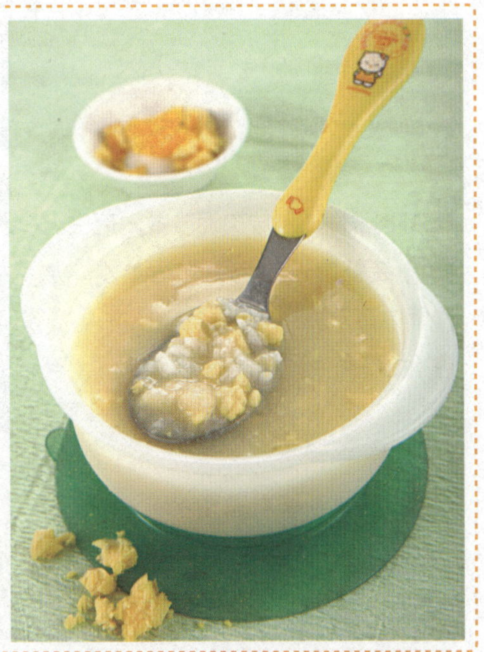

材料 大米50克，蛋黄泥适量。

调料 无。

完美厨艺

1 大米淘洗干净，浸泡30分钟。

2 锅置火上，加适量水，放入大米中，用小火煮成烂粥。

3 过滤掉粗渣，加入蛋黄泥，拌匀即可。

喂养小叮咛

制作此粥时，也可以把大米换成小米或玉米面，营养同样丰富。

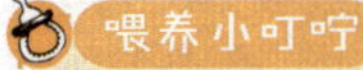

浓香莲藕浆

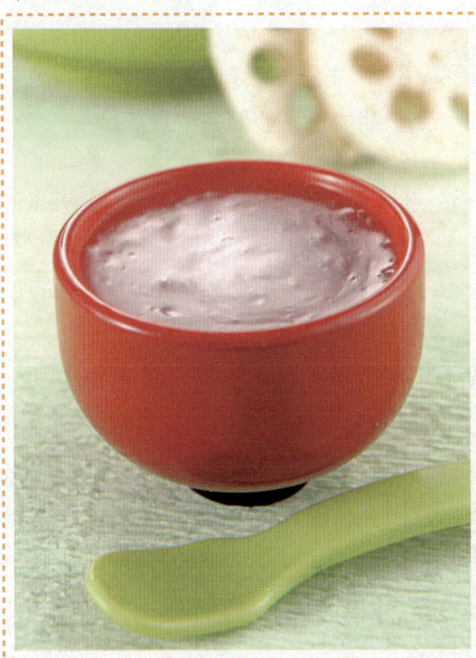

材料 莲藕200克。

调料 无。

完美厨艺

1 将莲藕洗净去皮，切小块。

2 将莲藕放入搅拌机中打成浆。

3 将莲藕浆放入锅中，加适量水煮沸即可给宝宝食用。

喂养小叮咛

莲藕味道甘甜可口，含有大量的蛋白质和膳食纤维，而且易于消化，适合宝宝食用。

鲜虾肉泥

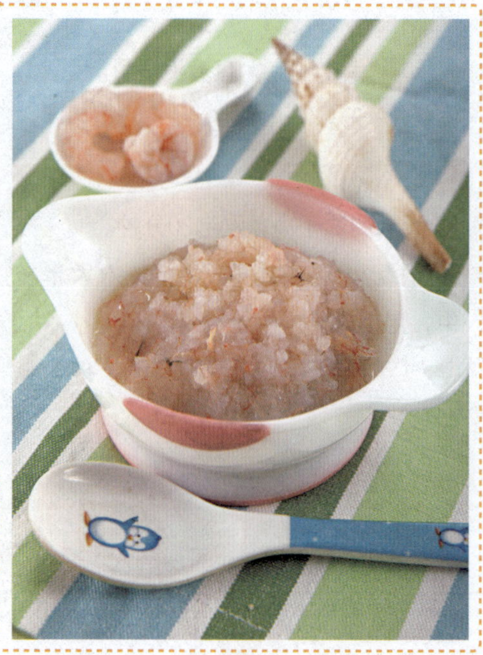

材料 鲜虾肉50克。

调料 香油少许。

完美厨艺

1 虾肉洗净，制成肉泥，放入碗中。

2 向装虾肉泥的碗中加适量水，放入锅中蒸熟。

3 淋2滴香油，拌匀即可。

营养看看

此膳食含有丰富的蛋白质、维生素、钙、磷、铁等营养物质，有利于宝宝的生长发育。

煮挂面

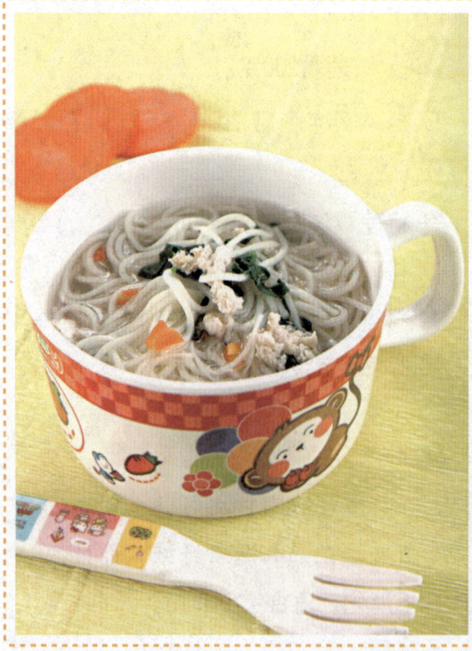

材料 挂面（煮熟）10克，鸡胸肉5克，胡萝卜、菠菜各适量。

调料 无。

完美厨艺

1 胡萝卜洗净，切丁，煮熟软，菠菜加水氽烫，沥干，切末。

2 将胡萝卜丁和菠菜末放入锅中加适量水煮成汤，鸡肉剁碎后放入汤中煮熟。

3 加入已煮熟的切成小段的挂面，煮2分钟即可，给宝宝吃时可把挂面弄烂喂食。

鲜香鱼泥

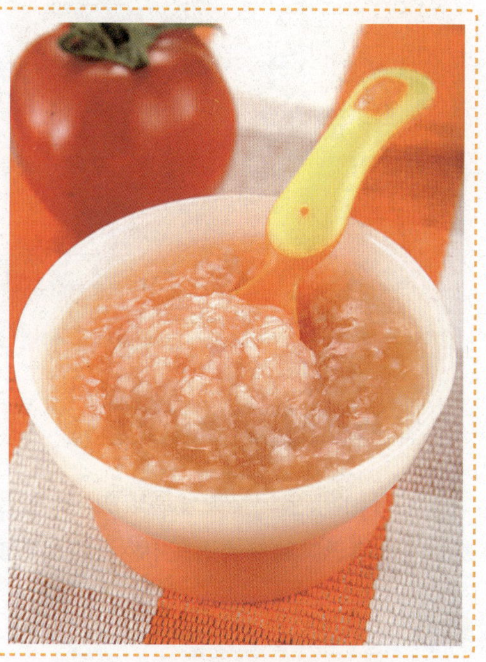

材料 新鲜鱼块30克。

调料 鱼汤200毫升，淀粉、番茄酱各少许。

完美厨艺

1 将鱼块清洗干净，放入热水中，煮熟烂。

2 将鱼块去鱼皮及刺，放入碗内，研碎备用。

3 锅置火上，加适量水，放入鱼肉泥和鱼汤，煮沸。

4 加入番茄酱调匀，倒入锅中搅拌，煮至黏稠状关火即可。

甘薯粥

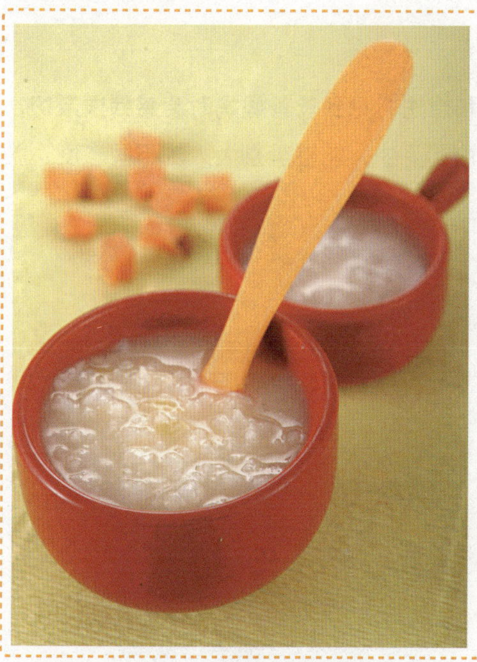

材料 甘薯50克，10倍粥原料。

调料 无。

完美厨艺

1 将甘薯洗净，去皮，切成小方块，备用。

2 将甘薯块放入盛有10倍粥原料（大米与水的比例是1∶10）的锅内共煮熟即可。

喂养小叮咛

带有黑斑的甘薯和发芽的甘薯可导致中毒，不可食用。

第8个月 宝宝吃好，也要玩好

宝宝8个月时，乳汁的分泌量开始减少，即使母乳的分泌量不减少，乳汁的质量也开始下降，这时需做好断奶的准备。从这个月开始，每天给宝宝添加辅食的次数可以增加到3次，喂食的时间可以安排在上午10时、下午2时和6时。

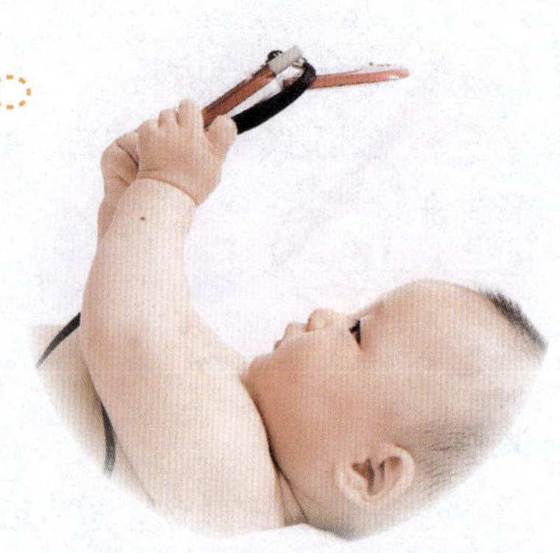

宝宝的成长变化

8个月的宝宝记忆力发展较快，大脑可以辨别出见过的东西；能够理解大人说话的一些意思；脑部的语言中枢系统发育较快，开始学说话，并模仿大人的发音。

生理特征

宝宝会自己爬起来，可以独立坐着；手指更加灵活，能准确地抓住和捡起物体；能用双手玩耍玩具，并用手抓食物吃。

心理状况

这一阶段宝宝开始有了自己的意愿和想法；见到爸爸妈妈时会感到很亲切，但对陌生人或陌生的地方有时会感到害怕；另外，能够辨别大人的不同态度、脸色和声音。

体格发育特点

男宝宝		女宝宝
平均71.5厘米（66.5～76.5厘米）	身高	平均70.0厘米（65.4～74.6厘米）
平均9.1千克（7.1～11.0千克）	体重	平均8.5千克（6.7～10.4千克）
平均45.1厘米（42.5～47.7厘米）	头围	平均44.2厘米（42.2～46.3厘米）
平均45.2厘米（41.0～49.4厘米）	胸围	平均44.1厘米（40.1～48.1厘米）

营养方案有重点

减少母乳喂哺次数，增加辅食次数

宝宝在8个月时，母乳喂养的次数可以逐渐减少，每天可以只吃2次母乳，一般安排在早上和晚上，如果母乳充足可以喂哺3次（早上、中午、晚上）。辅食的次数可相应增加，宝宝从中需要获取更多的营养，一般每天至少添加3次辅食。

要尊重宝宝的饮食个性

8个月的宝宝对添加的辅食，要比之前的几个月更有偏好。宝宝对喜欢的食物会表现得比较兴奋，在饮食上有了自己独特的个性。因此，妈妈们在为宝宝添加辅食时需要关注宝宝的饮食个性，在保持营养充足的情况下可以按照宝宝的喜好来制作辅食，这样会帮助宝宝更好地成长，但不能过度纵容宝宝的这种偏好，以免使宝宝形成偏食、挑食的习惯。

饭后不要立即给宝宝吃水果

宝宝吃完饭后还没有充分消化就吃水果，是错误的做法。因为水果中含有丰富的单糖类物质，进入人体后需要在小肠内吸收，而且饭后食物进入胃肠中需要用1～2个小时的时间进行消化吸收。所以如果饭后立即吃水果泥或水果，食物和水果就很容易阻滞在胃内，再加上宝宝的消化功能尚不完善，很容易引起腹胀、腹泻或便秘。

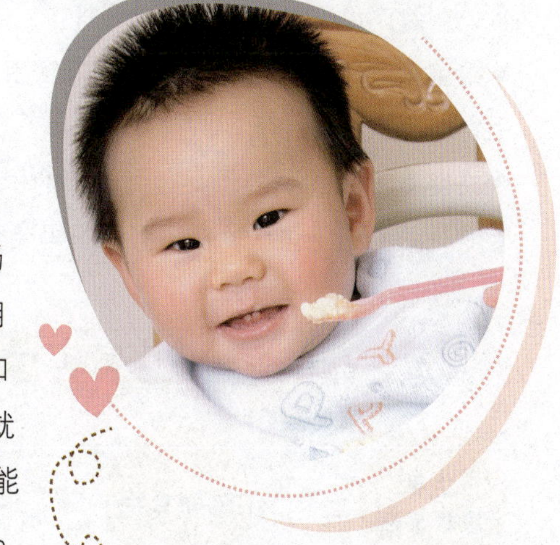

妈妈应在饭后1～2个小时后再给宝宝吃水果泥，这样才有利于营养的吸收。

科学地给宝宝喝酸奶

酸奶是牛奶经过发酵后制成的乳品，含有牛奶的优点，也有自己的特点，能很好地补充钙、磷等元素，并且可以促进肠道蠕动、帮助消化，对预防宝宝发生便秘极有好处。酸奶虽然有很多好处，可以作为两餐之间的零食给宝宝食用，但也要科学地喝酸奶。

- **掌握喝酸奶的量**。宝宝每次喝酸奶的量不宜过多，一般控制在150～200毫升为最好，以免造成宝宝消化系统紊乱，出现腹泻。

● **餐后2小时后饮用**。空腹喝酸奶容易使其中的乳酸菌遭到破坏，降低营养价值，而且还会加重胃酸。饭后2小时再饮用可以很好地帮助食物消化吸收。

● **饮用后要漱口**。酸奶中的乳酸菌含有的某些特殊细菌容易造成龋齿，而宝宝的牙齿正在生长，需要特殊护理，所以建议喝完酸奶后给宝宝漱口。

鼓励宝宝用手抓东西吃

8个月的宝宝手的活动能力更加灵活，开始喜欢用手抓食物向嘴里送或者吃饭的时候会有更多抢勺子或餐碗自己吃的意愿。妈妈在给宝宝喂饭时，要鼓励并有意地训练宝宝这种学习兴趣，可以从以下几点入手：

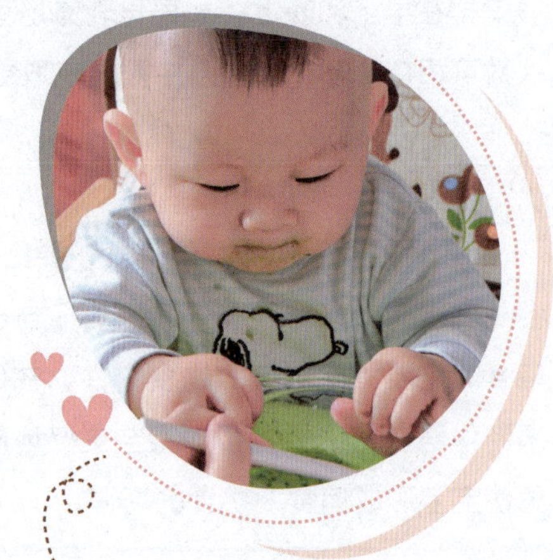

宝宝吃饱后会抓住餐碗不放手，想要玩耍一番，妈妈不必斥责宝宝哦！

● 准备一些宝宝容易吃且不会噎到的辅食，如熟南瓜丁、蒸熟的水果泥等。

● 给宝宝洗手后将宝宝放在专门的宝宝餐车上，给宝宝带好围嘴，并摆好餐具。

● 将盛有食物的小勺子，递到宝宝的手里，妈妈在一旁辅助宝宝吃辅食。如果宝宝吃饱后会边吃边玩，在一旁的妈妈要有足够的耐心，不能责怪宝宝。

8月宝宝一日营养方案

主要营养来源	辅助食物	喂养时间	注意事项
母乳或配方奶	温开水、鱼肝油、蔬菜汁、果汁、蔬菜泥、果泥、米粉、米糊、肉泥、鱼泥、鸡蛋（蛋黄）、肝泥、烂面条、稀饭等	上午6时、8时、10时、12时 下午14时、18时 夜间20时	这一时期宝宝添加辅食的量和次数都有所增加，妈妈应精心制作辅食

Q&A

营养专家在线

Q 可以给宝宝添加较柔软的固体食物吗？

A 8个月的宝宝一般都进入了萌牙期，妈妈可以为宝宝适当添加较柔软的固体食物，如粗纤维食物、口感略粗糙的食物、丁块状食物等。这类食物对长牙或将要长牙的宝宝来说，可锻炼其咀嚼能力、促进牙齿生长、坚固牙齿。

Q 如何预防宝宝发生缺铁性贫血？

A 宝宝出生半年后，体内储存的铁已经渐渐消耗殆尽了，因此在给宝宝坚持用母乳或配方奶喂养的前提下，还需要进一步加强辅食的添加。一般宝宝体重增加后对铁元素的需求也就越多，如果没能充足地为宝宝补充铁，很可能会导致缺其铁性贫血。

一般情况下，体重每增加1千克就要增加铁约35毫克，因此为预防宝宝出现缺铁性贫血，需要在辅食添加的过程中增加含铁丰富的食物，如蛋黄、动物肝脏、海带、紫菜、黑木耳、蘑菇、西红柿、芹菜、桃、橘子等，同时搭配适量含维生素C丰富的食物，更有利于促进铁的吸收。

Q 宝宝8个多月了没长牙，是不是缺钙了？

A 宝宝长牙早晚与遗传、营养、疾病等因素有关。由于个体差异，出牙的时间差距在半年之内也算正常。

宝宝长牙晚的原因需要新爸妈们了解后再进行解决，不能盲目地认为宝宝由于缺钙而导致长牙晚，于是开始给宝宝补充钙质，甚至给宝宝加量食用，这样做不仅没有解决宝宝长牙晚的问题，还有可能影响其身体健康。

苹果藕粉

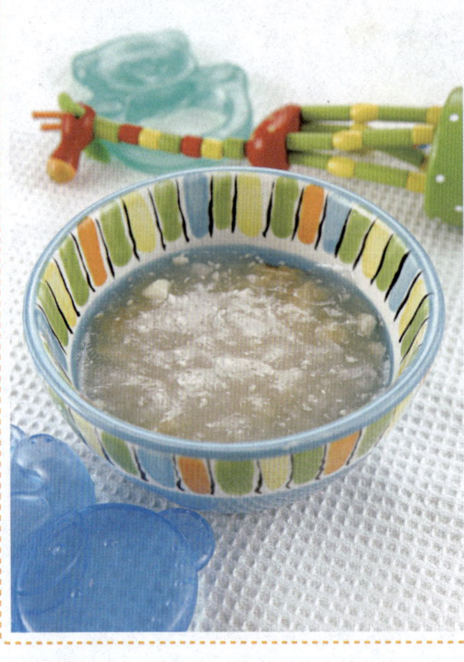

材料 苹果75克，藕粉50克。

调料 无。

完美厨艺

1 苹果洗净，去皮，切块，制成泥。

2 锅置火上，加入适量水烧开，转小火，倒入藕粉，边煮边搅拌。

3 煮至透明后，加入苹果泥，搅匀，稍煮片刻。晾温即可给宝宝喂食。

喂养小叮咛

妈妈在制作此辅食时，可以将苹果换成香蕉，效果同样不错。

双料豆浆

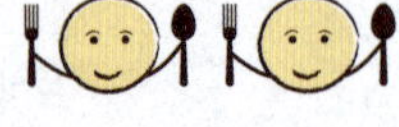

材料 绿豆、黄豆各50克。

调料 无。

完美厨艺

1 绿豆、黄豆均洗净，加冷水浸泡2~3个小时。

2 将泡好的绿豆、黄豆放入豆浆机中，加适量水磨成豆浆，煮熟即可。

营养看看

绿豆与黄豆都含有丰富的钙，具有促进骨骼发育和牙齿生长的作用。

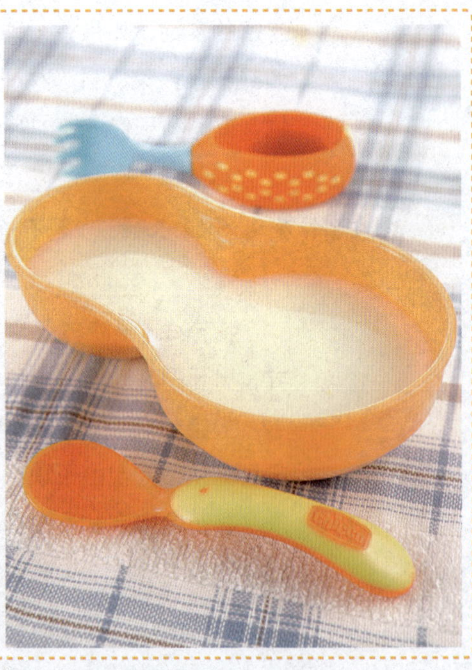

香蕉沙拉

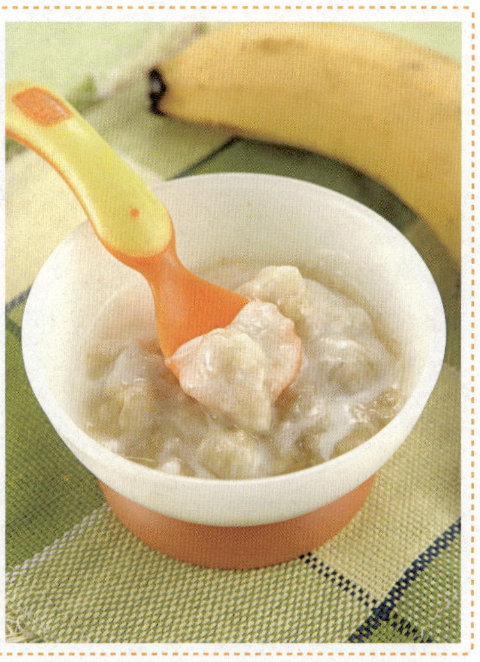

材料 香蕉1/3根，酸奶1勺。

调料 无。

完美厨艺

1 香蕉去皮，在碗中研为泥状。

2 调入酸奶，搅拌均匀即可给宝宝喂食。

营养看看

香蕉中含有丰富的微量元素，有润肠的作用。酸奶中富含乳酸菌，有利于宝宝的肠胃健康。此沙拉适宜7～9个月的宝宝食用。

苹果甘薯糊

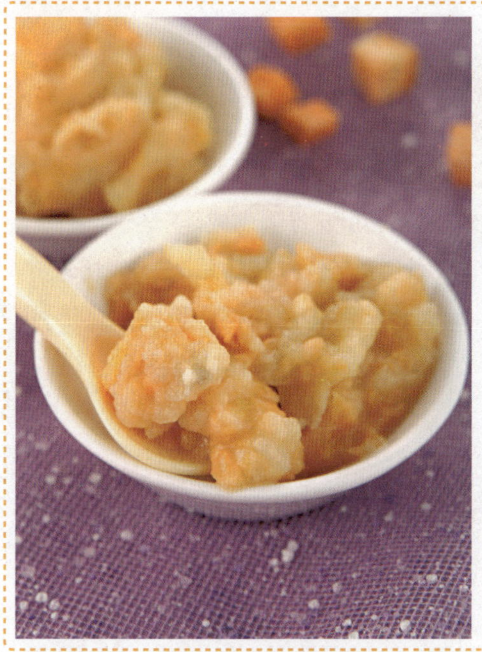

材料 苹果、甘薯各50克。

调料 无。

完美厨艺

1 苹果洗净，去皮及核，切碎；甘薯洗净，去皮，切碎，备用。

2 将碎苹果与碎甘薯一起放入锅内，加适量水煮软，用勺子压成糊状即可食用。

喂养小叮咛

不要让宝宝食用凉的甘薯，否则容易导致上腹部不适。

青菜奶糊

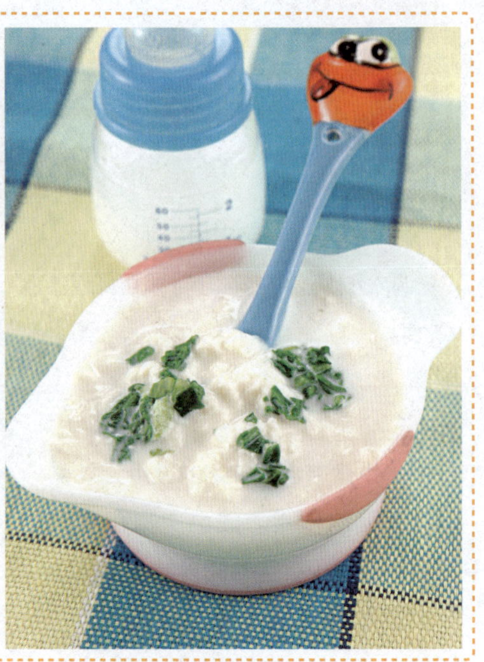

材料 米粉100克，配方奶、青菜各适量。

调料 肉汤300毫升。

完美厨艺

1. 将青菜洗净，汆烫后切碎末。
2. 将米粉放入锅内，加入配方奶和肉汤，拌匀，上火煮。
3. 煮好后，撒上青菜末即可。

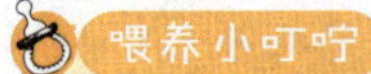

此粥糊营养丰富且容易消化，适合宝宝食用。

猪肝西红柿汤

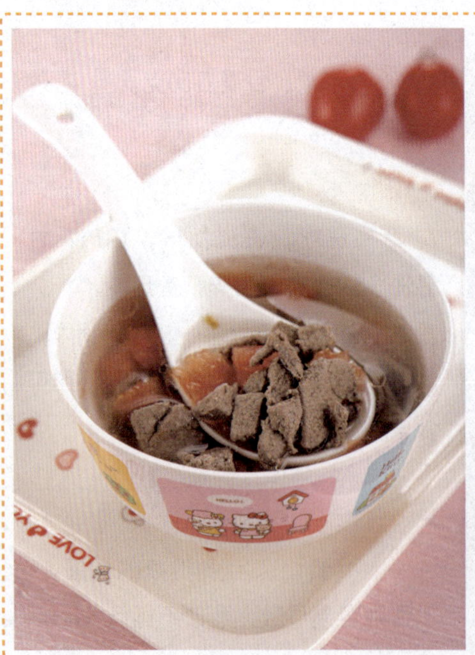

材料 猪肝50克，西红柿1个。

调料 无。

完美厨艺

1. 将猪肝洗净，剁成碎末。
2. 西红柿洗净，汆烫后，去皮，切碎。
3. 将猪肝末放入锅内，加水煮沸，然后加入西红柿碎续煮至熟即可。

营养看看

猪肝富含蛋白质、卵磷脂和铁，有利于宝宝智力发育和身体健康。

蛋黄羹

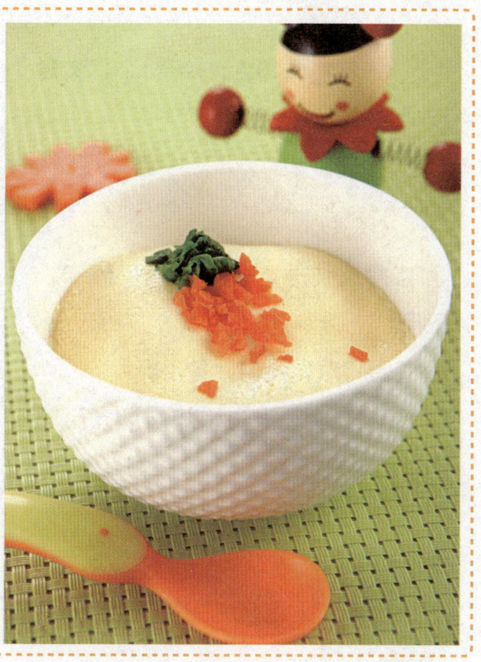

材料 蛋黄1个，胡萝卜丁、菠菜叶各适量。

调料 无。

完美厨艺

1. 蛋黄打散，加入适量水，调稀。
2. 放入蒸笼，用中火蒸5分钟。
3. 将胡萝卜丁和菠菜叶煮软，磨成碎末，放在蒸熟的蛋黄羹上即可。

营养看看

蛋黄，胡萝卜，菠菜营养丰富，且颜色不同，会更吸引宝宝。

枣泥花生粥

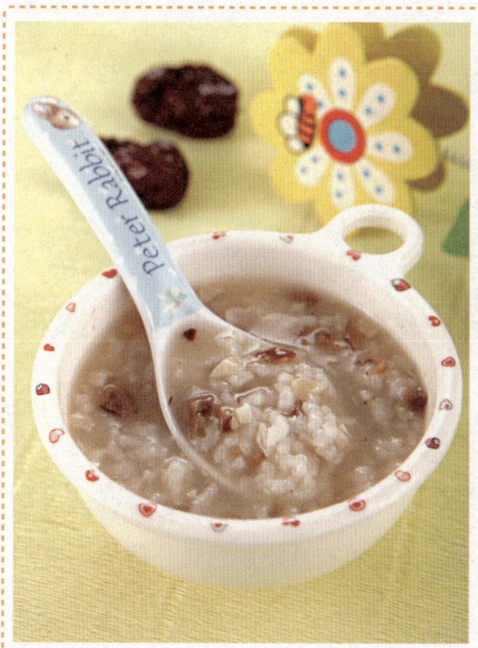

材料 花生、红枣各适量，大米50克。

调料 无。

完美厨艺

1. 将花生洗净去皮，放入锅中，加适量清水煮至六成熟，再加入红枣继续煮烂。
2. 将煮熟的红枣去皮核后和花生一同碾成泥。
3. 大米洗净，放入锅中，加适量清水煮成稀粥。
4. 粥熟后加入花生红枣泥拌匀即可。

肉末鸡蛋糊

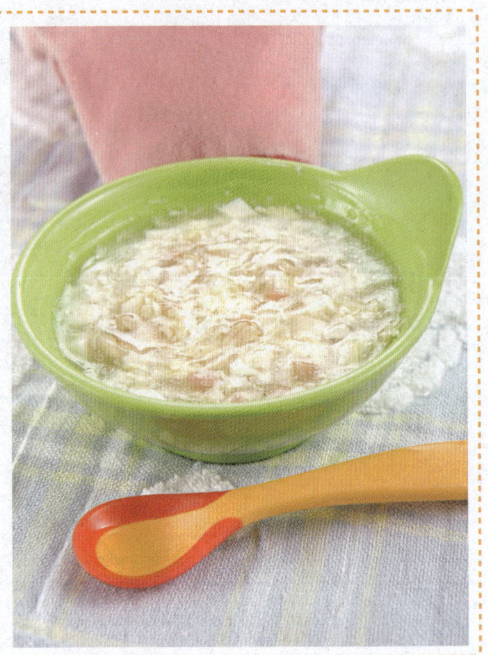

材料 猪瘦肉10克，鸡蛋1个，肉汤1大匙。

调料 无。

完美厨艺

1 猪瘦肉洗净，氽烫熟后切碎末，备用。

2 鸡蛋打散，搅匀，备用。

3 将肉末放入锅内，加肉汤煮至收汤为止。

4 放入打散搅匀后的鸡蛋液，小火煮熟即可。

活力蔬果汁

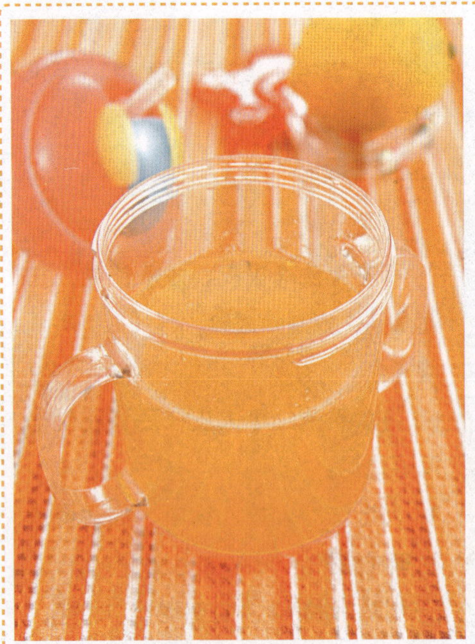

材料 苹果块、菠萝丁、胡萝卜块各适量，柠檬片少许。

调料 无。

完美厨艺

将苹果块、菠萝丁、胡萝卜块、柠檬片一起放入果汁机中，加入温开水打成果汁即可。

营养看看

这款蔬果汁富含多种营养成分，具有使皮肤白皙、眼睛明亮的作用。

奶粥

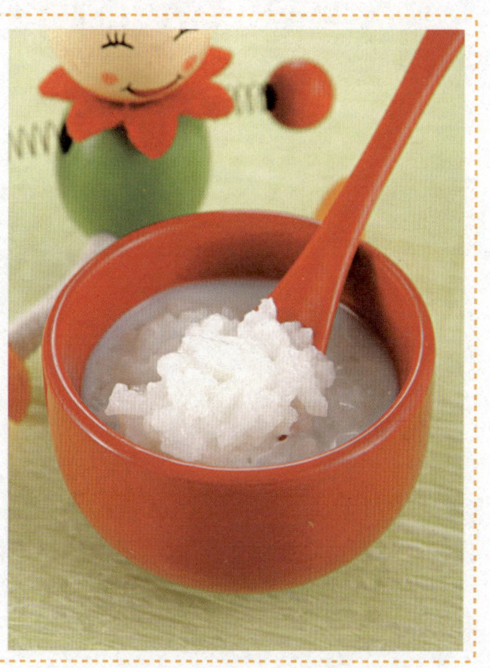

材料 配方奶100毫升，大米50克。

调料 无。

完美厨艺

1. 大米淘洗干净，用水浸泡1小时，备用。
2. 锅置火上，将大米同浸泡大米的水放入锅中用大火烧开后，转用小火煮30分钟，至米粒涨开时，倒入配方奶，搅匀。
3. 继续用小火熬煮片刻，至米粒黏稠、奶香味溢出为止。

鲜桃奶糊

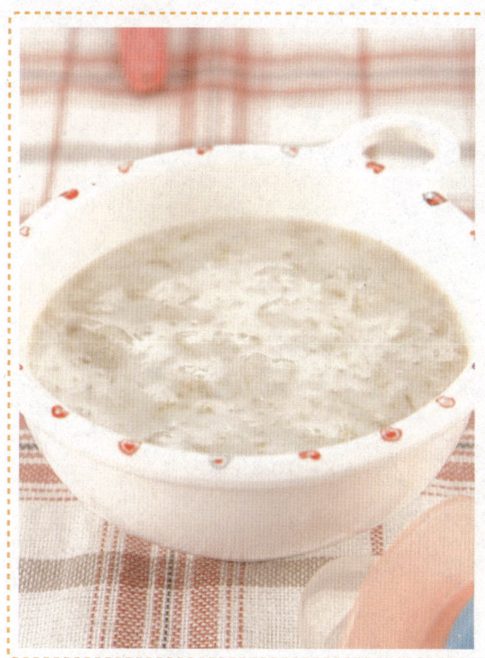

材料 鲜桃100克，配方奶粉适量。

调料 无。

完美厨艺

1. 鲜桃洗净，去皮及核，压成泥。
2. 将桃泥放入锅内，加入配方奶粉和适量温水混合调匀。
3. 锅置火上，边煮边搅拌煮至糊状，停火即可。

营养看看

桃含铁丰富，常食可预防缺铁性贫血。

第9个月 宝宝要准备断奶了

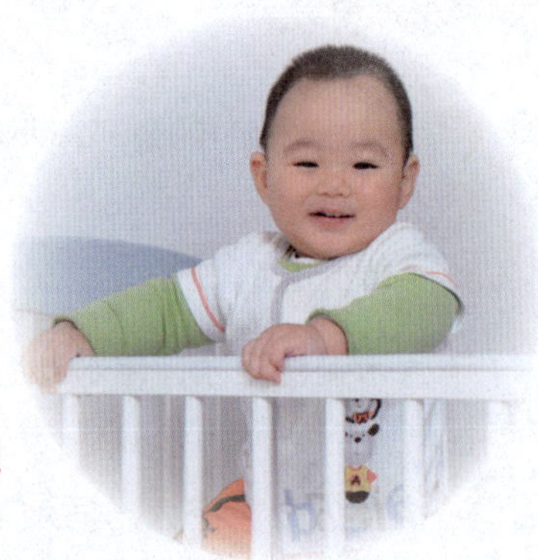

宝宝9个月就已经可以断奶了，这时的宝宝每天要三餐定量吃辅食。此时的宝宝可能已经长出3~4颗小牙，有一定的咀嚼能力，可以适当添加一些较硬的食物如碎菜叶、肉末丁等。但宝宝的消化能力还不是很完善，因此还要把食物较粗的部分去掉。

宝宝的成长变化

9个月的宝宝大脑不断发育，语言能力有了很大提高，能说一个字但发音不清，会挥手或拍手；能分辨镜子中的妈妈和自己。

生理特征

宝宝会用手和膝盖爬行，会翻身；会自己扶着物体站起来，坐在椅子上很稳；可以用拇指和食指捡起小东西；喜欢用手指捏响玩具，还喜欢扔东西；手眼协调能力更加灵活。

心理状况

会用摇头来表示“不”，模仿别人说话的声音，产生自我意识，什么事情都会自己思考。喜欢和别人做游戏，喜欢得到表扬。

体格发育特点

男宝宝	项目	女宝宝
平均72.7厘米（67.9~77.5厘米）	身高	平均71.3厘米（66.5~76.1厘米）
平均9.3千克（7.3~11.4千克）	体重	平均8.8千克（6.8~10.7千克）
平均45.5厘米（43.0~48.0厘米）	头围	平均44.5厘米（42.1~46.9厘米）
平均45.6厘米（41.6~49.6厘米）	胸围	平均44.4厘米（40.4~48.4厘米）

营养方案有重点

调整奶量和辅食量

9个月的宝宝乳牙一般已经长了4颗，而且宝宝的咀嚼能力和舌头搅拌食物的能力也明显增强，这时可以进一步调整奶量和辅食量的比例。一般情况，母乳和配方奶仍需要继续喂哺，但可以适当减少喂奶的次数，总奶量一般每天500毫升左右即可，辅食量可以在之前的基础上适量添加，而且需要开始逐渐调整哺乳和辅食的喂养顺序，需要先喂辅食再喂奶，为顺利断奶做好准备。

给宝宝吃粗纤维食物

这一阶段的宝宝辅食量开始增加，而且牙齿也在继续生长，给宝宝适量增加粗纤维食物对宝宝生长发育有好处。

● **促进牙齿的生长，锻炼咀嚼能力**。粗纤维食物需要宝宝反复咀嚼才能很好地消化吸收，而宝宝在咀嚼过程中能有效地锻炼咀嚼肌，进而间接地促进了牙齿的生长。

● **预防便秘**。粗纤维食物具有促进肠道蠕动、帮助消化的作用，可以减少宝宝便秘的发生。

营养方案——延伸阅读

常见的粗纤维食物来源

食物种类	食物来源
五谷杂粮类	大麦、玉米、薏米、黑米、燕麦、甘薯、黄豆、豌豆、黑豆、红豆、绿豆、蚕豆、核桃、花生、栗子等
蔬菜类	芹菜、韭菜、竹笋、洋葱、芥菜、油菜、香菜、青椒、紫菜、海带等
水果类	苹果、梨、葡萄、杏、柿子、山楂、草莓、菠萝、柠檬、橘子等
菌菇类	黑木耳、银耳、香菇、金针菇等

不可缺少的营养素

这个阶段宝宝开始喜欢爬行，而且活动量有所增加，致使消耗的体力比较大，因此需要一些营养的供应，以满足宝宝身体所需，并让宝宝精神饱满。

● **补充蛋白质、碳水化合物、脂肪**。这三种营养素是提供人体能量必不可少的物质，宝宝的活动量大，需要通过它们来补充消耗的体力。

● **补充维生素C、维生素D**。宝宝活动量大，且与外界接触过多，多补充维生素C、维生素D可增强抵抗力，强健骨骼。其中维生素C可以维持细胞的正常代谢，对增强免疫力、改善钙、铁、叶酸的利用率有好处，而维生素D可以调节钙和磷代谢，有助于骨骼发育和牙齿生长。

什么是断奶

断奶是指妈妈终止给宝宝继续进行母乳喂养而改为食用食物的一种喂养方式。

随着宝宝生长发育速度和营养需求量的增加及母乳质与量的下降，停止母乳喂养进行断奶就成为了一种必然，即使喝配方奶的宝宝也需要在适当的时间开始进行断奶。

如果宝宝不能很好地断奶，会使营养需求得不到充足补充，影响以后的生长发育，而且也不利于妈妈的身体健康。但是断奶是一个过程，不能一蹴而就，需要让宝宝从身心两方面都做好准备，否则也不利于宝宝健康成长。

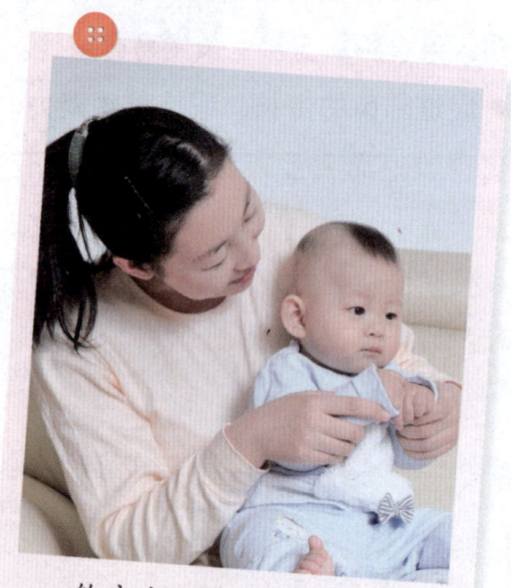

给宝宝断奶是一个较长的过程，不能一蹴而就，需要让宝宝做好身心两方面的准备。

了解断奶的时机

选择给宝宝断奶的最佳时机，主要分为断奶时间和断奶季节两个方面。这一时机的选择需要妈妈考虑很多方面，如母乳是否充足、宝宝的身心状况等是否都允许断奶。

● **选择断奶时间**。如果宝宝生长发育正常，母乳量明显不足，而且营养含量已经不能满足宝宝的需要，一般在宝宝9～12个月时可以进行断奶。但断奶时间没有硬性规定，如果母乳充足仍然可以继续喂养一段时间，可以推迟到宝宝1岁左右断奶。如果母乳少，宝宝也愿意吃代乳品，也可推迟一段时间。但断奶的时间建议最长不要超过2岁，否则容易使宝宝依赖母乳或配方奶，也会影响宝宝的生长发育。

● **选择断奶季节**。给宝宝进行断奶是一个复杂的过程，需要妈妈选择好断奶季节。一般建议在春末或秋天给宝宝进行断奶，因为这个时候天气不冷不热，宝宝在舒适的环境下心情会很好，断奶时也会比较顺利。如果选择天气太热或太冷的季节断奶，宝宝情绪不好就不愿意配合，而且身体也容易受外界疾病的感染。

做好断奶的心理准备

给宝宝适时进行断奶，对宝宝和妈妈的身体都有好处，但在给宝宝断奶之前还需要做好心理准备。

一方面妈妈要有宝宝不愿意接受断奶的心理准备，要耐心应对。让宝宝自然而然地接受断奶，千万不可操之过急。

另一方面随着宝宝逐渐脱离母乳，习惯辅食，这样与妈妈接触的方式发生了转变，妈妈或多或少会感到失落，甚至不愿意给宝宝断奶了。其实这就需要妈妈调整好情绪，把和宝宝沟通的方式放在制作食物和喂辅食上。

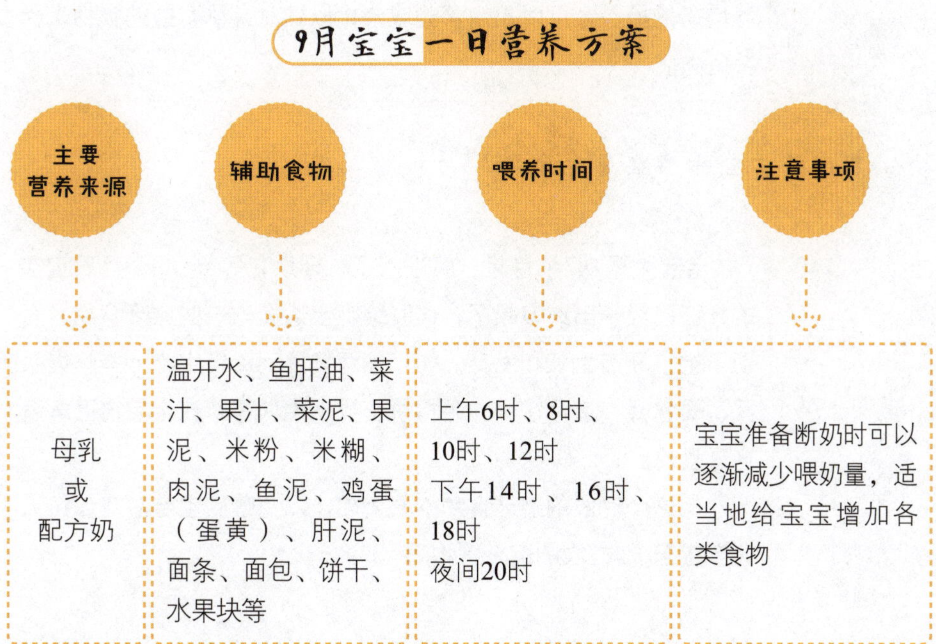

9月宝宝一日营养方案

主要营养来源	辅助食物	喂养时间	注意事项
母乳或配方奶	温开水、鱼肝油、菜汁、果汁、菜泥、果泥、米粉、米糊、肉泥、鱼泥、鸡蛋（蛋黄）、肝泥、面条、面包、饼干、水果块等	上午6时、8时、10时、12时 下午14时、16时、18时 夜间20时	宝宝准备断奶时可以逐渐减少喂奶量，适当地给宝宝增加各类食物

Q&A…

营养专家在线

Q 宝宝生病了还可以断奶吗？

A 宝宝生病期间一般不建议断奶，最好推迟一下断奶时间，等宝宝身体恢复后再进行断奶。因为这个时候宝宝的身体虚弱且情绪不佳，再加上长期以来已习惯了母乳喂养，如果这时再断奶，宝宝的心理上会难以接受，而且还有可能会造成营养不良，病情加重，进而影响宝宝的生长发育。

Q 宝宝对鱼肉过敏怎么办？

A 鱼肉肉质细腻、味道鲜美，营养价值高，其中蛋白质、维生素、矿物质等含量十分丰富，给宝宝食用鱼肉对促进生长发育、提高智力都有好处。但一些宝宝吃鱼肉容易出现过敏反应，尤其是海产类的鱼肉过敏反应更严重。这时最好停止给宝宝吃鱼肉，可以等宝宝大一些，再给宝宝喂食鱼肉，但为了保证宝宝营养均衡的摄入，可以先用营养成分相似且对身体有益的食物来代替鱼肉。

Q 可以给宝宝吃哪些磨牙食物？

A 宝宝大概从7个月起一般进入了长牙期，等到了9个月后宝宝的牙齿已经长出许多颗了，这时给宝宝适量吃一些磨牙食物，有助于宝宝牙齿生长和发育。如可在两餐之间给宝宝吃一些烤馒头片、面包片、磨牙饼干、手指饼干或水果块等，让宝宝自己拿着当零食吃。

但这个时候的磨牙食物不要太硬，以免噎到宝宝。建议每天让宝宝至少吃2次的磨牙食物即可。

Q 宝宝准备断奶时爸爸需要做些什么？

A 给宝宝断奶就意味着宝宝不能像以前一样依赖妈妈了，需要尽量减少宝宝与妈妈接触的时间。这时爸爸就需要充分发挥作用，尽可能地增加时间照顾宝宝，让宝宝可以逐渐地适应这一变化，即使仍然没有断奶也最好把母乳挤出来，让爸爸给宝宝喂食。

Q 宝宝断奶会出现哪些不适？

A 断奶需要宝宝在身体健康、情绪稳定的情况下进行，而且还需要新爸妈们有足够的耐心，如果新爸妈们做好充足的断奶准备工作，给宝宝进行断奶就可以顺利进行，但如果太果断或不讲究方法给宝宝断奶，宝宝就有可能会出现以下几种不适应的反应：

● **哭闹**。宝宝虽然在开始准备断奶前一直吃辅食，但也没有离开过母乳或配方奶，因此，对母乳有着一定的依赖性，母乳是最适合宝宝口味的食物，而且宝宝吃奶的过程中会与妈妈有着亲密的接触，宝宝在妈妈的怀里会感到很舒适惬意，也比较有安全感。如果给宝宝断奶时操之过急，采用硬性断奶，会很容易让宝宝感到没有安全感，产生焦虑情绪，进而多表现为看不到妈妈就开始哭闹。

● **体重减轻**。给宝宝断奶不当，容易让宝宝在情绪上受到影响。宝宝吃不到妈妈的奶水，开始对添加的食物失去兴趣，不愿意吃辅食。这时宝宝情绪差、食欲不足，很容易出现营养摄入不足、体重减轻的情况。

● **抵抗力差，易生病**。由于新爸妈们在断奶之前没有做好充分的准备，又加上选择的辅食营养不够丰富，致使造成食物种类单调，进而影响了宝宝的生长发育，造成抵抗力较弱，爱生病，特别是容易导致缺钙而发生佝偻病。

青菜泥

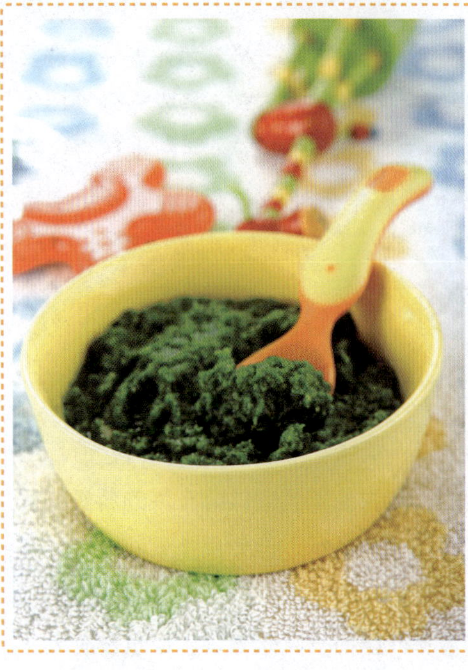

材料 绿色蔬菜50克。

调料 盐少许。

完美厨艺

1 蔬菜洗净去梗，菜叶切碎。

2 将碎菜叶放入沸水中煮，待水再沸后，捞起碎菜叶。

3 将菜叶放在干净的钢丝筛上，捣乱，用勺压挤，滤出菜泥。

4 锅置火上，放少许油烧热，将菜泥放入锅内炒一炒，加入少许盐调味即可食用。

山药糯米羹

材料 山药100克，糯米50克。

调料 无。

完美厨艺

1 山药去皮洗净，切小块；糯米淘洗干净，放入清水中浸泡3小时。

2 将山药块与糯米一起放入搅拌机中打成汁后下入锅中煮成羹即可。

喂养小叮咛

山药汁液沾到手上会很痒，妈妈可将山药放在锅中蒸一会儿，再去皮就不会出现这种情况了。

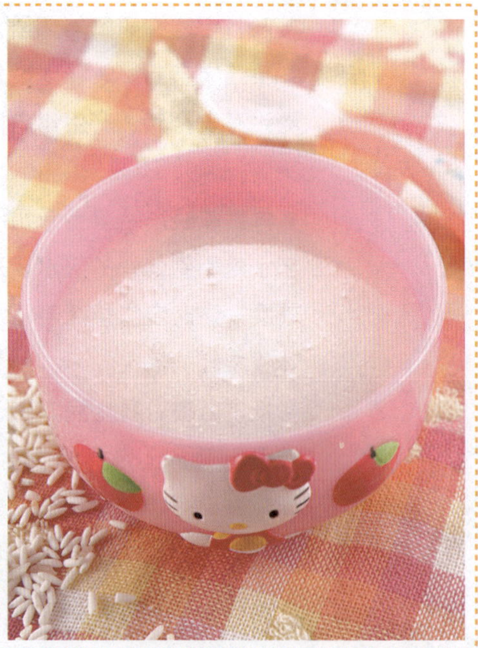

奶香玉米粥

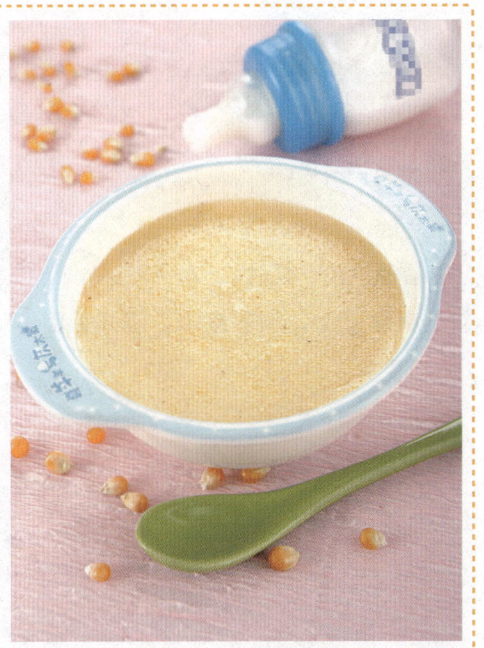

材料 配方奶适量，玉米粉50克，碎肉少许。

调料 盐少许，奶油10克，黄油适量。

完美厨艺

1 锅置火上，倒入配方奶，加入碎肉，用小火煮开。

2 撒入玉米粉，用小火再煮3～5分钟，并用勺子不断搅拌，直至变稠。

3 将粥倒入碗内，加入奶油和黄油，并不断地搅拌均匀，晾凉后即可给宝宝食用。

鸡肉油菜粥

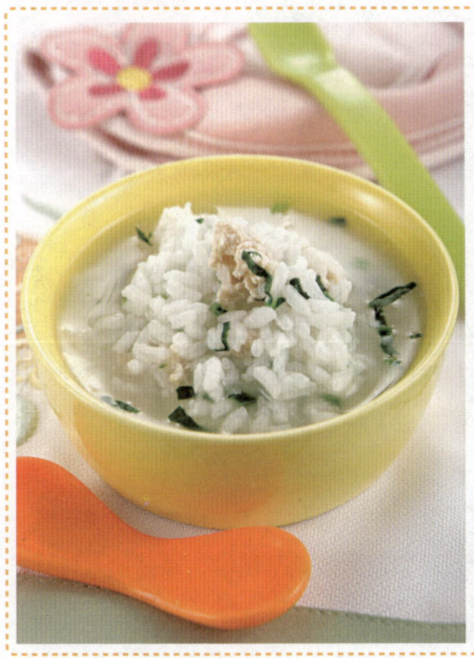

材料 大米粥100克，鸡肉末20克，油菜叶10克。

调料 无。

完美厨艺

1 将鸡肉煮熟并切碎；油菜叶氽烫至熟，切碎后备用。

2 将鸡肉末加入粥中煮开，待鸡肉末煮至熟软后加入油菜末，煮熟即可。

喂养小叮咛

这一阶段鸡肉切成碎末即可，这样有利于锻炼宝宝的咀嚼能力。

燕麦香蕉粥

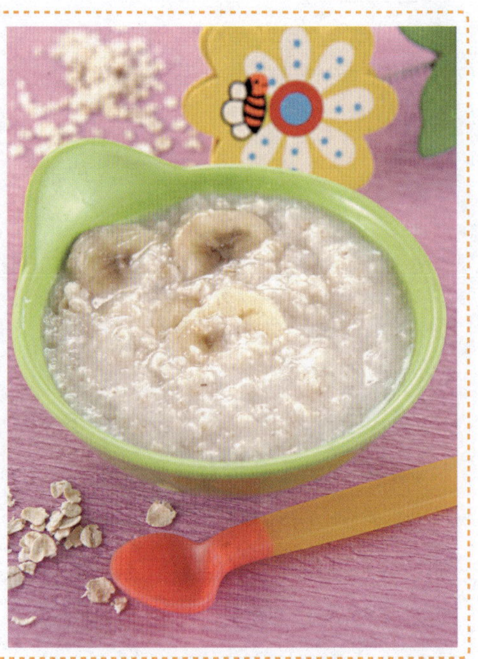

材料 燕麦片100克，香蕉1根，配方奶粉适量。

调料 无。

完美厨艺

1 香蕉剥皮，切片。

2 锅置火上，加适量水，烧开后倒入燕麦片，熬10分钟。

3 将香蕉片倒入锅中，并充分搅拌。

4 将粥盛在碗中，等凉到60摄氏度左右时，再加入适量配方奶粉，搅拌均匀，即可。

牛肉细面汤

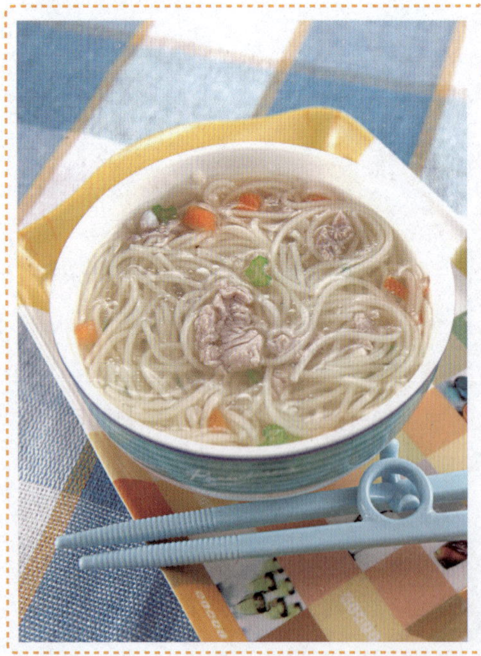

材料 牛肉15克，面条50克，胡萝卜、芹菜各适量。

调料 柠檬汁、清高汤各适量。

完美厨艺

1 水煮沸后下入面条，煮2分钟，捞出，切成小段备用；牛肉洗净切碎；胡萝卜洗净去皮，切成末；芹菜洗净，切成丁块，备用。

2 另起锅，加入碎牛肉、胡萝卜末、芹菜丁和高汤，用大火煮沸，然后加入面条煮至熟烂，最后加入柠檬汁调味即可。

蘑菇米粥

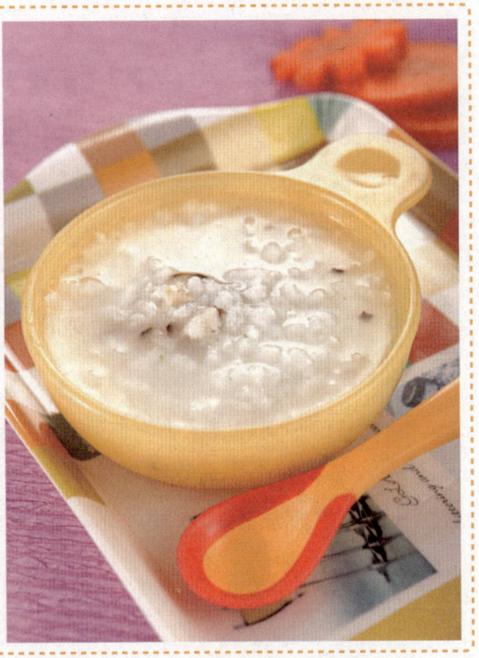

材料 大米粥200克，蘑菇50克。

调料 盐少许。

完美厨艺

1 蘑菇洗净，切碎。锅置火上，加油烧热，放入蘑菇碎，翻炒至熟。

2 将香菇碎末、大米粥一同放入锅中煮熟，加盐调味拌匀即可。

营养看看

米粥能刺激宝宝胃液的分泌，有利于消化，并对促进脂肪的吸收。

胡萝卜汤

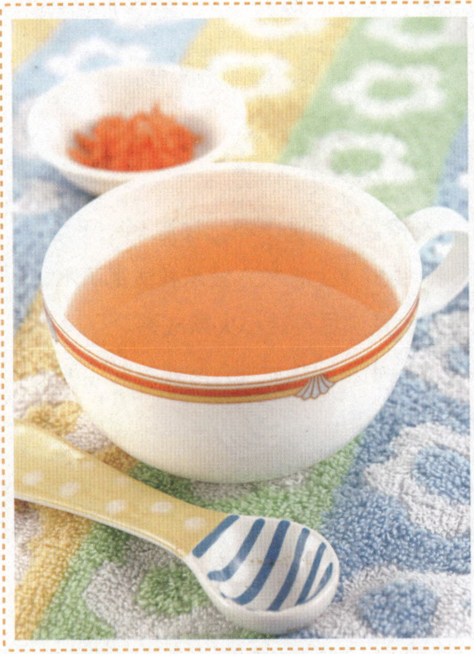

材料 胡萝卜250克。

调料 白糖适量。

完美厨艺

1 胡萝卜洗净，切成小块，加水煮烂，备用。

2 用纱布把渣过滤掉，然后加适量的水和糖，烧开即可。

喂养小叮咛

胡萝卜是碱性食物，所含的果胶能使大便成形，吸附肠黏膜上的细菌和毒素，有止泻作用。

鸡肉菜粥

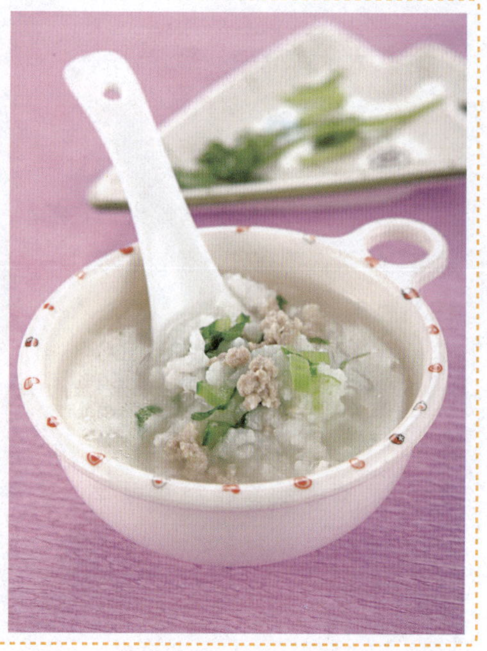

材料 7倍粥（大米与水的比例是1：7）150克，鸡肉15克，嫩油菜叶10克。

调料 盐少许。

完美厨艺

1 鸡肉洗净，煮熟，切碎；油菜叶汆烫至熟，切碎。

2 将鸡肉碎加入粥中煮，加少许盐（尝着很淡，基本尝不出盐味即可）。

3 鸡肉碎煮软后，加入油菜末，煮1分钟即可。

酸奶紫米粥

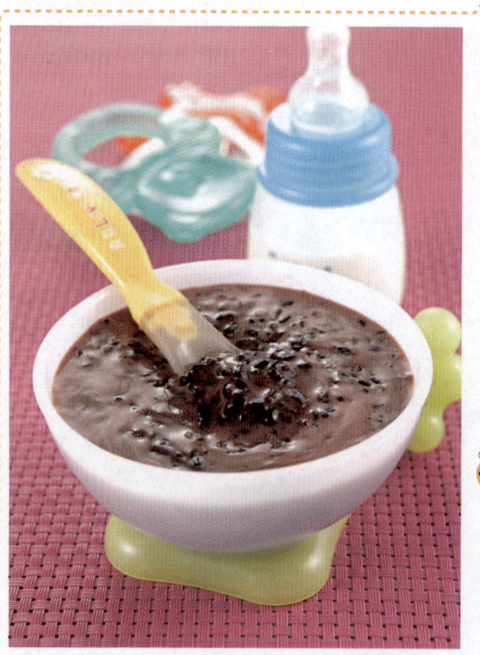

材料 紫米、酸奶各50克。

调料 无。

完美厨艺

1 将紫米淘洗干净，浸泡3个小时。

2 锅置火上，放入紫米和适量清水，大火煮沸后再转小火熬成粥。

3 待粥至温热后加入酸奶搅匀即可。

喂养小叮咛

酸奶可促进宝宝胃肠功能，但其酸度高，与碱性的紫米配食更佳。

胡萝卜酸奶糊

材料 胡萝卜1/10个，面粉1小匙，圆白菜10克。

调料 酸奶、肉汤、黄油各适量。

完美厨艺

1 将圆白菜和胡萝卜洗净，切成细丁块煮烂。

2 用黄油将面粉略炒，加入肉汤、煮烂的蔬菜丁，边煮边轻搅。

3 待煮熟冷却后与酸奶拌匀即可给宝宝食用。

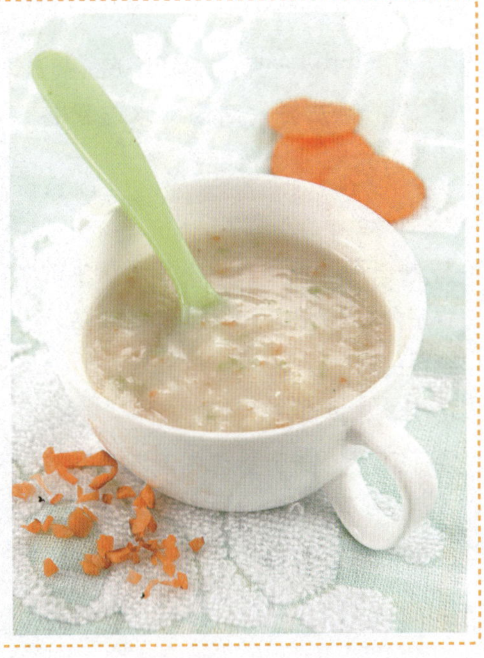

土豆胡萝卜泥

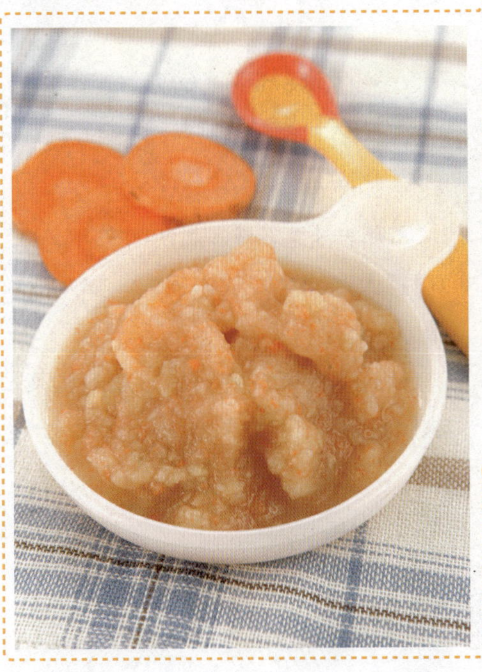

材料 土豆30克，胡萝卜20克。

调料 无。

完美厨艺

1 胡萝卜、土豆洗净，去皮，煮熟，切块，分别压成泥。

2 将土豆泥和胡萝卜泥一起放入碗中，拌匀即可。

营养看看

胡萝卜含有胡萝卜素，土豆富含膳食纤维，二者同食可提高身体抵抗力，预防便秘。

白菜拌肉末

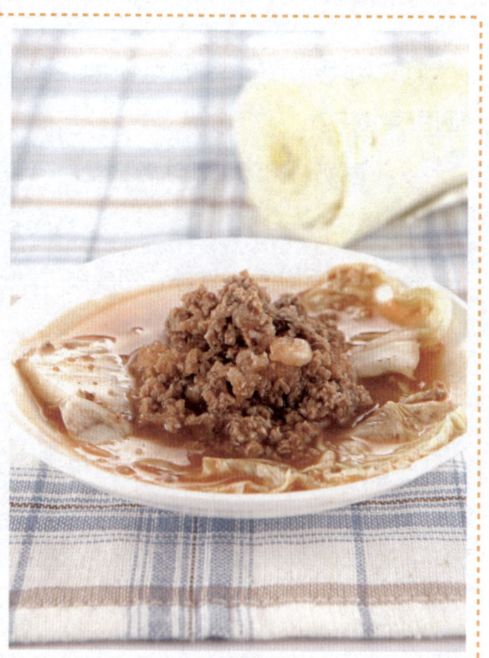

材料 牛肉末80克，白菜叶50克。

调料 番茄酱、高汤、水淀粉各适量。

完美厨艺

1 将白菜叶洗净，放入加适量水的锅中汆烫一下后捞出，撕成小片放入容器中。

2 牛肉末淋少许热水泡开。

3 将高汤、番茄酱与牛肉末一同放入锅中煮熟，加入水淀粉勾芡，淋在白菜叶上即可。

韭菜粥

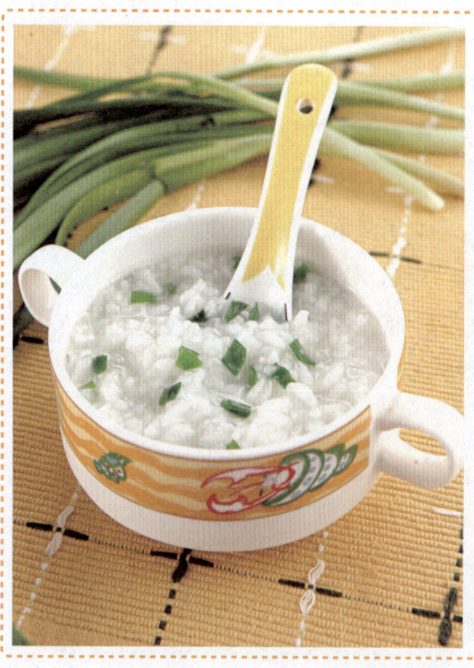

材料 大米、韭菜各60克。

调料 无。

完美厨艺

1 取新鲜韭菜，洗净后切细末。

2 将大米洗净，放入锅内，加入适量水，以小火煮成粥。

3 待大米粥煮成沸腾后，加入韭菜末稍煮即可。

喂养小叮咛

韭菜熟后不宜久置，宜现煮现吃，隔日的不要吃。

鸡肝芝麻粥

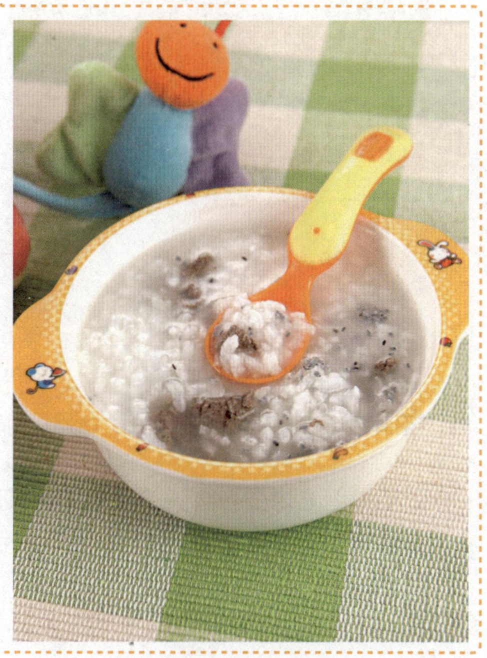

材料 大米100克，鸡肝15克，熟芝麻少许。

调料 鸡骨汤200毫升。

完美厨艺

1 鸡肝放入水中稍煮，除去血污，再换水煮10分钟，捞起后切块。

2 锅内倒入鸡骨汤，加入鸡肝块，煮熟。

3 锅中加水，放入大米，煮成粥；鸡肝块加入大米粥中，放入熟芝麻，搅匀，关火即可。

南瓜黑芝麻糊

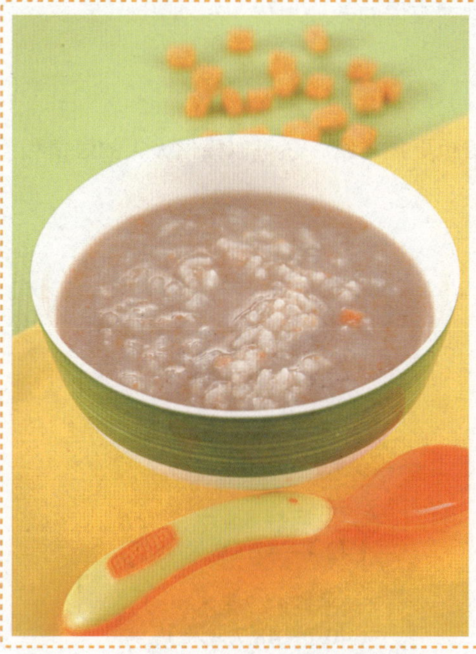

材料 南瓜、黑芝麻、大米、配方奶粉、米糊各适量。

调料 无。

完美厨艺

1 大米洗净，熬成白粥。

2 南瓜洗净去皮，切块，煮熟后碾碎，并放入白粥中搅匀，备用。

3 将南瓜粥跟冲调好的配方奶混合，并搅拌成米糊状。

4 黑芝麻放在平底锅中炒香，炒香后碾成末再与米糊混合搅拌均匀即可给宝宝喂食。

第10个月 锻炼宝宝的咀嚼力

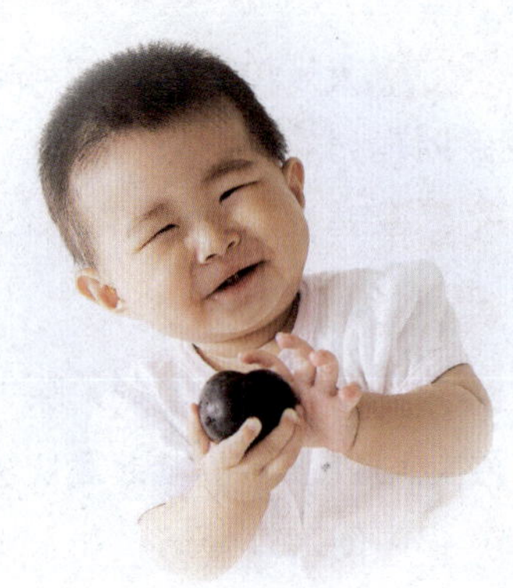

10个月的宝宝面临着断奶，这时喂哺母乳或配方奶虽然还没有停止，但需要开始减少喂哺的量和次数了。如果宝宝不主动想吃奶，可以不给宝宝吃，而辅食也应开始渐渐成为主食，这时给宝宝磨牙的食物更不能少。

宝宝的成长变化

记忆力明显增强；会说简单的字，可以理解大人的一些话；注意力也明显增强，对事物有浓厚的兴趣，喜欢探索周围环境。

生理特征

四肢变得灵活，可以独立坐着和爬行；能扶着东西自己站起来；可以用手拿起两样玩具玩耍；大人扶着宝宝的腋下，让宝宝站立起来时伴有走路的动作；肢体的运动能力增强，身体的协调性有了进一步提高。

心理状况

能够用动作来表达自己的情绪；表情也更加丰富，还可以模仿大人的表情和声音。

体格发育特点

男宝宝		女宝宝
平均73.9厘米（68.9～78.9厘米）	身高	平均72.5厘米（67.7～77.3厘米）
平均9.5千克（7.5～11.5千克）	体重	平均8.9千克（7.0～10.9千克）
平均45.8厘米（43.2～48.4厘米）	头围	平均44.8厘米（42.4～47.2厘米）
平均45.9厘米（41.9～49.9厘米）	胸围	平均44.7厘米（40.7～48.7厘米）

营养方案有重点

了解10个月宝宝的饮食情况

宝宝10个月时如果断奶进行得比较顺利，这时的饮食结构会有相应的调整，主要表现在以下几点：

● **给宝宝选择适合的食物**。选择绿色蔬菜和新鲜水果以补充维生素和矿物质；选择鱼类、肉类食物以补充蛋白质；选择动物肝脏和动物血以补充铁元素；选择蛋类和豆制品类以补充钙质。

● **增加食物的硬度，充分锻炼宝宝的咀嚼能力**。这一阶段的辅食已经渐渐成为了宝宝的主食，而且要以固体食物为主，这样对锻炼宝宝的咀嚼能力很有好处。

● **逐渐固定三餐加两点或三点的进食习惯**。每天保证三餐时间与大人的就餐时间统一，而且除一日三餐之外，根据宝宝的需要可以在两餐之间加一些点心、饼干、水果等食物。

● **精心加工和烹调食物**。宝宝断奶后需要妈妈把更多的时间放在食物的制作上，最好可以变换花样，合理搭配，做到色、香、味俱全，以便增加宝宝的食欲。

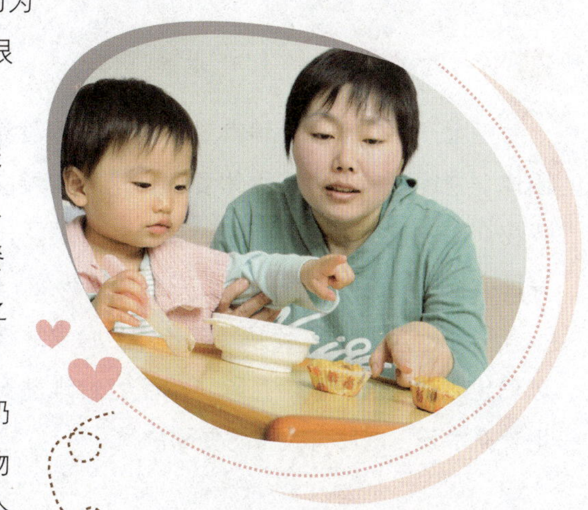

宝宝除了一日三餐之外，还需要加一些点心作为两餐之间的小零食，以保证营养的充足摄入。

宝宝离不开的营养素

● **蛋白质**。宝宝逐渐脱离母乳，蛋白质就需要更多地从食物中摄入，一般肉类中含蛋白质较多，但建议以摄入瘦肉为主，减少脂肪的摄入，以免诱发肥胖，但更提倡宝宝对不饱和脂肪酸的摄入。

● **维生素**。尤其是补充适量的维生素 A 和维生素 C 。宝宝刚开始进行断奶，或多或少会不适应这种转变，很容易造成这几种维生素的缺乏而导致免疫力低下，而补充含维生素 A 的食物具有增强免疫力、保护消化系统、肾脏等组织的作用。

● **钙、磷**。宝宝10个月后每天需要从膳食中摄入适量的钙和磷，以便促进宝宝骨骼发育和牙齿的生长。但二者的补充要保持比例均衡，以免影响消化吸收。

● **铁**。给宝宝吃含铁类的食物是为了预防出现缺铁性贫血，一般可选择动物性辅食，如瘦肉、肝脏、鱼类等。

循序渐进地为宝宝断乳

从4个月开始提倡给孩子添加辅食，到了9个月开始为断奶做准备，而当宝宝进入10个月后则需要给宝宝进行断奶。为宝宝断奶是一个循序渐进的过程，从添加辅食开始就是在为将来的断奶做准备。从完全喂养乳品到辅食添加，再到辅食和乳品比例的不断变化，逐渐地让宝宝脱离乳汁，适应和大人一样的正常饮食，所以面对这一漫长的过程新爸妈们要有足够的耐心。

预防宝宝开始断奶时发生便秘

宝宝开始断奶后，辅食量增多了而且辅食也渐渐成为了主食，且辅食也从半固体食物逐渐转变为了固体食物，这时如果饮食结构不合理就很容易使宝宝发生便秘。因此在宝宝开始断奶时就要做好预防，在饮食上要讲究营养均衡、全面，保证食物种类的多样性，如五谷杂粮、蔬菜、水果等都要均衡摄入。

另外，要保证宝宝每天吃一些含膳食纤维丰富的食物，以促进胃肠蠕动、促进消化、润肠通便。而且除了给宝宝合理地安排食物外，还要给宝宝适时、适量地补充水分，以便有效预防便秘。

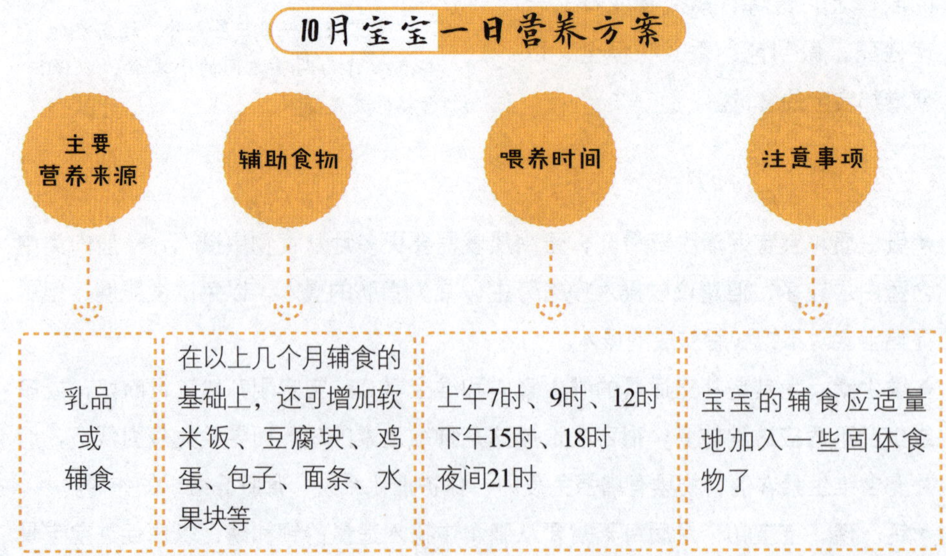

10月宝宝一日营养方案

主要营养来源	辅助食物	喂养时间	注意事项
乳品或辅食	在以上几个月辅食的基础上，还可增加软米饭、豆腐块、鸡蛋、包子、面条、水果块等	上午7时、9时、12时 下午15时、18时 夜间21时	宝宝的辅食应适量地加入一些固体食物了

Q&A •••

营养专家在线

Q 宝宝可以吃绿豆糕吗？

A 绿豆糕富含蛋白质、维生素及钙、铁、磷等营养物质。绿豆具有清热解毒的作用，因此绿豆糕也具有相应的作用。可以适当地给宝宝吃些绿豆糕，但由于绿豆糕比较干，最好泡在温开水里给宝宝吃，最好不要买成品的绿豆糕，因为其含糖分较高，而且其还含有各种添加剂，不利于宝宝健康生长发育。一般建议妈妈自制绿豆糕给宝宝吃，但注意要少放糖。

Q 宝宝为什么应忌喝咖啡？

A 咖啡同茶叶一样含有令中枢神经系统兴奋的咖啡因，而宝宝年龄小，身体正处于发育阶段，对咖啡因的反应十分敏感，如果让宝宝饮用咖啡，容易造成大脑兴奋，影响睡眠且令人烦躁不安。

另外，咖啡中的咖啡因还会阻碍人体对维生素、钙的吸收，不利于营养摄入。

Q 可以给宝宝使用安抚奶嘴吗？

A 许多妈妈为了在断奶期间安抚宝宝的情绪，有时会放纵宝宝吸吮安抚奶嘴，其实长期吸吮安抚奶嘴会为宝宝带来不利的影响，一般不建议让宝宝使用安抚奶嘴，主要有两方面的原因：

- 由于宝宝本能的吮吸能力较强，如果新爸妈们长期给宝宝使用安抚奶嘴，会使宝宝无法脱离母乳，并能强化吸吮能力，阻碍断奶。
- 宝宝使用安抚奶嘴会增加吃奶的吸吮动作，致使胃肠道经常蠕动，容易诱发腹痛、胃痉挛等病症。

香菇翡翠汤

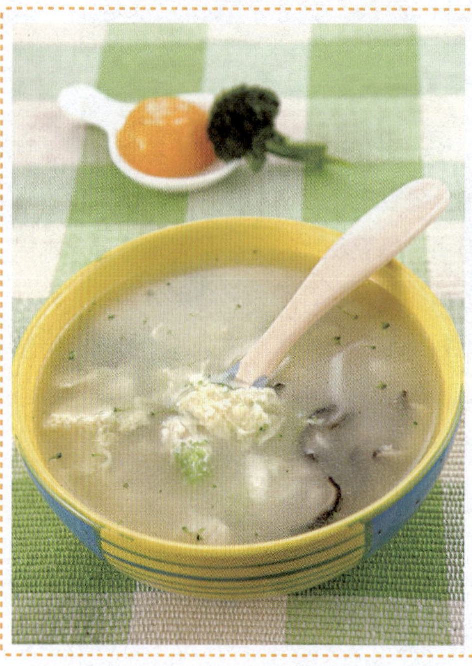

材料 鸡肉20克，西兰花10克，香菇1朵，鸡蛋1个。

调料 盐少许，高汤适量。

完美厨艺

1 香菇洗净，切细丝；鸡肉洗净，切粒；西兰花洗净，汆烫后切碎。

2 鸡蛋打散，搅匀成蛋液。

3 高汤加水，煮开后下入香菇丝和鸡肉粒。

4 再次煮开，下入西兰花碎和蛋液。焖煮3分钟左右后加少许盐调味即可食用。

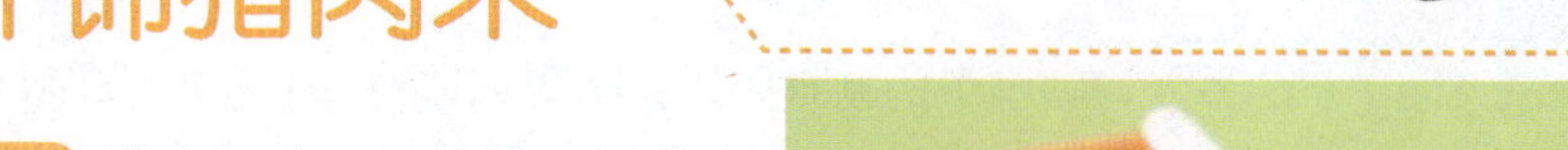

什锦猪肉末

材料 猪肉15克，西红柿、胡萝卜各10克。

调料 盐少许。

完美厨艺

1 猪肉洗净，汆烫后切碎末；西红柿、胡萝卜均洗净，去皮，切成碎末。

2 猪肉末、胡萝卜末一同放入锅内，加适量水煮，煮沸后加西红柿末，继续炖煮。

3 煮至锅内所有材料都软烂后，加盐调味即可熄火。

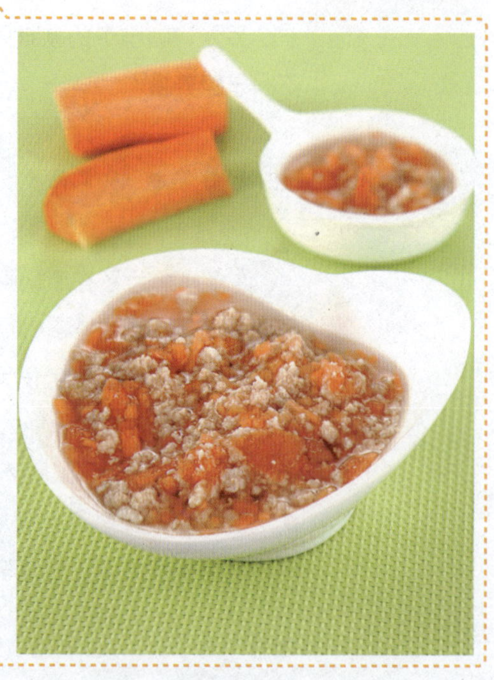

菠菜猪肝汤

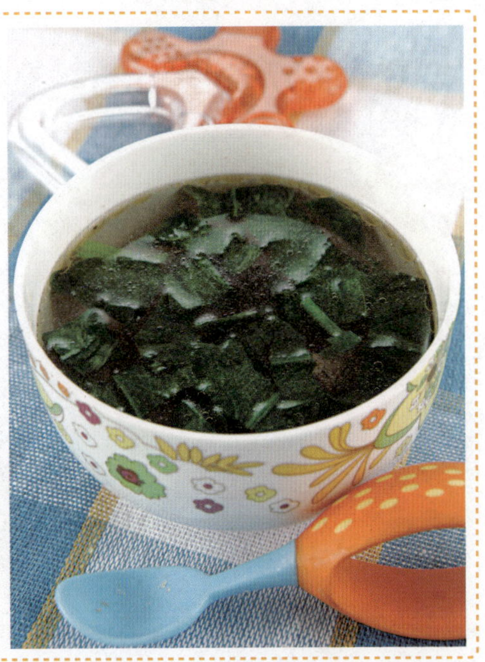

材料 猪肝100克，菠菜2棵。

调料 肉汤适量。

完美厨艺

1 猪肝洗净，切成小薄片；菠菜洗净，切成段。

2 锅置火上，倒入肉汤，烧开后，放入猪肝片、菠菜段，煮熟烂即可。

营养看看

猪肝和菠菜营养丰富，可以满足10~12个月宝宝咀嚼的需要，并能促进牙齿的生长。

鸭肉米粉粥

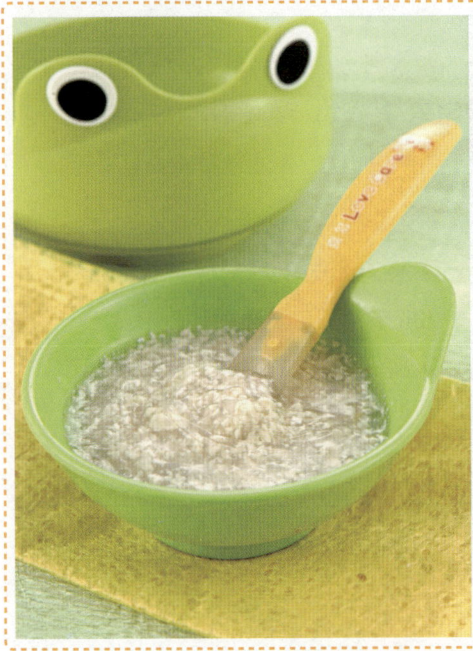

材料 鸭胸脯肉、米粉各50克。

调料 盐少许。

完美厨艺

1 鸭胸脯肉洗净剁碎，放入油锅中炒成鸭蓉。

2 将米粉用清水调开后倒入锅内，加温水拌匀，煮沸后加入鸭蓉和少许盐，续煮5分钟即可。

喂养小叮咛

鸭肉最好多煮一会儿，待其烂熟后更便于宝宝食用。

美味杂粮粥

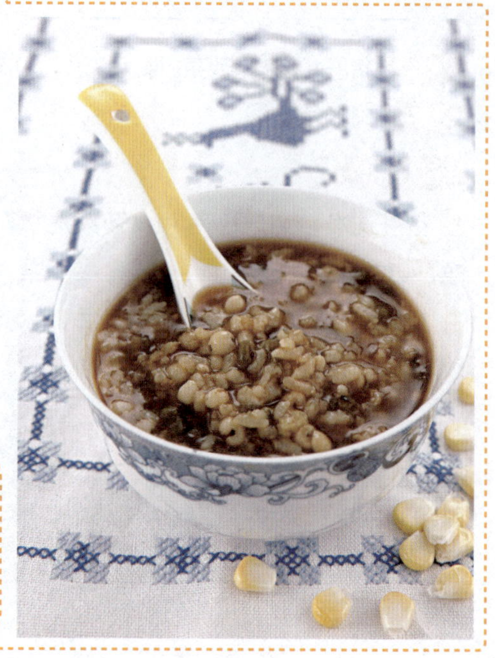

材料 糙米、燕麦、绿豆、糯米、薏米各10克。

调料 无。

完美厨艺

1 将糙米、绿豆、薏米、糯米洗净。

2 锅置火上，加适量水，放入所有材料，煮熟烂即可。

喂养小叮咛

糯米性温，可以消热利水，适于脾胃功能低下者食用。宝宝如果脾胃不好可常食糯米。

香菇鲜虾包

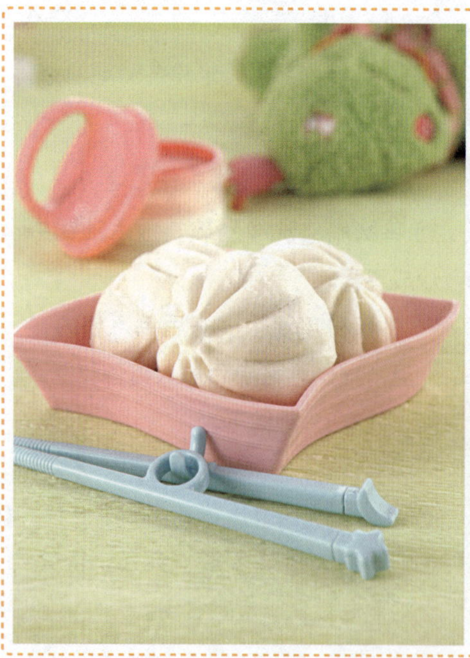

材料 鸡蛋（煮熟）1个，香菇、虾仁、猪肉馅、发好的面粉各适量。

调料 盐、香油适量。

完美厨艺

1 将鸡蛋去皮后剁碎；香菇洗净，切成末；虾仁洗净后剁碎末。

2 将做法1中的材料拌入猪肉馅中，加少量盐、香油制成馅。

3 将发好的面粉醒30～60分钟，做成包子皮。

4 加入做法2中的馅料做成包子，上蒸屉蒸熟即可出锅。

西红柿面包鸡蛋汤

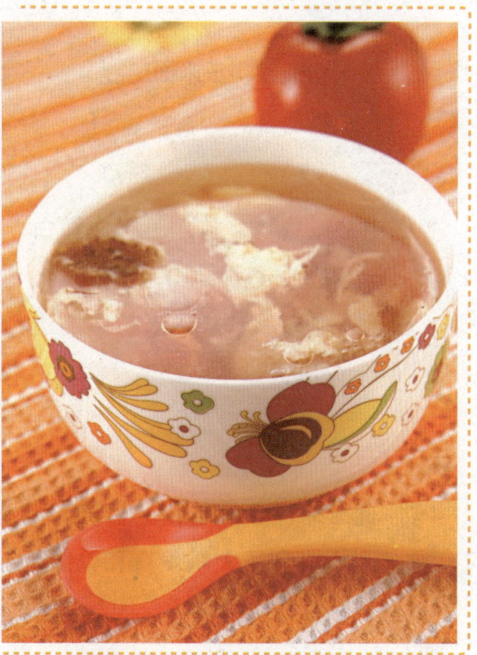

材料 西红柿1/2个，鸡蛋1个，面包2/3个。

调料 高汤100毫升。

完美厨艺

1. 将西红柿洗净，汆烫一下，去皮，切块，备用。
2. 鸡蛋打散成蛋液，调匀备用。
3. 锅置火上，加入高汤和西红柿块。
4. 水开后，将面包撕成小粒加入锅中。
5. 3分钟后，将蛋液加入锅中，甩出鸡蛋花再煮2分钟左右，至面包片软烂即可盛出。

黑米红枣粥

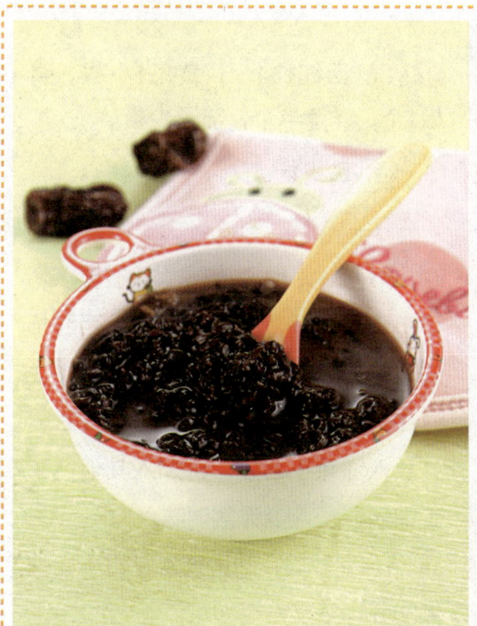

材料 黑米20克，红枣10克。

调料 椰汁适量。

完美厨艺

1. 黑米洗净，放入锅中，加水煮熟。
2. 红枣洗净，加入开水中，浸煮3分钟，捞出去皮、核。
3. 将煮好的黑米和红枣一起放入碗中，拌匀，加入椰汁即可。

喂养小叮咛

黑米虽然营养丰富，但也不宜给宝宝多吃，否则不容易消化。

玉米糊

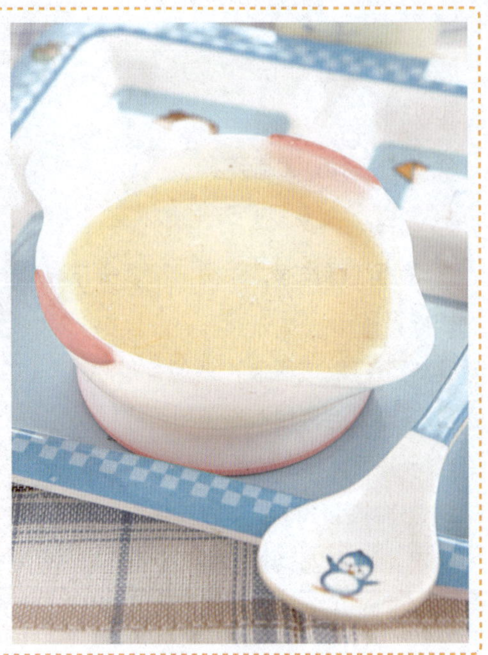

材料 米粉适量，玉米面5克。

调料 白糖适量。

完美厨艺

1 锅中加适量水，放入玉米面和白糖，一边煮，一边搅拌均匀。

2 玉米面煮熟后，加入米粉边搅边煮，调制黏糊状即可。

营养看看

此玉米糊含有丰富的营养，宝宝常食有利于大脑发育和骨骼的生长发育。

炖五丁

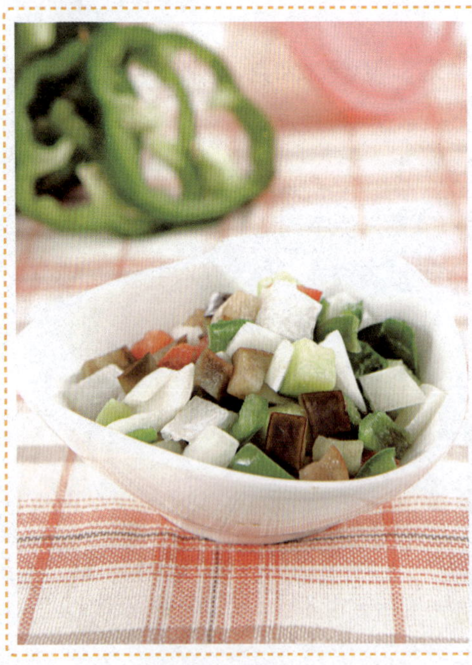

材料 西红柿4个，黄瓜1小根，青椒1个，洋葱半个，茄子少量。

调料 盐少许。

完美厨艺

1 洋葱、黄瓜、茄子均洗净，切丁；青椒洗净，去籽，切丁；西红柿洗净，去皮，切丁。

3 锅置火上，放适量油，加热后，先放入洋葱丁翻炒，再加入其他蔬菜丁翻炒，加入少许盐调味。

4 略加翻炒后，加适量水，用小火炖煮30分钟至菜熟烂即可。

紫菜瘦肉粥

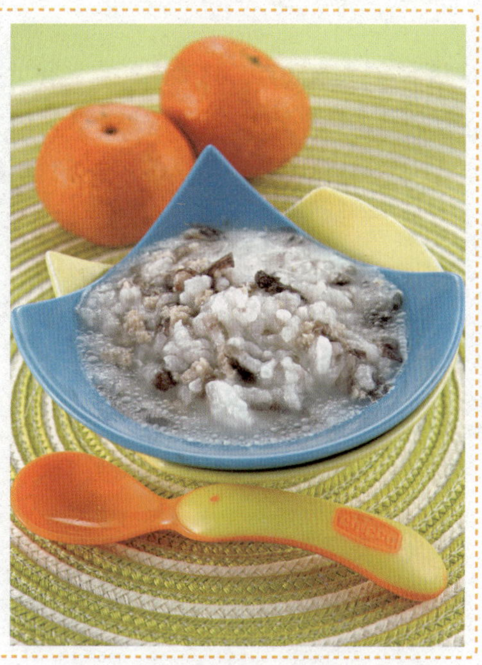

材料 大米100克，猪瘦肉50克，干紫菜20克。

调料 盐少许。

完美厨艺

1 大米淘洗干净，用冷水浸泡30分钟；紫菜洗净撕碎，放入冷水中浸泡以祛除腥味。

2 猪瘦肉洗净，切末。

3 锅置火上，加入大米及浸泡的水烧沸。

4 加入紫菜碎、猪肉末，转小火熬煮至粥熟，加少许盐调匀即可。

苹果色拉

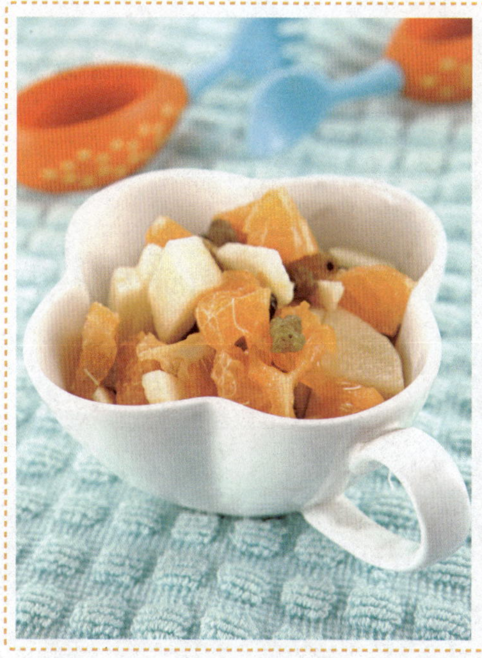

材料 苹果20克，橘子10克，葡萄干、奶酪各适量。

调料 白糖少许。

完美厨艺

1 苹果洗净，去皮及核，切碎；橘子去皮及核，切碎；葡萄干用温水泡软，切碎。

2 将做法1中的所有材料一起放入碗内，加奶酪和白糖，拌匀即可。

喂养小叮咛

吃奶酪前后1小时不宜吃水果。

香菇鸡肉粥

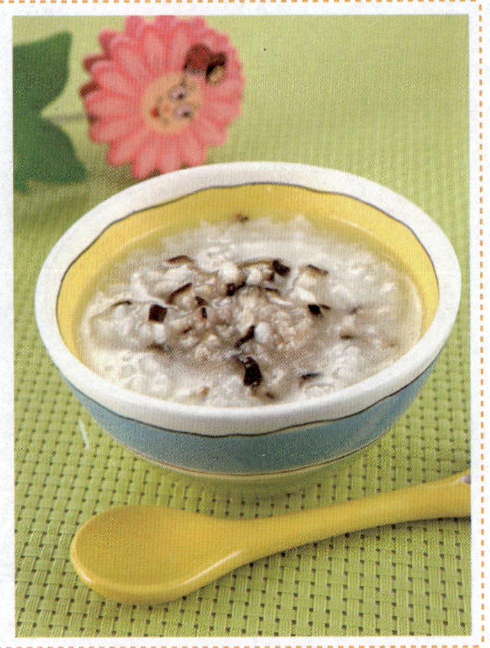

材料 大米50克，鸡胸肉30克，香菇10克，苹果半个。

调料 盐少许。

完美厨艺

1 大米洗净，用冷水浸泡1小时；鸡胸肉洗净，剁成末，加少量盐拌匀。

2 苹果洗净，去皮及核，切小丁；香菇洗净，切碎。

3 锅置火上，加适量水，放入大米，大火烧开后，转小火熬成粥。

4 加入鸡肉末、苹果丁，用小火熬10分钟，粥香外溢即可。

煎小鱼饼

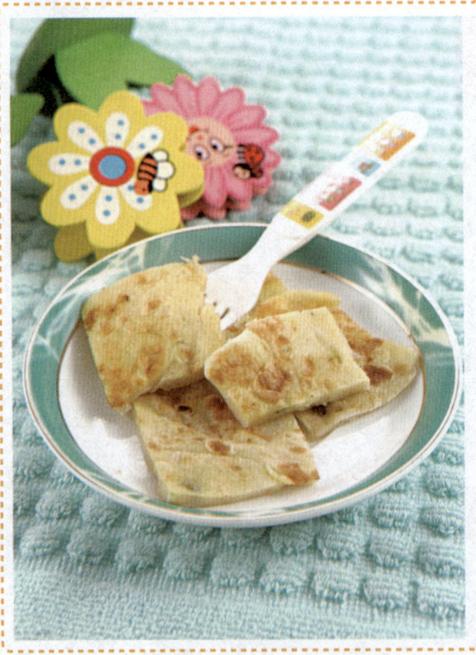

材料 鱼肉50克，鸡蛋1个（取蛋液），洋葱、面粉适量。

调料 淀粉少许。

完美厨艺

1 鱼肉洗净，去骨刺，剁成泥；洋葱洗净，切末。

2 在鱼泥中加入面粉、洋葱末、淀粉、鸡蛋液及适量盐搅拌成糊状并有黏性的鱼馅。

3 平底锅置火上，加入适量油，烧热；将鱼馅制成小圆饼，放入锅内煎熟即可。

虾皮紫菜蛋汤

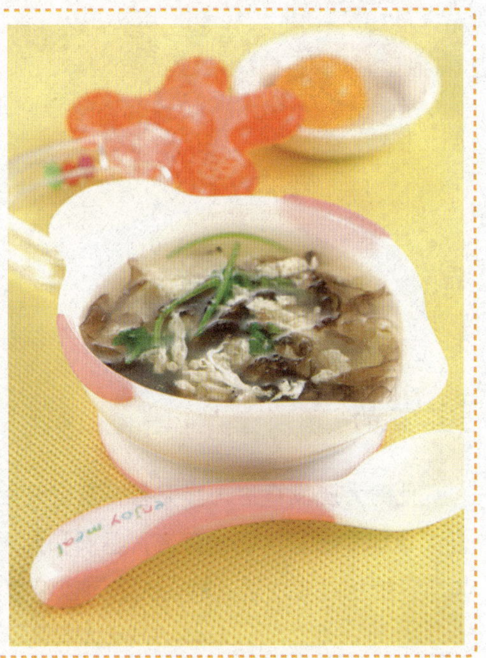

材料 鸡蛋1个，虾皮、紫菜、香菜、葱花、姜末适量。

调料 盐少许。

完美厨艺

1 鸡蛋打散成蛋液；紫菜撕成小块；香菜洗净，切小段。

2 锅置火上，放入姜末炝锅，下入虾皮略炒一下。

3 加适量水烧开，淋入鸡蛋液；接着放入紫菜、香菜段，调入香油、盐，撒入葱花即可。

什锦蔬饼

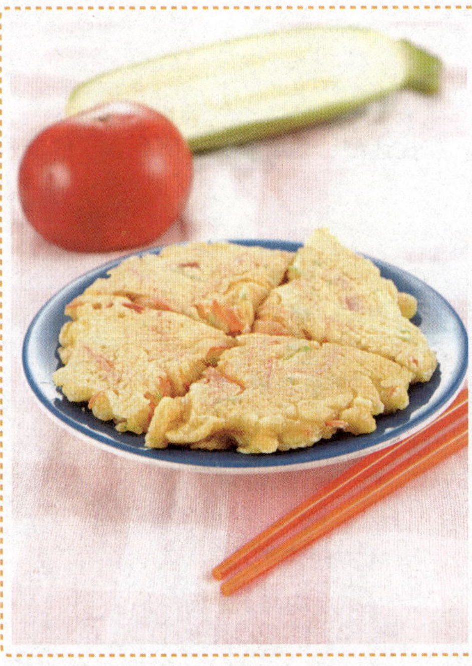

材料 西葫芦、胡萝卜、西红柿各60克，面粉50克，鸡蛋1个。

调料 盐少许。

完美厨艺

1 西葫芦、胡萝卜洗净，擦成丝；西红柿洗净，汆烫后去皮，切丁。

2 鸡蛋磕碎，打入面粉中，加少许盐调成糊状。

3 将西葫芦丝、胡萝卜丝及西红柿丁放入面糊中，混合均匀。

4 锅置火上，放少许油，烧热后到入面糊，煎熟即可。

第11个月 宝宝断奶黄金期

此时宝宝断奶已经进入黄金阶段，活动量也明显增加。因此，需要给宝宝制作丰富的食物，而且此时宝宝的食物已逐渐接近大人的食物了，但还要单独为宝宝制作食物，而且仍要软一些、烂一些，以便于宝宝消化。

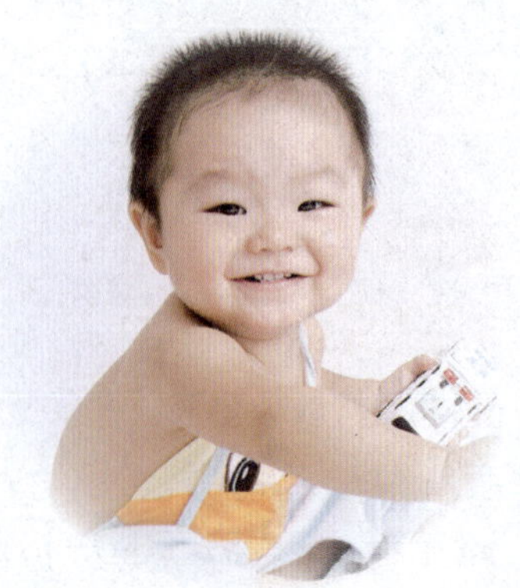

宝宝的成长变化

此时大脑发育进一步完善，宝宝开始进行有意识的活动；边玩边咿呀说话，会简单地发出爸、妈的声音；喜欢和大人在一起做游戏、看书画、听故事，而且宝宝这时比较喜欢听儿歌，大人可以经常唱一些适合宝宝听的儿歌给宝宝听。

生理特征

此时宝宝变得非常好动，活动量大；可以独立站立一会；会转身；手指更加灵活，并且会扔掉手里的东西或捡起东西。

心理状况

面部表情增强；喜欢和大人做游戏，如捉迷藏；爱听音乐，听到喜欢的音乐会做出反应；探索欲望增强。

体格发育特点

男宝宝		女宝宝
平均75.3厘米（70.1～80.5厘米）	身高	平均74.0厘米（68.8～79.2厘米）
平均9.8千克（7.7～11.9千克）	体重	平均8.9千克（7.0～10.9千克）
平均46.3厘米（43.7～48.9厘米）	头围	45.2厘米（42.6～47.8厘米）
平均46.2厘米（42.2～50.2厘米）	胸围	平均45.1厘米（41.1～49.1厘米）

营养方案有重点

11个月的宝宝喂养特点

- 从这个月开始宝宝一般就需要进一步脱离母乳了，可以喝配方奶粉来代替母乳。
- 宝宝吃的食物也开始明显增加，基本上和大人吃一样的食物，但仍要比大人的食物略微松软一些。一般宝宝可以吃的主食有：米粥、软米饭、面条、包子、饺子、面包等。辅食有：蔬菜、水果、肉蛋、鱼肉等。
- 宝宝吃的食物虽然已经接近大人的饮食，但最好还是要单独给宝宝烹调，这样才能更适合宝宝的营养需求。

注意饮食卫生

- **宝宝的餐具要避免混用**。给宝宝制作食物和吃饭的器具最好和大人的分开，而且还要注意在饭前、饭后清洗和消毒。
- **当大人生病时更需要注意宝宝饮食的卫生**。宝宝的免疫力并没有大人强，因此大人生病时最好不要接触宝宝，更不要给宝宝喂饭。

添加新食物

这一阶段宝宝的饮食有了新变化，与之前的食物有所不同，但又比大人的食物更松软，妈妈可了解以下几点，来更好地为宝宝制作食物。

- **主食**。这时为宝宝制作主食可以将粥做成软饭，这样宝宝可以很好地锻炼咀嚼力，如原来的烂面条可以做成较整齐的面条，可以让宝宝慢慢地吃。
- **副食**。之前给宝宝制作食物，如肉、鱼等食物，总要弄成糊状或泥状，这时可以试着弄成小丁块状给宝宝吃。
- **增加磨牙的零食**。给宝宝吃有益的零食，如饼干、烤馒头等，既可以帮助宝宝磨牙，还有利于宝宝断奶。
- **水果**。以前给宝宝吃水果，会把水果榨成汁或弄成果泥。现在宝宝已经长出了几

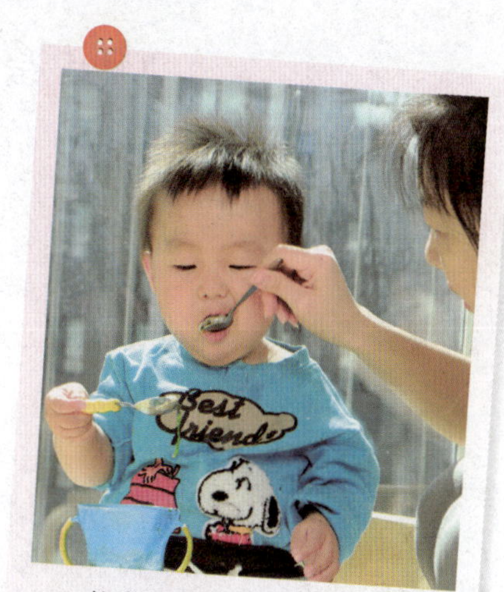

给宝宝吃的主食种类可以逐渐增加，如带馅的饺子等。

颗牙齿，如果宝宝能够握住整个或半个水果，可以尝试着让宝宝自己动手吃。如果是比较小而且圆润的水果，如樱桃则最好不要让宝宝自己吃，以免噎到。

11个月的宝宝不宜添加的食物

宝宝虽然11个月了但一些食物的添加仍需要妈妈注意，建议最好不要让宝宝一次食用过多或避免食用以下食物。

- **不易消化的食物**。如糯米、牛奶等不利于消化的食物最好不要给宝宝食用，以免消化不良，诱发腹胀、腹痛。
- **过咸、过油腻的食物**。宝宝的消化系统相比成年人仍很脆弱，食用过咸、过油腻的食物容易加重宝宝的胃肠负担。
- **刺激性的食物**。咖啡、浓茶、辣椒、胡椒、蒜、咖喱粉等辛辣刺激性的食物，最好不要让宝宝吃，以免损伤宝宝脆弱的口腔和胃黏膜等组织。
- **高能量食物**。宝宝断奶后食物量就会增加，但如果摄入过多高能量的食物，如太甜的或脂肪多的食物，都容易造成宝宝肥胖。

预防宝宝营养过盛，避免肥胖

如果宝宝体重增长过快，就需要考虑从饮食结构上做出调整，控制食量，可以从减少主食、多吃蔬果、多喝水上入手，密切注意在摄入含脂肪丰富的食物时尽量在保证营养均衡的前提下控制总能量的摄取。

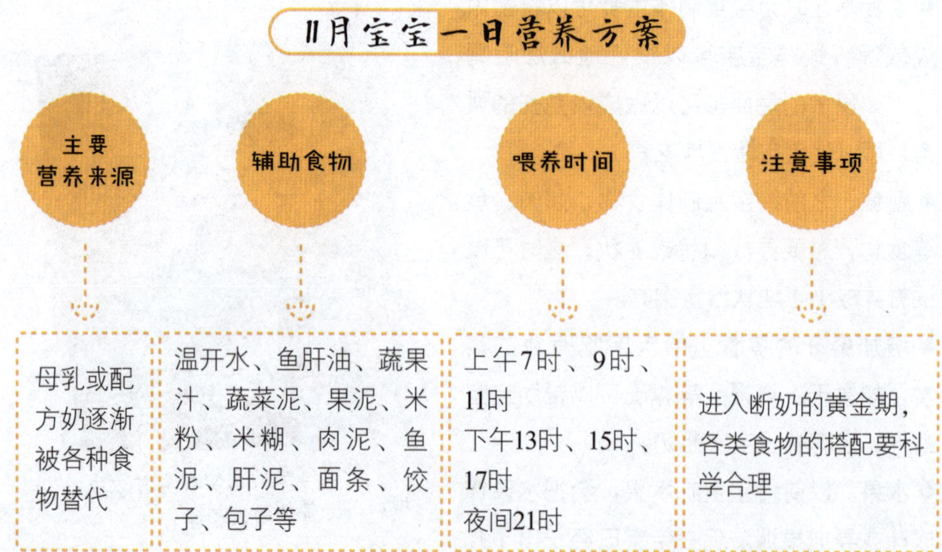

11月宝宝一日营养方案

主要营养来源	辅助食物	喂养时间	注意事项
母乳或配方奶逐渐被各种食物替代	温开水、鱼肝油、蔬果汁、蔬菜泥、果泥、米粉、米糊、肉泥、鱼泥、肝泥、面条、饺子、包子等	上午7时、9时、11时 下午13时、15时、17时 夜间21时	进入断奶的黄金期，各类食物的搭配要科学合理

Q&A

营养专家在线

Q 宝宝边吃边玩怎么办？

A 这一阶段的宝宝活动量明显增多，开始变得越来越淘气，尤其是吃饭的时候，宝宝总喜欢一边吃一边玩，而且还容易把周围弄得又脏又乱，这让大人很头疼。虽然宝宝边吃边玩的习惯不好，但大人不能因为这样就斥责宝宝或强硬地从宝宝手里抢走食物或餐具，而且也不能表现出很不耐烦，因为这样会让宝宝认为父母不喜欢自己了，进而可能会影响宝宝吃饭的兴趣。

Q 宝宝饭量时大时小怎么办？

A 宝宝断奶时，逐渐开始以辅食为主食，许多妈妈观察到宝宝饭量时大时小，因此，不少妈妈开始担心宝宝会不会是身体不舒服。其实，如果宝宝生长发育良好、精力充沛、情绪稳定，宝宝饭量时大时小是正常情况，只要保持1周的饮食合理就可以了。

但是如果宝宝饮食量明显减少，而且精神不佳最好带着宝宝去医院检查一下是否生病了。

Q 宝宝不爱喝水怎么办？

A 这时的宝宝味觉系统进一步发育完善，开始有了自己的喜好，由于白开水无色无味导致有些宝宝不爱喝。但适量喝水对宝宝有好处，因此给不爱喝水的宝宝喂水需要采取一些技巧。

- **鼓励和表扬宝宝。**宝宝喜欢大人的鼓励和夸奖，如果新爸妈们用语言和表情告诉宝宝喝水是好孩子的表现，宝宝会更愿意接受。
- **用宝宝喜欢的杯子让宝宝喝水。**宝宝对自己喜欢的东西一般都不会拒绝，因此妈妈可以用宝宝喜欢的杯子给宝宝喂水。

菠菜奶羹

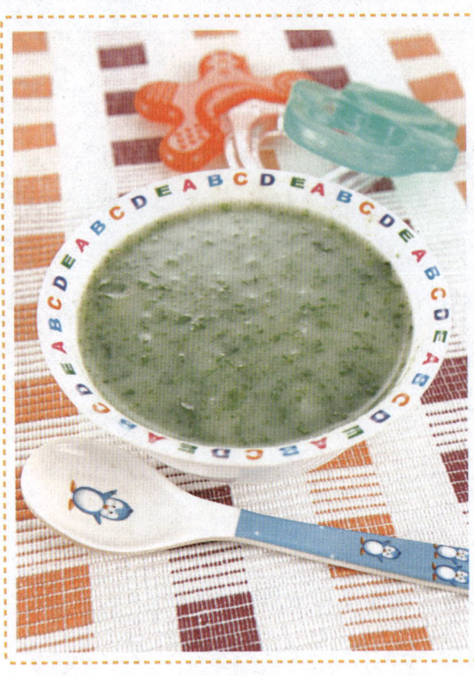

材料 菠菜50克，配方奶适量。

调料 无。

完美厨艺

1. 菠菜洗净，放入开水中氽烫，选择叶尖部分切碎，磨成泥状。
2. 锅置火上，加适量水，放入菠菜泥，用小火煮至黏稠状。
3. 出锅前加入配方奶，略煮即可。

营养看看

菠菜含铁丰富，宝宝常食可预防缺铁性贫血。

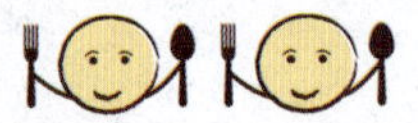

鲜肉馄饨

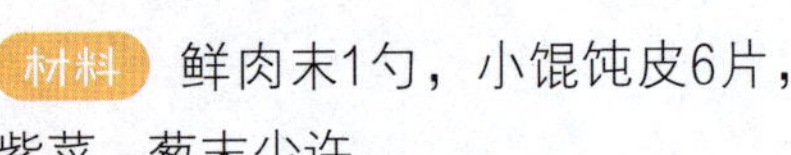

材料 鲜肉末1勺，小馄饨皮6片，紫菜、葱末少许。

调料 肉汤适量。

完美厨艺

1. 将鲜肉末、葱末搅拌成肉馅，包于馄饨皮中。
2. 用肉汤煮馄饨，煮熟即可。

营养看看

紫菜含蛋白质、各种氨基酸、维生素、矿物质等，常食可促进骨骼和牙齿生长。

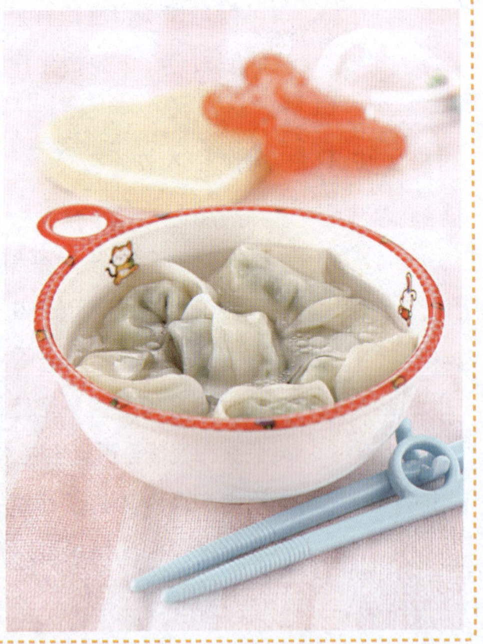

红枣泥

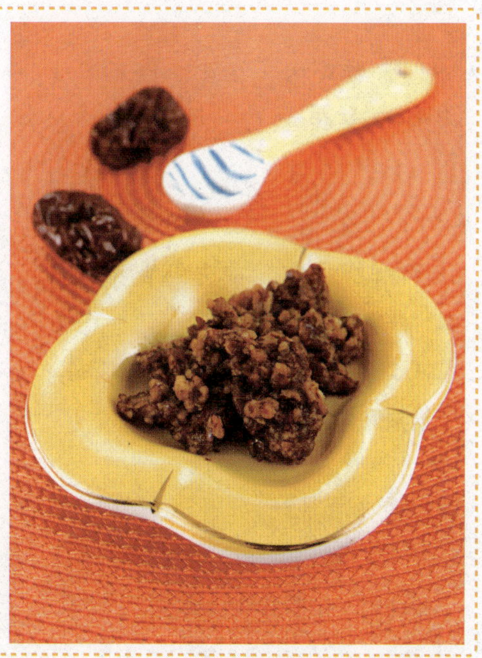

材料 红枣80～100克。

调料 无。

完美厨艺

1 红枣洗净，放入锅中，加适量水，煮20分钟左右至烂熟。

2 红枣去皮、核，并用勺子压成枣泥后，即可给宝宝喂食。

营养看看

红枣中含有丰富的维生素C、优质蛋白质、果糖等营养物质。宝宝常食可促进生长发育。

虾仁菜花

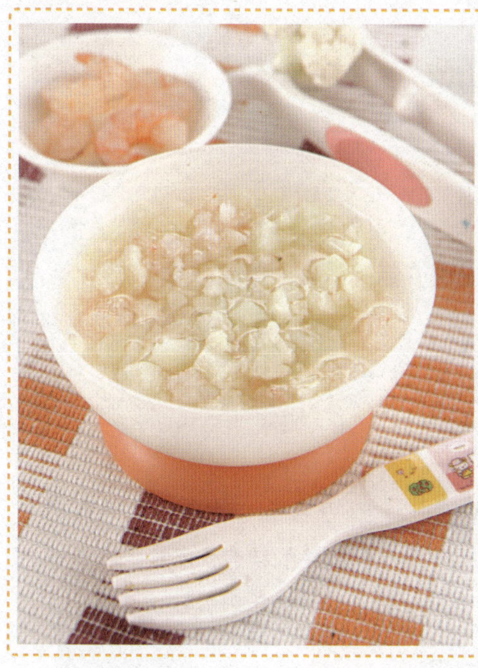

材料 菜花30克，虾仁10克。

调料 无。

完美厨艺

1 菜花洗净，掰成小块，切碎，放入开水锅中，煮软。

2 虾仁洗净，放入开水锅中，煮后切碎备用。

3 将虾仁碎、菜花碎同煮至熟烂即可。

喂养小叮咛

菜花易生菜虫，所以烹调之前，可将其放在盐水里浸泡一会儿。

鲜虾米糊

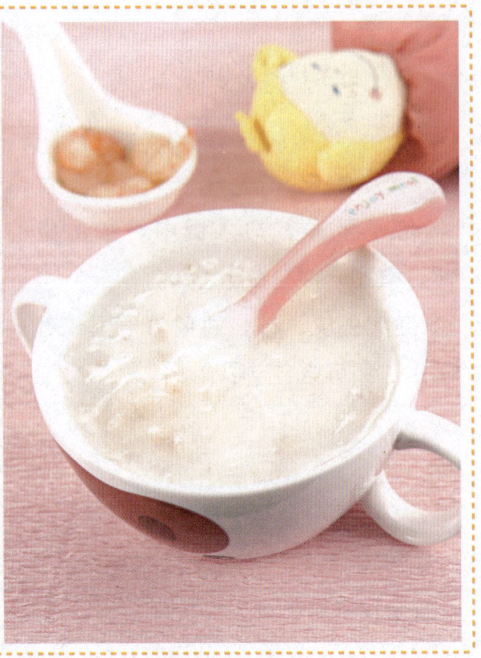

材料 鲜虾肉（选小一些的虾）50克，米粉25克。

调料 无。

完美厨艺

1. 将鲜虾去皮，抽去虾背部的黑线，洗净，切碎末。
2. 虾仁中加适量水和米粉，调成糊，上笼蒸熟即可。

喂养小叮咛

烹调时虾的皮一定要剥干净，虾肉也一定要蒸熟、蒸烂。

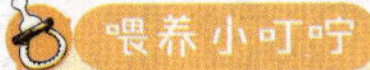

红豆糖泥

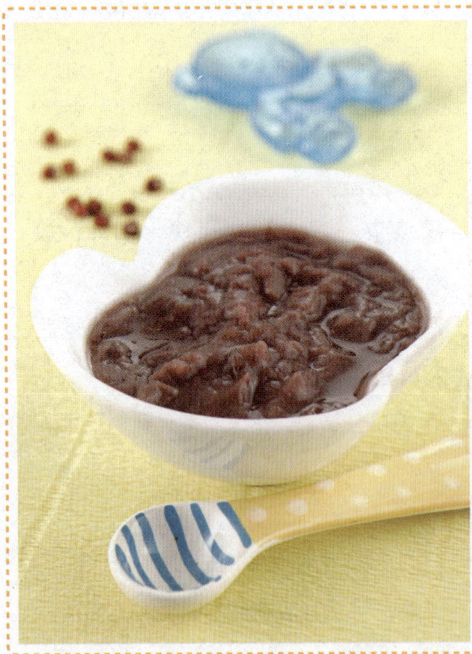

材料 红豆50克。

调料 红糖少许。

完美厨艺

1. 红豆洗净，放入锅内，加适量水烧开后改小火，煮烂。
2. 当温度适宜后，加入红糖捣成泥即可。

喂养小叮咛

红豆富含淀粉，具有高蛋白、低脂肪的特点，所含的膳食纤维较多，可帮助宝宝预防便秘。

菜花奶泥羹

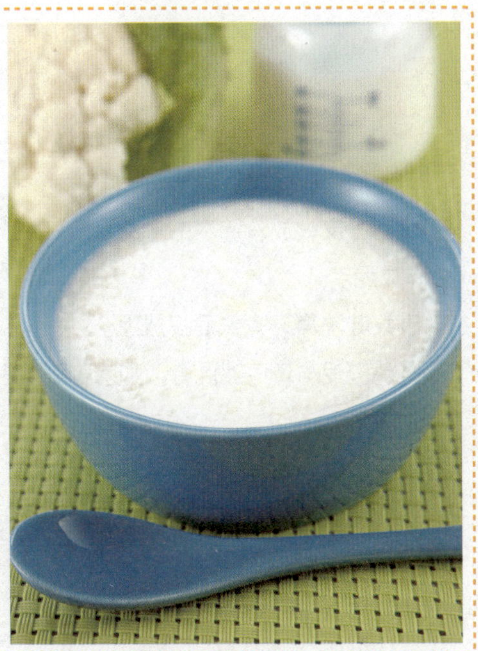

材料 菜花、配方奶各适量。

调料 无。

完美厨艺

1 菜花洗净，放入开水中烫软，捞起，沥干水分，剁成碎末。

2 将菜花末放入配方奶中，调稀略煮即可。

营养看看

菜花中富含维生素C，有利于促进宝宝的生长发育，增强人体抗病能力。

鲑鱼肉粥

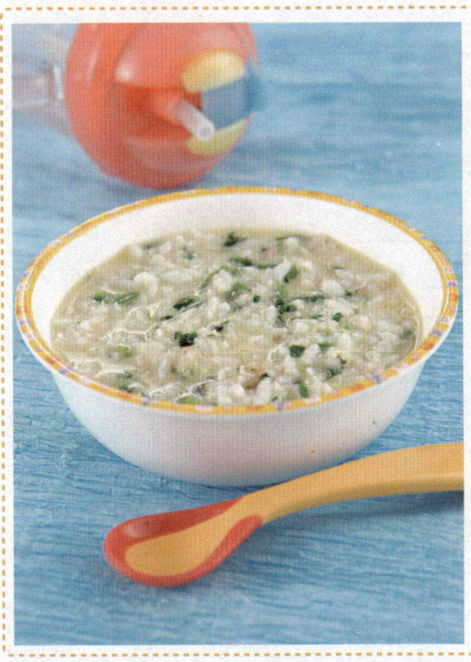

材料 大米粥3/4碗，鲑鱼肉15克，熟蛋黄1/2个，菠菜叶适量。

调料 无。

完美厨艺

1 菠菜叶洗净，汆烫后切成碎末；鲑鱼肉洗净煮熟压成泥；蛋黄压碎。

2 大米粥煮滚后加入鲑鱼肉泥、蛋黄泥、菠菜末拌匀即可食用。

喂养小叮咛

菠菜叶切末后要再挤一次水，这样可有效去除其中的草酸。

青菜鸡肉泥

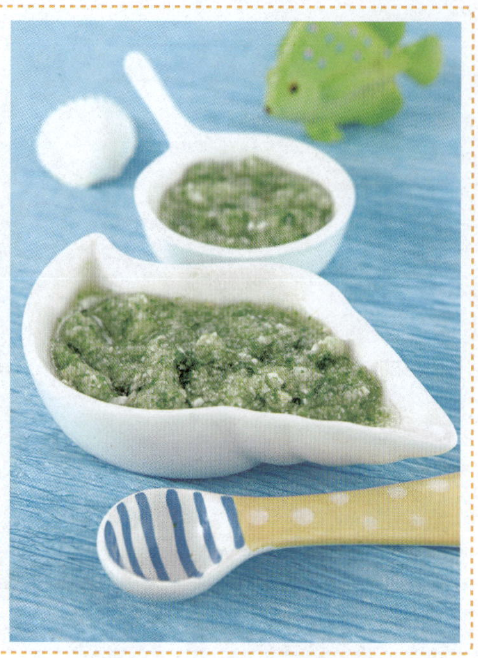

材料 鸡肉、青菜叶（菠菜）各适量。

调料 盐少许。

完美厨艺

1 鸡肉去皮，放入沸水中氽烫至熟，捣碎成泥。

2 青菜叶洗净，煮熟后捣成泥。

3 将鸡肉泥与青菜泥混合，加入少许盐均匀即可。

营养看看

菠菜含铁，鸡肉含蛋白质，二者搭配，能为宝宝补充营养。

虾仁面条

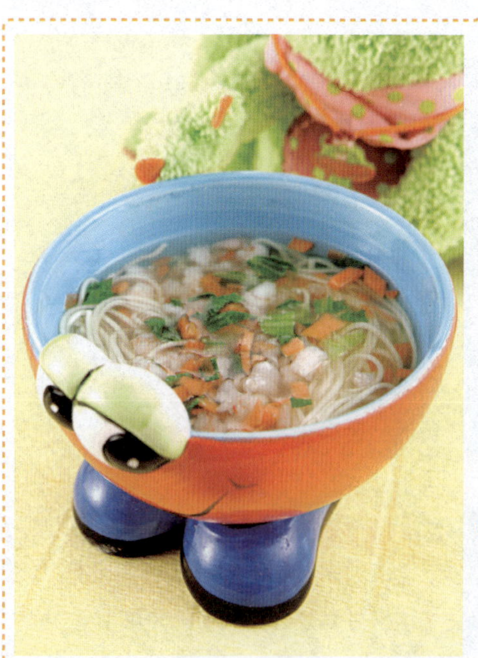

材料 面条20克，虾仁、胡萝卜、青菜各适量。

调料 盐少许。

完美厨艺

1 虾仁洗净，切碎后炒熟；胡萝卜切小丁；青菜切碎末。

2 将挂面煮熟切短，加入炒熟的虾仁碎、胡萝卜丁、青菜碎末煮熟即可。

营养看看

虾仁富含维生素、矿物质、蛋白质，适合宝宝食用。

腰果二豆奶糊

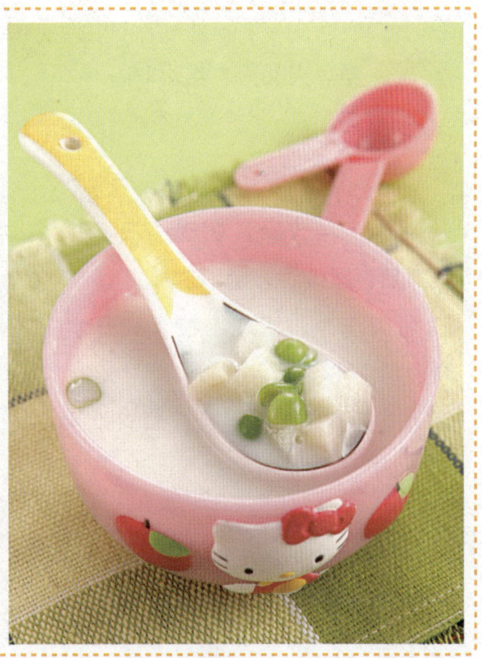

材料 腰果35克，青豆仁100克，土豆90克，配方奶适量。

调料 无。

完美厨艺

1 青豆洗净，沥干；土豆洗净，去皮，切小丁。

2 锅内加水煮开，放入青豆仁、土豆丁和腰果煮熟透，加配方奶拌匀。

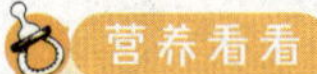

营养看看

腰果富含卵磷脂、矿物质和维生素，常食有利于宝宝脑发育。

玉米芋头泥

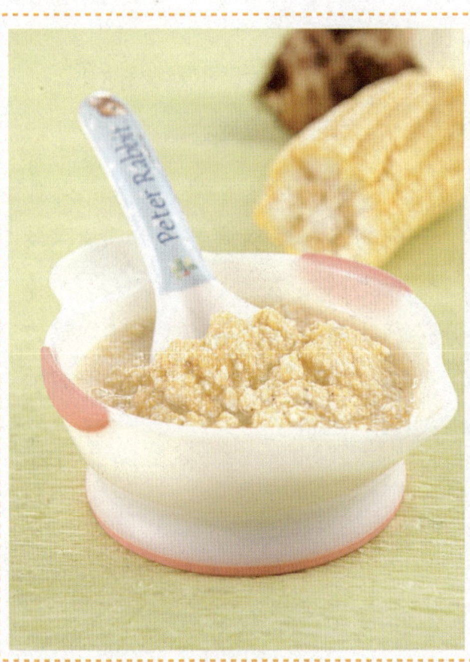

材料 芋头、嫩玉米粒各50克。

调料 无。

完美厨艺

1 将芋头去皮洗净，切小块，加水煮熟，压成泥，备用。

2 玉米粒洗净，煮熟后放入搅拌器中搅拌成玉米蓉。

3 将芋头泥倒入玉米蓉中拌匀即可。

喂养小叮咛

玉米营养丰富，可增强人体的新陈代谢，有利于宝宝生长发育。

鱼肉拌丝瓜泥

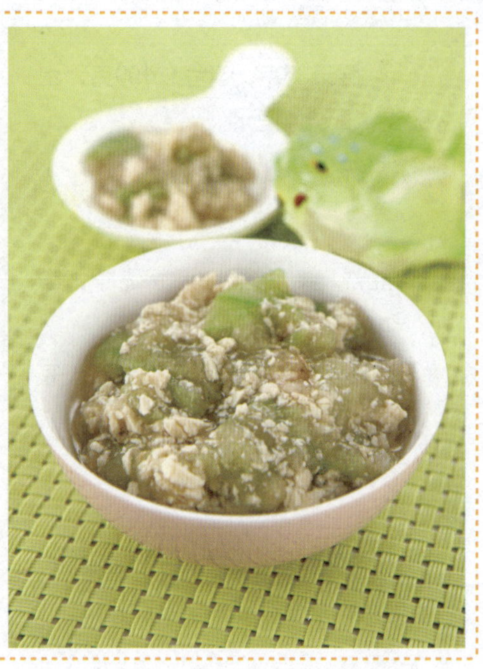

材料 净鱼肉30克，丝瓜1根。

调料 无。

完美厨艺

1 丝瓜洗净去皮，切成小块，并将其煮熟，压成泥，晾凉。

2 鱼肉洗净，切成小粒，在开水中氽烫熟。

3 将丝瓜泥与鱼肉混合，调匀即可。

喂养小叮咛

丝瓜中B族维生素含量十分丰富，有利于宝宝大脑发育。

米粉拌菜叶

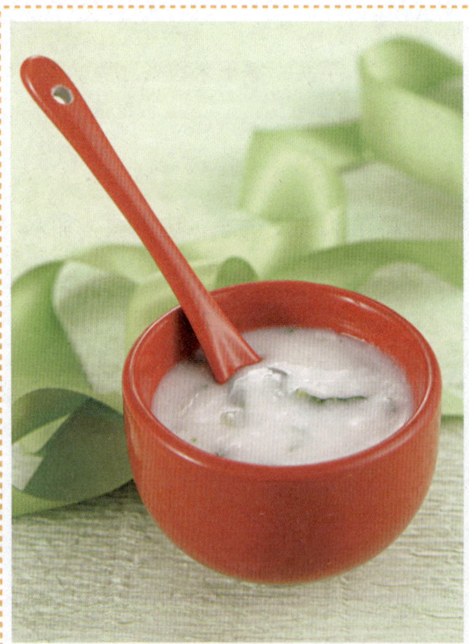

材料 米粉50克，小白菜叶5片。

调料 清高汤适量。

完美厨艺

1 先将米粉用水调好，再加清高汤熬煮30分钟。

2 将小白菜叶洗净，放入沸水锅内煮软，沥干，切碎，最后加入煮好的米粉中拌匀即可。

喂养小叮咛

妈妈选购宝宝米粉时应选购正规厂家生产的产品。

玉米胡萝卜粥

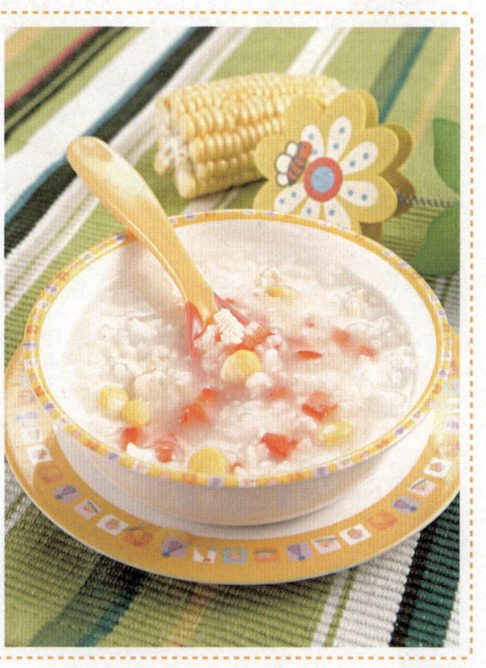

材料 玉米粒40克，鸡胸肉、胡萝卜丁各30克，稀饭半碗。

调料 无。

完美厨艺

1 鸡胸肉蒸熟，剥成细丝状。

2 将胡萝卜丁、玉米粒煮熟烂后加入稀饭中略煮。

3 最后再加入鸡肉丝，调匀即可。

营养看看

鸡肉含有烟酸及B族维生素，有助于保护消化系统功能。

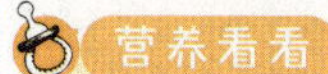

西兰花鳕鱼

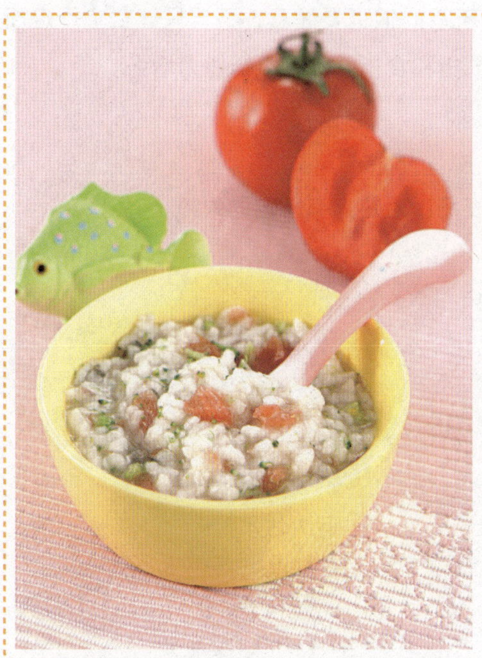

材料 西红柿1个，西兰花半个，鳕鱼肉20克，大米粥适量。

调料 无。

完美厨艺

1 西红柿去皮切块；西兰花煮软切碎；鳕鱼煮熟，去皮、刺，切碎。

2 将米粥和其他材料混合，放入锅中煮5分钟即可。

营养看看

鳕鱼含有蛋白质、维生素及钙、镁等营养元素，适合宝宝食用。

第12个月 宝宝告别母乳

12个月的宝宝已经或开始断奶了，进餐时间也逐渐规律了，饮食结构也有了很大的变化，饮食主要以粗细相宜、荤素搭配、营养均衡为主，食物以碎、软、烂为原则。另外，如果有少数宝宝由于某种原因不能完全断乳，家长也不要过于着急，可以延长一段母乳喂养时间。

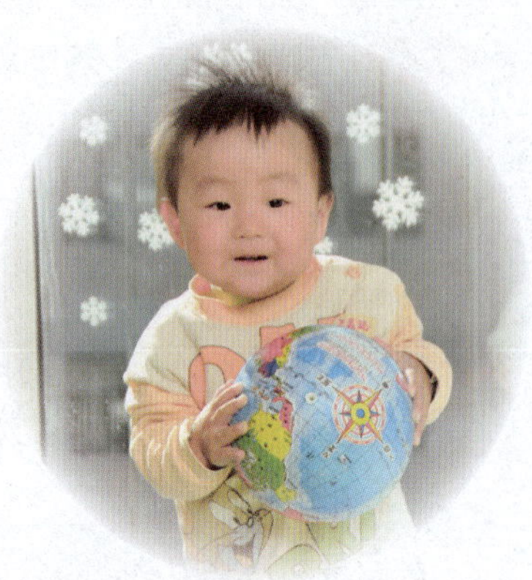

宝宝的成长变化

宝宝能够说出许多简单的词，记忆力增强能认出熟人；喜欢简单的游戏；能用动作表达自己的意愿和想法，喜欢到户外进行活动。

生理特征

能独自站一会儿，开始有走路的欲望；爬行的速度也越来越快了；大人扶着可以走路，少数宝宝已经会走路了；但新爸妈们也要注意，不要只让宝宝行走而忽略宝宝爬行；手指也更加灵活，能将拇指和食指并拢；平衡能力增强。

心理状况

喜欢听大人讲话；愿意得到大人的表扬；对熟人有一定的依赖。

体格发育特点

男宝宝	项目	女宝宝
平均77.3厘米（71.9～82.7厘米）	身高	平均75.9厘米（70.3～81.5厘米）
平均10.1千克（8.0～12.2千克）	体重	平均9.5千克（7.4～11.6千克）
平均46.5厘米（43.9～49.1厘米）	头围	平均45.4厘米（43.0～47.8厘米）
平均46.2厘米（42.2～50.2厘米）	胸围	平均45.4厘米（41.4～49.4厘米）

营养方案有重点

让饭菜变成主食

宝宝到了12个月就已经断奶了，或者正在断奶，这时的饮食明显地以食物为主，而且需要遵循一日三餐的饮食原则，两餐之间需适量加餐。其中食物的搭配要合理且营养丰富，如蛋白质、碳水化合物、维生素等都必不可少，可以通过各类食物，如谷物、肉、鱼、水果和蔬菜进行补给。

12个月宝宝适合添加的食物种类

12个月的宝宝已经开始断奶或断奶成功了，这时的食物种类明显增加，主要有以下几个方面：

种类	作用
主食	为宝宝提供能量，并锻炼咀嚼能力。一般适合宝宝的主食有如粥、软米饭、面条、小馄饨、包子、饺子、馒头片等
蔬菜、水果类	可补充维生素和矿物质，一般建议给宝宝选购时令水果。但一些容易引起过敏的水果，如芒果，建议尽量不要给宝宝吃。这时蔬菜、水果可以切成丁块状给宝宝食用
肉类	猪肉、牛肉、羊肉、鸡肉皆可，但不要把脂肪多的肥肉或肉皮给宝宝食用，以免导致宝宝肥胖
水产品类	鱼、虾等海产品肉嫩味美，而且营养丰富，可以给宝宝食用，但一些有过敏体质的宝宝，最好慎重给宝宝食用
动物血和肝脏类	可补铁并能预防缺铁性贫血。一般动物血和动物肝脏可做成泥状与其他食物搭配给宝宝食用
蛋类	一般以鸡蛋为主，主要给宝宝吃蛋黄
点心类	包括饼干、糕点、面包等食物。这些食物一般是宝宝两餐之间的磨牙食物，需要妈妈为宝宝精心准备

训练宝宝自己进餐

12个月的宝宝活动能力明显增强，可以自己独立坐着，而且对周围的环境也非常好奇，喜欢探索。这时妈妈有意地训练宝宝自己进餐会事半功倍。这样不仅可以早一点让宝宝断奶，而且还有利于锻炼宝宝手和口的协调性。

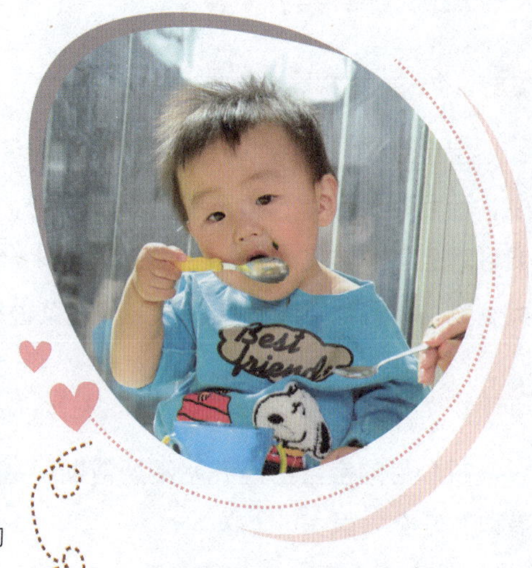

12个月的宝宝可以独立坐着了，妈妈应有意识地训练宝宝自己吃饭。

一般训练宝宝进餐，需要新爸妈们有足够的耐心，而且还要准备用餐的餐具和餐桌等。另外，在训练宝宝进餐时，妈妈还要耐心地用语言和简单的动作教宝宝如何使用餐具，先给宝宝做一下示范，然后交给宝宝自己使用，如果宝宝不配合需要耐心多尝试几次，但不能操之过急，要适时表扬宝宝。

此外，训练宝宝自己进餐还可以让宝宝与大人一同进餐，这样会让宝宝增加兴趣和学习热情。

12月宝宝一日营养方案

主要营养来源	辅助食物	喂养时间	注意事项
母乳逐渐被各类食物替代	温开水、鱼肝油、蔬菜汁、果汁、蔬菜泥、果泥、米粉、米糊、肉泥、鱼泥、鸡蛋（蛋黄）、肝泥、面包、馒头片、面条等	上午6时、9时、12时 下午15时、18时 夜间21时	宝宝将要告别母乳，要注意食物的合理搭配，以防止营养供应不足

Q&A •••

营养专家在线

Q 宝宝偏食怎么办？

A 这个阶段的宝宝身心发育都有了很大的提高，并有了喜好之分，因此对食物也不例外；对喜欢的食物，多吃一点，而对不喜欢的食物，少吃甚至不吃。如果这样的饮食情况宝宝出现一两次，可能是正常情况，但宝宝长时间对饮食表现得好恶分明，就有可能要考虑宝宝是不是出现了偏食的情况。

宝宝偏食是一种不良的饮食习惯，新爸妈们发现后要及时纠正，否则不利于宝宝身体发育。一般可以采取以下几点措施进行改善：

- 对于宝宝爱吃的食物，不能过于放纵地让宝宝吃，最好隔几顿或几天吃一次。期间用其他营养成分相似的食物代替。
- 对于宝宝不喜欢而且营养丰富的食物，妈妈需要在加工、烹调方面努力，使食物在色、香、形、味方面吸引宝宝。
- 宝宝出现偏食，不爱吃一些食物，妈妈也不要用强硬的方式逼迫宝宝，以免适得其反，让宝宝更加厌烦。

Q 12个月宝宝有哪些需要注意的饮食细节？

A 12个月的宝宝正处于断奶的关键时期，因此在饮食上需要注意以下细节，以便让宝宝更健康成长。

- 饮食要有规律，一日三餐要定时进餐，养成合理的饮食习惯。
- 食物搭配要多样，如五谷杂粮类、肉蛋类、蔬菜类、水果类等食物要合理搭配。
- 精心加工和烹调食物，提高食物的色、香、味、形。
- 培养独立的用餐习惯，让宝宝学习使用餐具吃饭。
- 食物要粗细相宜，吃一些富含膳食纤维的食物。

香菇蒸蛋

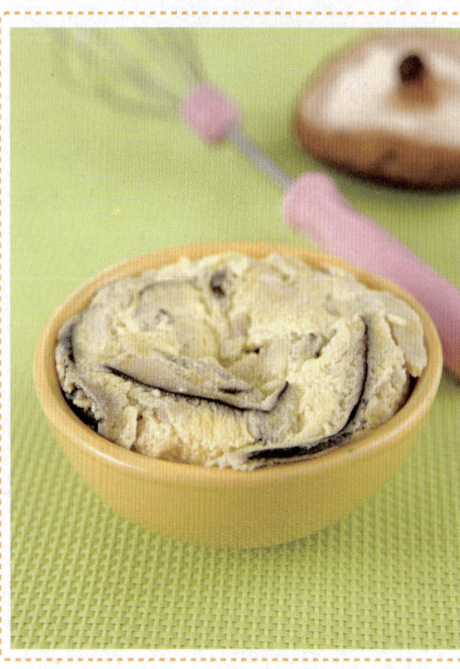

材料 鸡蛋1个，干香菇2朵。

调料 盐少许。

完美厨艺

1 干香菇用水浸泡后，切成细丝。

2 鸡蛋磕入碗中，打散，加入水、香菇丝，加少许盐调匀。

3 放入锅中，蒸熟即可。

营养看看

香菇含有蘑菇多糖，常吃香菇可以提高宝宝的免疫功能，增强其抗病能力。

油菜烩鲜蘑

材料 油菜100克，鲜蘑菇50克，白菜叶、配方奶各适量。

调料 无。

完美厨艺

1 白菜叶洗净切丝，入沸水锅中汆烫一下；油菜洗净，汆烫，切碎。

2 蘑菇洗净切碎，放入炒锅内熬成蘑菇汤。

3 将蘑菇汤与配方奶混匀成调料。

4 另取一锅置火上，加适量油烧热后下入白菜丝、油菜碎和蘑菇汤，边搅拌边煮至熟即可。

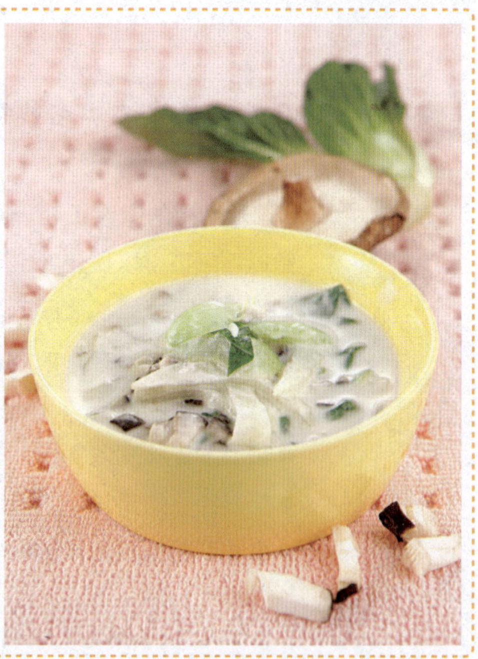

鱼泥小馄饨

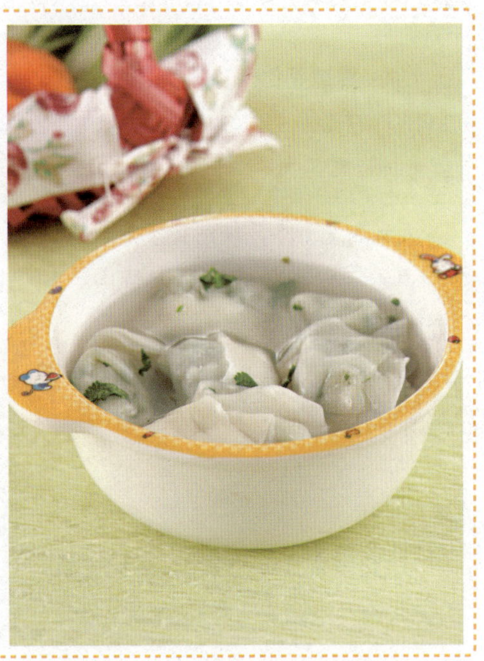

材料 鱼肉泥50克，小馄饨皮6张，韭菜末、香菜末各适量。

调料 清高汤少许。

完美厨艺

1 将鱼肉泥和韭菜末做成馄饨馅，包入小馄饨皮中，做成馄饨生坯。

2 锅内加水，煮沸后放入馄饨生坯，煮沸。

3 馄饨煮沸后，倒少许清高汤煮至馄饨浮起时，撒上香菜末即可出锅。

枸杞粥

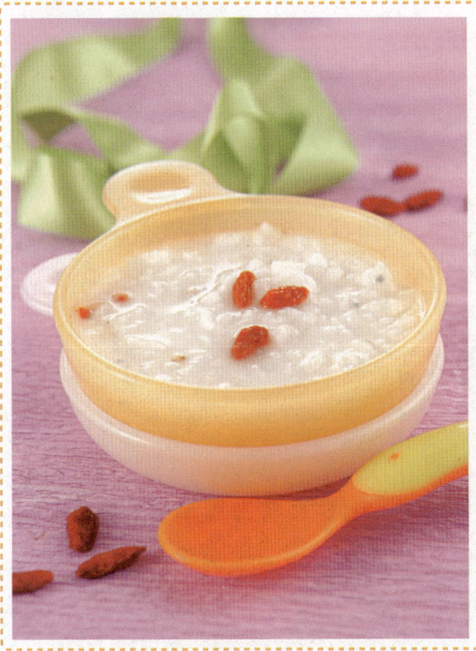

材料 大米100克，枸杞子少许，配方奶适量。

调料 无。

完美厨艺

1 大米淘洗干净，加适量清水浸泡30分钟。

2 将泡好的大米放入锅内，加入适量水，大火煮沸，转小火煮至米粒软烂黏稠。

3 锅中加入配方奶，搅匀，用中火烧沸，再加入枸杞子略煮数分钟即可盛出。

豌豆末米粥

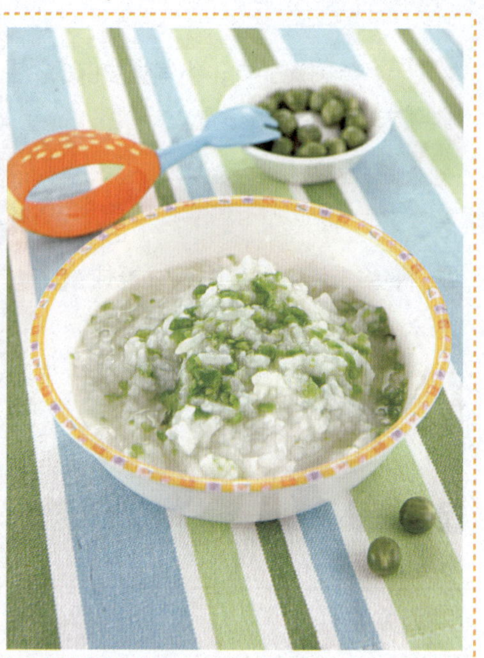

材料 青豌豆仁50克，大米1大匙。

调料 无。

完美厨艺

1 大米淘洗干净，加适量水煮成粥。

2 青豌豆仁去皮衣后放入锅中，加适量水煮熟后碾碎末。

3 取煮好的粥适量，与青豌豆末混合均匀即可。

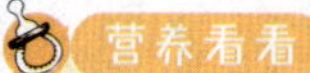

此粥富含维生素C，可促进新陈代谢，增强宝宝免疫力。

山楂甜米粥

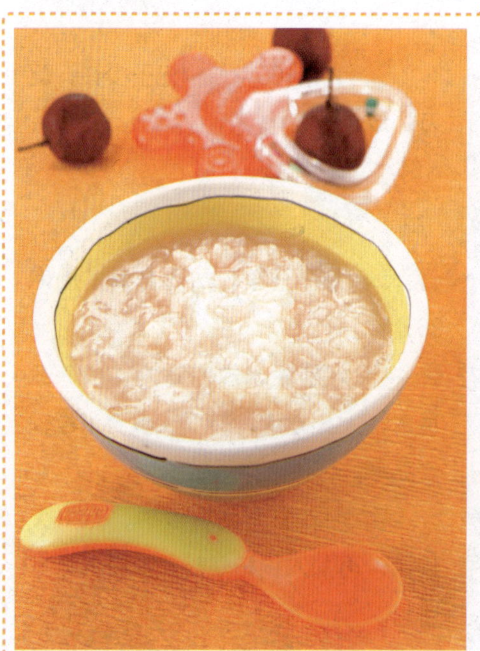

材料 新鲜山楂、大米各60克。

调料 白糖少许。

完美厨艺

1 将山楂洗净，然后放入砂锅里用小火慢慢熬煮，熬好后去渣，取汁。

2 锅中加入洗净的大米、山渣汁、少许白糖，继续熬煮至粥熟即可。

喂养小叮咛

山楂具有开胃消食的作用，常食可预防宝宝消化不良，但脾胃虚弱的宝宝不宜多吃。

果仁黑芝麻糊

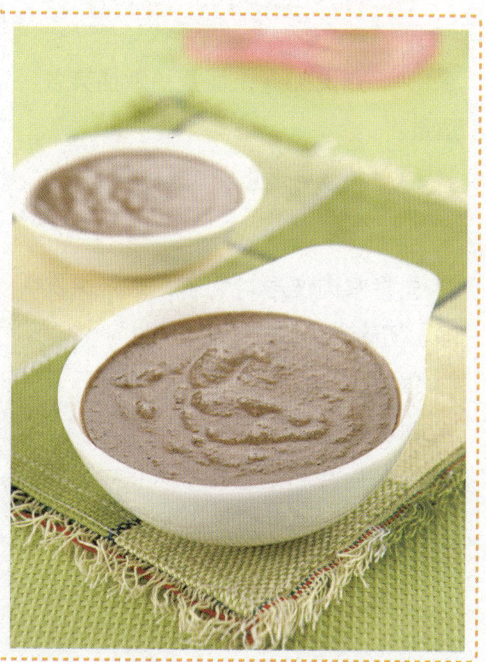

材料 核桃仁、花生仁、腰果、黑芝麻、麦片各50克。

调料 无。

完美厨艺

1 先将核桃仁、花生仁炒熟，研碎；腰果泡2小时后切碎；黑芝麻炒熟，研碎。

2 再将麦片加适量清水，放在锅中用大火煮沸，放入核桃仁末、花生仁末、腰果末转小火煮5分钟，最后放入黑芝麻末搅拌均匀即可。

西兰花奶汁

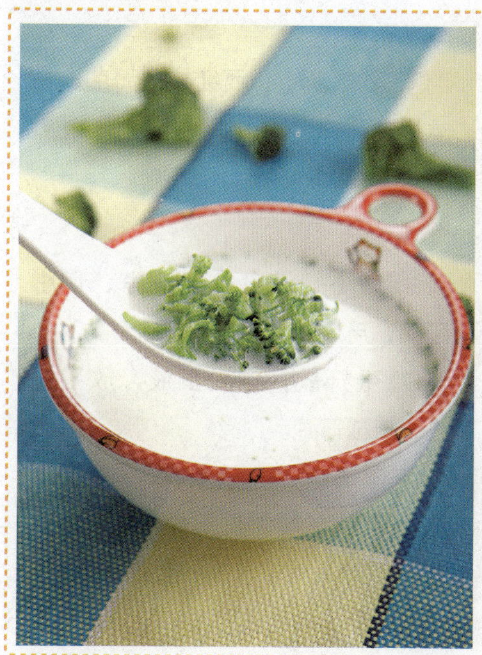

材料 西兰花10克，配方奶适量。

调料 无。

完美厨艺

1 西兰花洗净，放入开水中煮至熟软，切碎。

2 锅置火上，倒入配方奶，煮沸，加入西兰花碎，煮至熟烂即可。

喂养小叮咛

妈妈在烹调西兰花之前，一定要先汆烫，这样做不仅可以保持颜色青绿，营养也不易流失。

鸡丝油菜面片

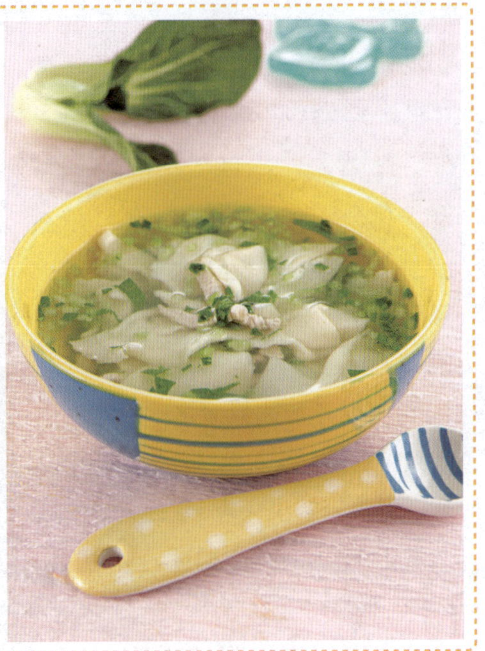

材料 鸡肉50克，面片、嫩油菜各适量。

调料 鸡汤各适量。

完美厨艺

1 先将鸡肉洗净，切末；嫩油菜洗净，切碎末。

2 锅置火上，加适量鸡汤煮沸，下入鸡肉末煮沸。

3 将薄面片和油菜末下入锅中，煮5分钟至熟烂即可。

鸡蛋饭卷

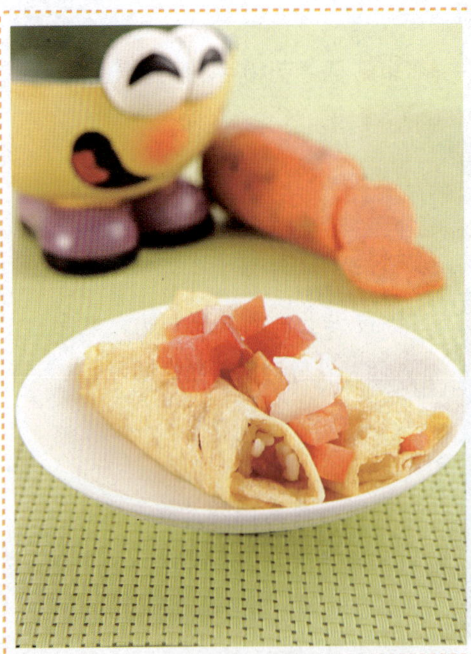

材料 胡萝卜、西红柿各50克，鸡蛋1个，软米饭1小碗。

调料 盐少许。

完美厨艺

1 胡萝卜、西红柿均洗净，切小丁块，用油炒软。

2 鸡蛋打散，调成蛋液，放平锅内，摊成薄片。

3 在做法1中加入软米饭，调入盐少许，拌匀。

4 将混合后的软米饭平摊在蛋皮上，卷成卷儿，切小段即可。

海带米粥

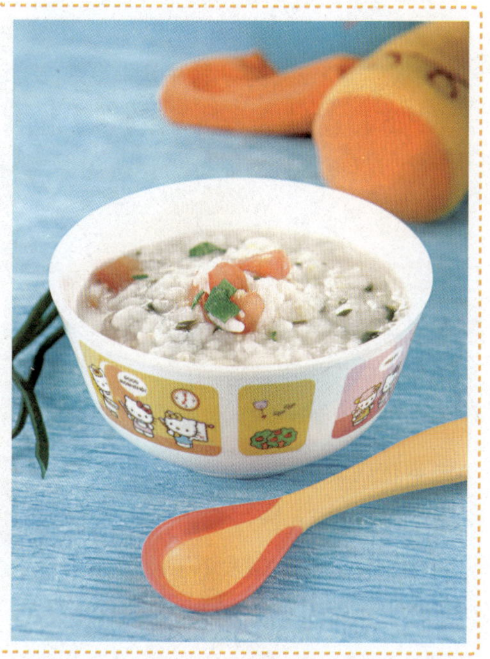

材料 大米、小米各20克，海带、西红柿、小白菜各适量。

调料 盐少许。

完美厨艺

1. 海带、小白菜均洗净，氽烫至熟，切碎；西红柿洗净，切丁。
2. 大米、小米加入7倍水，煮至粥熟。
3. 加入海带碎末、小白菜碎末和西红柿丁，煮开。
4. 至海带碎末、小白菜碎末、西红柿丁熟烂后，调入盐即可。

肉蛋粥

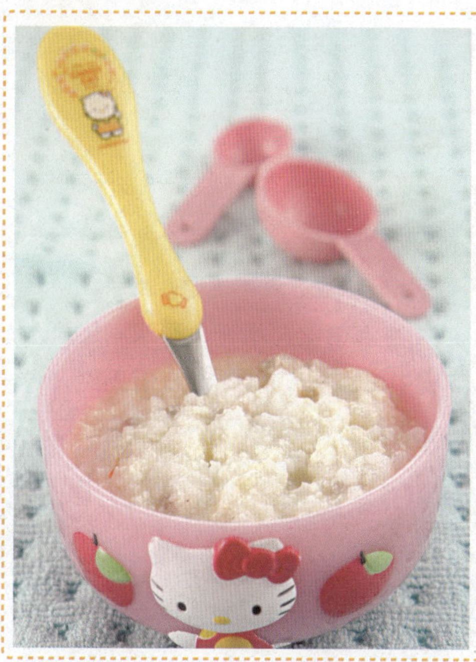

材料 大米70克，猪瘦肉25克，鸡蛋1个。

调料 盐少许。

完美厨艺

1. 猪瘦肉剁泥；鸡蛋打散成蛋液。
2. 大米洗净，加水煮沸，放肉泥续煮。
3. 将鸡蛋液倒入肉粥中搅散，大火煮至蛋花成形，加入少许盐调味即可。

喂养小叮咛

此粥有助于补充宝宝生长发育所需的一些营养。

蔬果牛肉粥

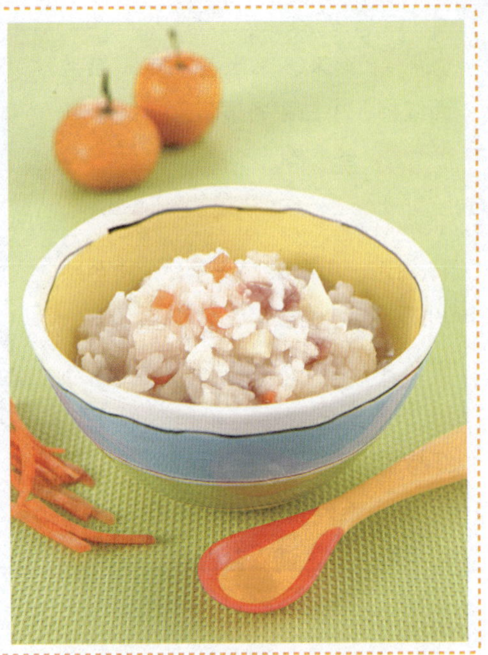

材料 大米200克，酱牛肉100克，胡萝卜丁、甘薯丁、梨丁、冬瓜丁各适量。

调料 无。

完美厨艺

1 大米洗净，在水中浸泡约30分钟；酱牛肉切成碎丁，备用。

2 锅中加适量水，倒入大米，煮至成粥至八成熟。

3 在粥中加入酱牛肉碎丁，开锅后再加入甘薯丁、胡萝卜丁、梨丁、冬瓜丁，煮熟即可。

绿豆海带汤

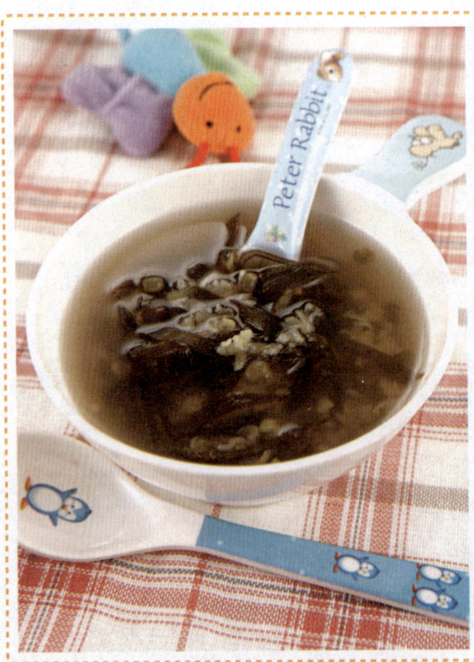

材料 绿豆、海带、薏米各30克。

调料 冰糖适量。

完美厨艺

1 海带洗净，切细丝，汆烫一下，捞出；绿豆、薏米洗净，浸泡。

2 将海带丝与绿豆、薏米一起放入锅中，加水煎煮，待海带丝熟烂，绿豆、薏米开花时加入冰糖调味即可。

喂养小叮咛

海带在烹调前汆烫一下，再浸泡一段时间，可去掉杂质。

Part3

1～3岁宝宝的科学营养方案

1～3岁的宝宝，体格发育速度开始放慢，但智力发育速度加快，因此妈妈在营养上需要注意给宝宝摄入优质的蛋白质，在饮食上要注意肉、蛋、坚果等食物的供应。另外，宝宝的咀嚼能力不能与大人相比，因此吃的食物需要软一些。宝宝每天活动量很大，所以还要在两餐之间添加一些水果、点心等食物，以补充宝宝消耗的体力。

1～1.5岁 宝宝营养要全面

这时的宝宝已经能自己走路了，而且对周围的环境充满了好奇，活动量也比以前有明显增加，能量消耗也明显增多，因此，这一阶段的营养重点是要补充足够的能量，摄入含优质的蛋白质、维生素、矿物质等有营养素的食物，注意营养要丰富、多样。

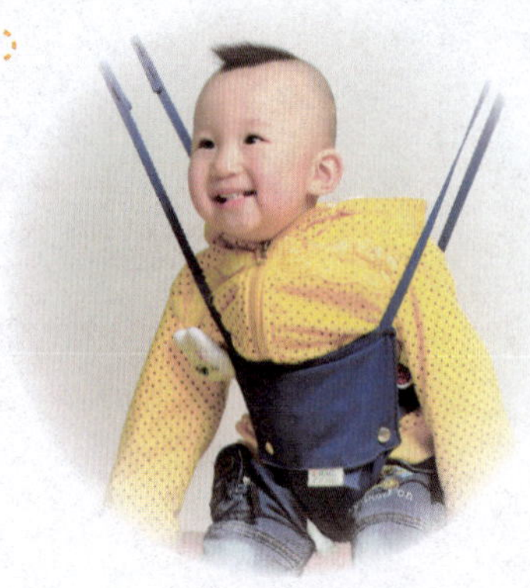

宝宝的成长变化

宝宝大脑发育迅速，逐渐体现出个体差异，各项智能有了进一步发展；语言能力增强，可以理解大人说话的意思，并开始会说简单的词，但个别宝宝语言发育比较慢，还需要多加练习。

生理特征

宝宝的牙齿在不断生长，到了1岁半一般能长到10颗以上；能独自站稳，并能捡拾东西，喜欢爬上爬下，对周围事物好奇心强。

心理状况

宝宝容易获得满足，喜欢爸爸妈妈的鼓励。

体格发育特点

男宝宝		女宝宝
平均81.4厘米（75.2～87.6厘米）	身高	平均81.1厘米（74.2～86.2厘米）
平均11.1千克（8.6～13.5千克）	体重	平均10.4千克（8.2～12.7千克）
平均47.3厘米（44.7～49.9厘米）	头围	平均46.2厘米（43.4～49.0厘米）
平均47.3厘米（43.3～51.3厘米）	胸围	平均46.2厘米（42.2～50.2厘米）

营养方案有重点

了解宝宝的饮食情况

宝宝1岁以后，一般都已经断奶成功脱离了母乳，并开始有规律的吃饭，这时的饮食情况主要体现在以下几点：

- 长出更多牙齿的宝宝，其咀嚼能力有了明显提高，但消化系统仍不能与大人相比，因此饭菜仍要应做得软、烂、碎。
- 宝宝的饮食有规律，遵循一日三餐，另外，两餐之间要吃些辅助性食物或喝一些配方奶，一般每天喝2次奶。
- 饮食注重多样性和均衡性，以免宝宝挑食，造成营养不良或营养过剩。

宝宝离不开的营养素

这一阶段的宝宝虽然体格发育开始变得缓慢，但智力发育速度加快，每天的活动量也有所增加，因此需要多补充能量，此时多摄入优质蛋白是必不可少的。此外，宝宝摄入维生素，可以帮助把蛋白质、碳水化合物等转化成能量，以补充宝宝消耗的体力，让宝宝快乐而健康地成长。

- 维生素尤其是B族维生素有利于促进人体的新陈代谢，帮助蛋白质转化成能量，

给宝宝补充维生素，可以让宝宝吃一些水果，如苹果等。

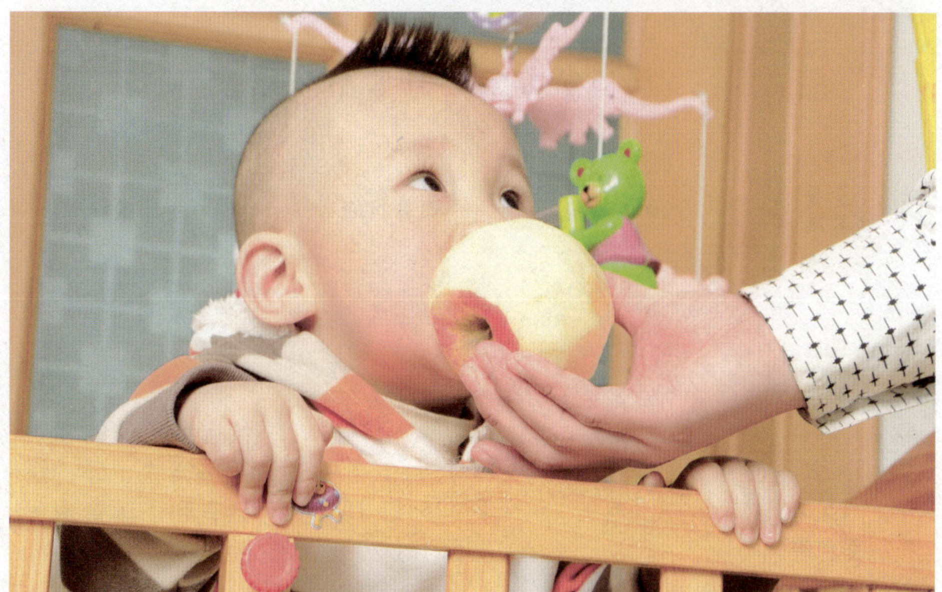

一般主要从蔬菜、水果等食物中摄取。

● 蛋白质是补充能量的有效营养素，而且也是人体细胞组织的重要成分，宝宝的肌肤、毛发、神经系统、内分泌系统等都离不开蛋白质。因此，断奶后的宝宝需要从食物中摄取充足的蛋白质，如肉类食物、蛋类食物等。

帮助宝宝养成良好的饮食习惯

宝宝添加辅食后，应训练宝宝养成吃辅食的好习惯，这样对宝宝今后健康的进餐有好处。

● **按时进餐**。宝宝断奶后一般都能遵循一日三餐的饮食规律。养成宝宝到时间就主动吃饭的习惯，有助于食物在体内正常消化吸收。

● **掌握好进餐时间**。一般宝宝吃饭的时间不宜过长，吃饭的时间控制在20分钟即可，如果宝宝有边吃边玩的习惯，最好正确地引导宝宝专心吃饭，把吃饭和玩耍分开。

● **在餐桌上进餐**。宝宝1岁以后与大人同桌吃饭了，给宝宝安排好属于自己的进餐位置，让宝宝形成在餐桌上进餐的好习惯。

● **建立良好的进餐环境**。这时的宝宝好奇心很强，容易被外界的环境所干扰，因此，在进餐的时候最好有一个安静的进餐环境，新爸妈们吃饭时不要讲笑话或逗宝宝发笑，以免呛到宝宝。

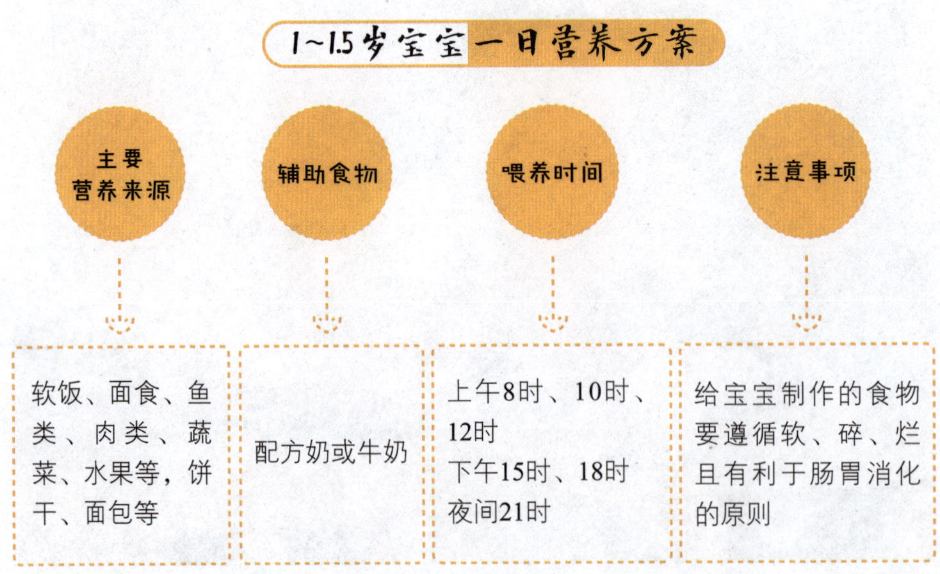

Q&A •••

营养专家在线

Q 宝宝只喜欢吃零食，不喜欢吃正餐怎么办？

A 给宝宝吃一些零食是可以的，一般可以在两餐之间吃一些，但如果宝宝爱吃零食，甚至无节制地吃零食，只要不给吃就哭闹，这种情况新爸妈们就需要强行制止了。主要可以从以下几个方面进行：

- **吃有益的零食**。给宝宝吃的零食需要对身体有益，让宝宝多接触一些如小饼干、烤面包片、小点心、水果丁等零食，远离垃圾食品。
- **让正餐更吸引宝宝**。宝宝爱吃零食主要是由于零食味道好，形状也深得宝宝喜爱，所以妈妈在制作正餐的时候可以从食物的色、香、味、形这四个方面入手，让宝宝开始喜欢正餐。
- **控制吃零食的时间和次数**。给宝宝吃零食一般要在两餐之间，不能与正餐时间离得太近，而且每天吃零食不能超过2次。

Q 宝宝怎么吃都不胖是怎么回事？

A 宝宝断奶后，对食物的需求量也明显增加，但宝宝吃得很多却不长肉让新爸妈们很担心，是不是食物营养不合理或者是宝宝生病了。其实宝宝怎么吃都不长肉可能有以下几个原因：

- 营养补充不足，因此，活动量大的宝宝营养需求得不到满足。
- 宝宝出现挑食的习惯，不喜欢吃妈妈做的食物。
- 宝宝肠道里有寄生虫，影响了宝宝对营养的吸收。
- 宝宝的内分泌系统或胃肠道出现不适，进而影响了对食物中营养的吸收。

因此，新爸妈们要耐心观察宝宝不长肉的情况，然后采取有效的措施，如果是因宝宝身体不适所致就需要去医院进行检查。

猪肝卷菜

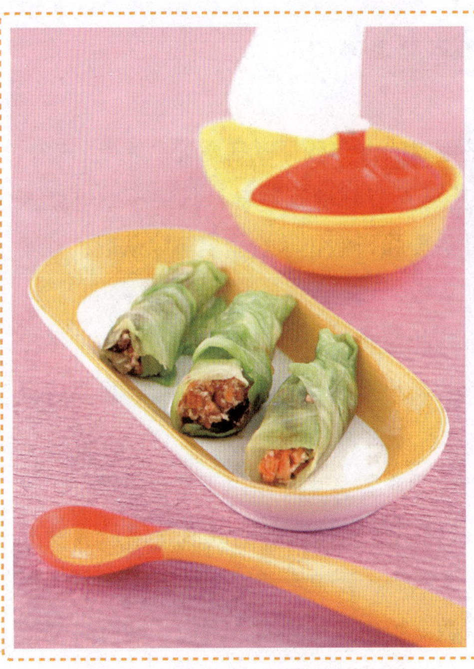

材料 豆腐末50克，猪肝泥、胡萝卜各30克，圆白菜叶片20克。

调料 盐少许，肉汤适量。

完美厨艺

1 胡萝卜洗净，煮熟，切碎；圆白菜叶片入沸水中汆烫至熟。

2 将猪肝泥和豆腐末混合拌匀，加入胡萝卜碎和少许盐做成馅，放在圆白菜叶片中间。

3 将圆白菜叶片卷起，用淀粉封口，放入肉汤内煮熟即可。

香椿芽拌豆腐

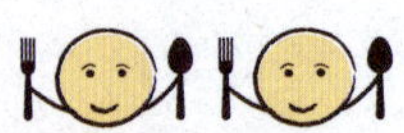

材料 嫩香椿芽250克，盒装嫩豆腐1盒。

调料 盐、香油各少许。

完美厨艺

1 香椿芽洗净，入开水中汆烫5分钟，挤出水，切成细末。

2 盒装豆腐倒出，搅成块，加入香椿芽末，调入盐、香油，拌匀即可。

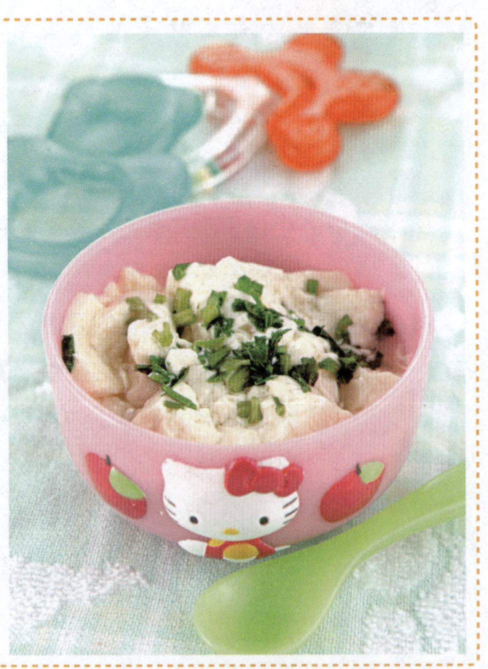

喂养小叮咛

香椿芽烹调前要用开水汆烫，否则容易引发亚硝酸盐中毒。

丝瓜虾皮汤

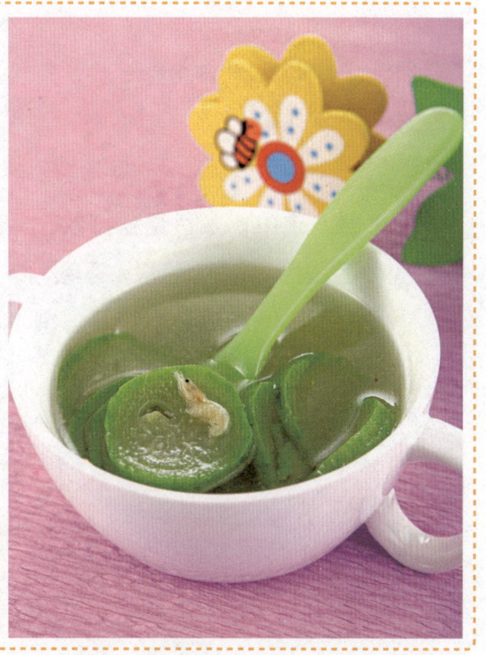

材料 嫩丝瓜200克，虾皮15克。

调料 盐、香油各少许。

完美厨艺

1 嫩丝瓜洗净，切片。

2 锅置火上，倒入适量油烧热，放入丝瓜片，煸炒片刻，加水煮开。

3 加入虾皮，以小火煮2分钟左右，调入盐、香油即可。

营养看看

虾皮富含蛋白质和钙，配以丝瓜煮汤，汤鲜味美。

青菜骨汤面

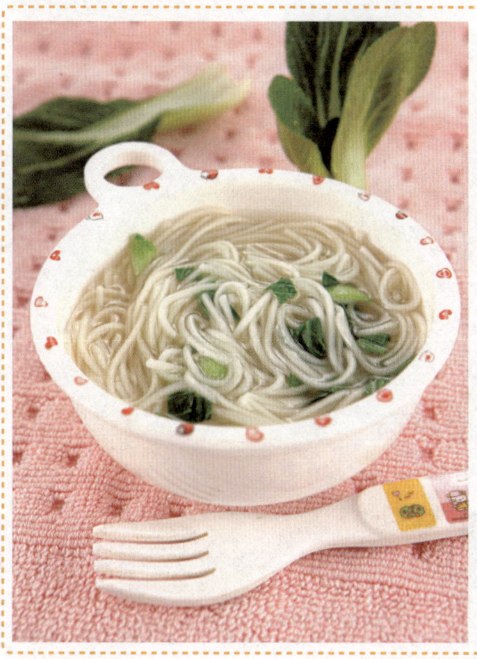

材料 骨头200克，青菜、龙须面各50克。

调料 盐、米醋各少许。

完美厨艺

1 青菜洗净，切碎。

2 骨头洗净，砸碎，放入冷水锅中，用中火熬煮。

3 煮沸后，加几滴米醋，继续煮30分钟，取骨头汤。

4 将龙须面下入骨汤中，煮六成熟。

5 将青菜碎加入汤中，煮至面熟，调入盐即可。

小葱炒鸡蛋

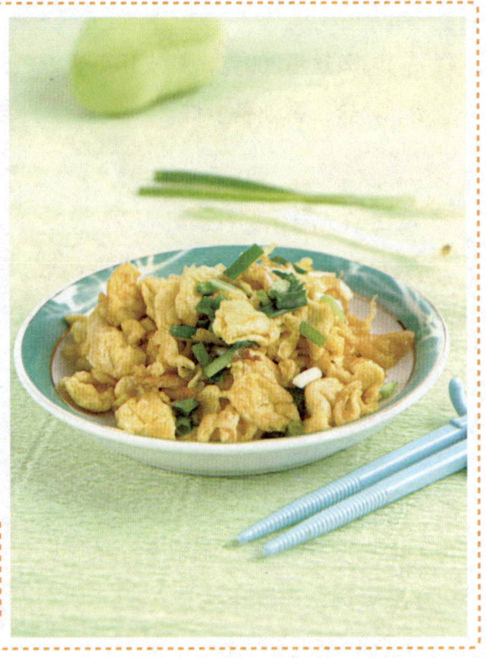

材料 鸡蛋2个，小葱3棵。

调料 盐少许。

完美厨艺

1 鸡蛋磕入碗中，加适量盐打散，搅匀；小葱去根，洗净，切段，备用。

2 锅置火上，倒入适量水烧开，倒入鸡蛋汁并不断搅炒，待鸡蛋成块，投入葱段，拌炒几下即可。

喂养小叮咛

妈妈在制作此膳食时，应以小葱作配料，不能用大葱炒。

冬瓜荷叶汤

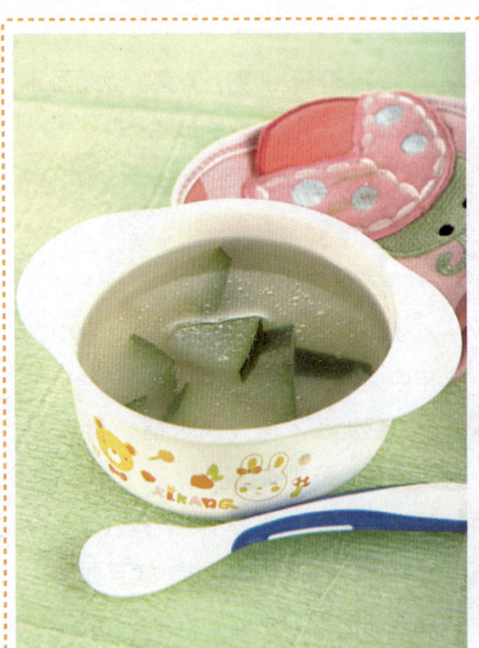

材料 冬瓜500克，嫩荷叶适量。

调料 盐少许。

完美厨艺

1 冬瓜洗净，连皮切块。

2 荷叶剪碎煎汤，煮沸，取荷叶水，去掉荷叶碎。

3 加入冬瓜块，调入适量盐，煮熟即可。

喂养小叮咛

冬瓜与荷叶同食，有清热去火的功效。

豆腐蛋汤

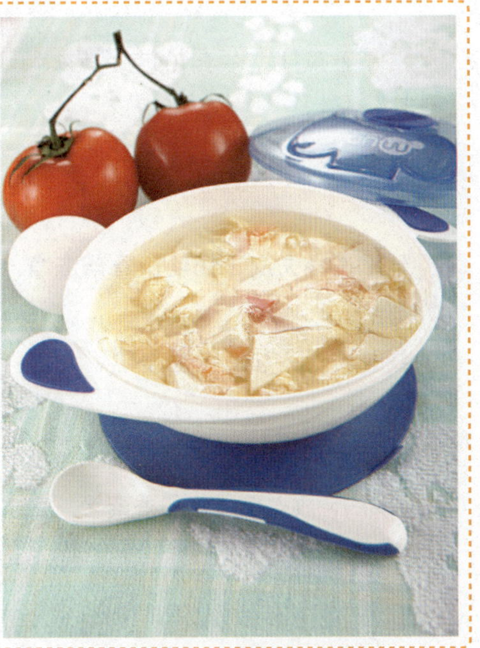

材料 西红柿、鸡蛋各1个，豆腐200克。

调料 盐、香油各少许。

完美厨艺

1 豆腐洗净，切成菱形小片，放入开水中氽烫一下；西红柿洗净，用开水氽烫一下，去皮，切成小片；鸡蛋磕入碗中，打散搅匀成蛋液。

2 锅置火上，放入适量水、豆腐片、西红柿片、少许盐，烧开。

3 将蛋液淋入汤中，再淋入少许香油即可。

香酥鱼松

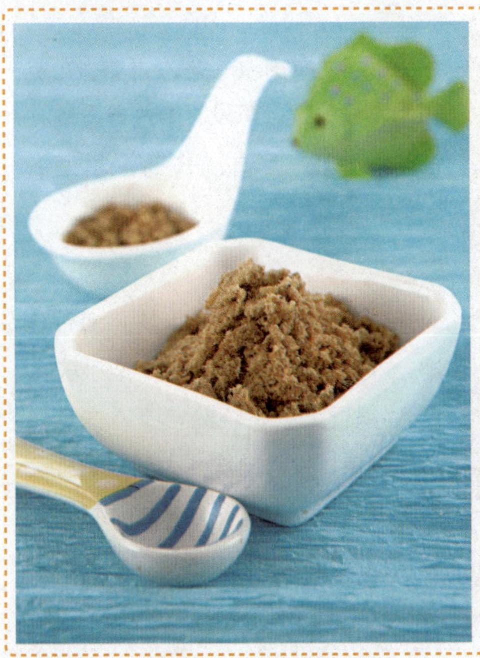

材料 净鱼肉100克。

调料 酱油、白糖、盐各少许。

完美厨艺

1 鱼肉洗净，蒸熟，去刺及皮。

2 锅置小火上，放入花生油，烧热后放入鱼肉，边烘边炒。

3 至鱼肉香酥时，加入酱油、盐、白糖，再翻炒几下，即成鱼松。

喂养小叮咛

活宰的鱼不要马上烹调，否则肉质会发硬，不利于消化吸收。

丝瓜香菇汤

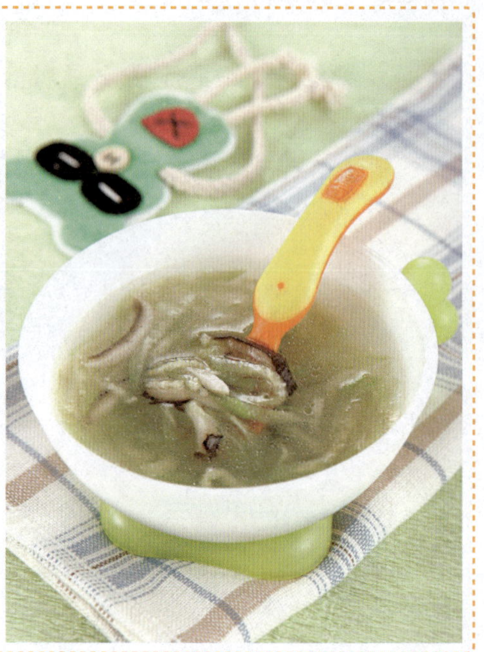

材料 丝瓜1根，香菇100克，葱末、姜末各适量。

调料 无。

完美厨艺

1 丝瓜洗净去皮，切丝；香菇洗净切成丝。

2 锅置火上，加适量油烧热，加入香菇丝炒一下，盛出。

3 另起锅，在锅中加适量的清水，大火煮沸后，放入丝瓜丝和香菇丝，煮熟即可。

海带瘦肉汤

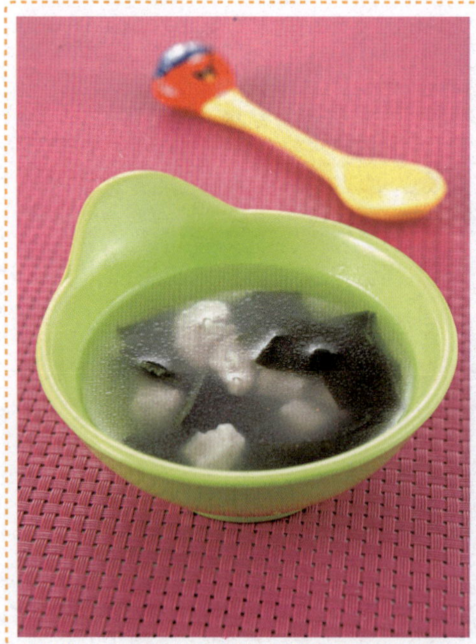

材料 猪瘦肉300克，海带200克（水发后的），葱段、姜片各适量。

调料 盐、白糖、酱油、料酒各少许。

完美厨艺

1 猪瘦肉洗净，切成小块；海带洗净，入开水中煮10分钟，切成小块。

2 油锅置火上，烧热，下入白糖，炒成糖色，投入肉块、大料、葱段、姜片及剩余调料，略炒，加适量水，炖至八成烂，投入海带块，炖至熟烂即可。

四色炒蛋

材料 鸡蛋2个，青椒、黑木耳各150克，葱花、姜丝各适量。

调料 盐少许。

完美厨艺

1 青椒、黑木耳均洗净，切菱形块。

2 将鸡蛋打散加入少许盐，搅匀。

3 锅置火上，放入适量油，烧热后倒入鸡蛋液煸炒，成块后，盛出。

4 另起油锅，投入葱花、姜丝，爆香，再放入青椒块、黑木耳块翻炒，快熟时，加入少许盐，倒入炒好的鸡蛋块，以水淀粉勾芡，即成。

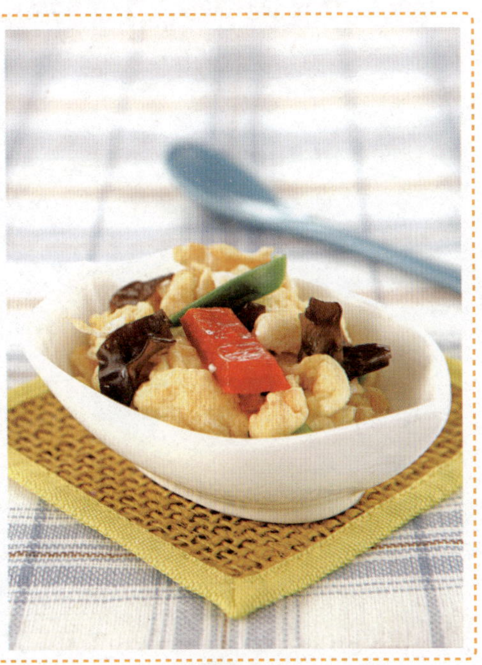

韭菜炒鸡蛋

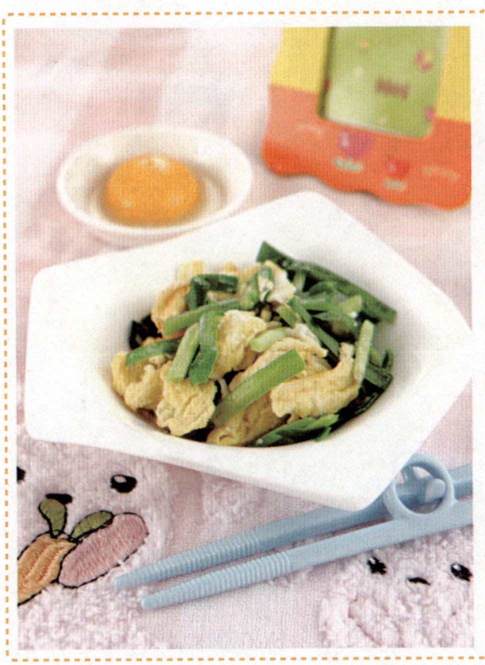

材料 韭菜150克，鸡蛋2个。

调料 盐少许。

完美厨艺

1 韭菜洗净，切成小段；鸡蛋磕入碗中，打散成蛋液。

2 油锅烧热，倒入蛋液，炒熟。

3 投入韭菜段，快速煸炒，同时调入少许盐，翻炒均匀即可。

喂养小叮咛

如果宝宝消化不良，则不宜吃韭菜，易引起消化不良。

1.5～2岁 宝宝要平衡膳食

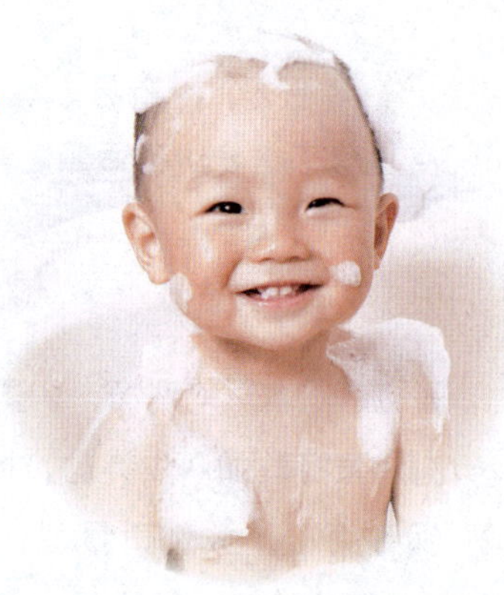

随着宝宝消化功能的不断完善，1岁半后，宝宝饮食的种类和制做方法也开始向成人过渡，但此时宝宝仍不能完全吃大人的食物，制作的食物要易消化、软硬适度。这一阶段的宝宝饮食主要以混合食物为主，保证膳食均衡。

宝宝的成长变化

这一时期的宝宝语言能力明显增强，1岁半的宝宝一般已经能说100多个词，而且语言模仿能力也增强；记忆力和想象力也增强。

生理特征

宝宝牙齿已经长了近20颗，即使出牙慢的宝宝牙齿也将近17颗了；能够模仿大人的一些动作；会走，喜欢爬上椅子、凳子或床等高一些的用具；此时的宝宝喜欢探索，对一些事充满了好奇心。

心理状况

宝宝愿意听到表扬；喜欢听音乐，并想玩更多的玩具；渐渐开始有了自我独立的意识。

体格发育特点

男宝宝		女宝宝
平均84厘米（77.6～90.4厘米）	身高	平均82.9厘米（76.7～89.1厘米）
平均11.6千克（9.0～14.3千克）	体重	平均11.05千克（8.7～13.4千克）
平均47.8厘米（45.2～50.4厘米）	头围	平均46.7厘米（44.1～49.3厘米）
平均48.1厘米（44.1～52.1厘米）	胸围	平均47厘米（43.0～51.0厘米）

营养方案有重点

重视膳食均衡

膳食均衡是指根据个人的生长发育特点、年龄、体格情况，均衡地安排膳食，以满足人体对营养的需要。

这一阶段，大多数宝宝已经断奶结束，开始正常吃饭，而且每个宝宝的身体发育开始出现明显的个人差异，对营养的需求和食物的摄入都有所不同。因此，妈妈需要从膳食平衡上来满足宝宝身体所需的各种营养，讲究各类食物的混合搭配。

宝宝正常吃饭，不需额外补充营养素

每个宝宝的身体发育状况都会有所不同，饮食量也有大有小，但如果宝宝能够吃饭正常，消化功能也正常，一般可以不用额外补充维生素。

妈妈完全可以通过合理搭配膳食，丰富食物的种类，保证宝宝从食物中获取足够的营养，

因此，给宝宝摄入的食物不仅要包括适当的主食，如面食、米饭等；富含蛋白质的食物，如肉、蛋、奶类；还要多吃蔬果，以补充维生素和矿物质。

让宝宝自己独立吃饭

如果妈妈在给宝宝添加辅食的时候就开始有意地训练宝宝用勺子、用餐具

宝宝如果正常吃饭，身体发育也不错，一般不需要额外补充营养素。

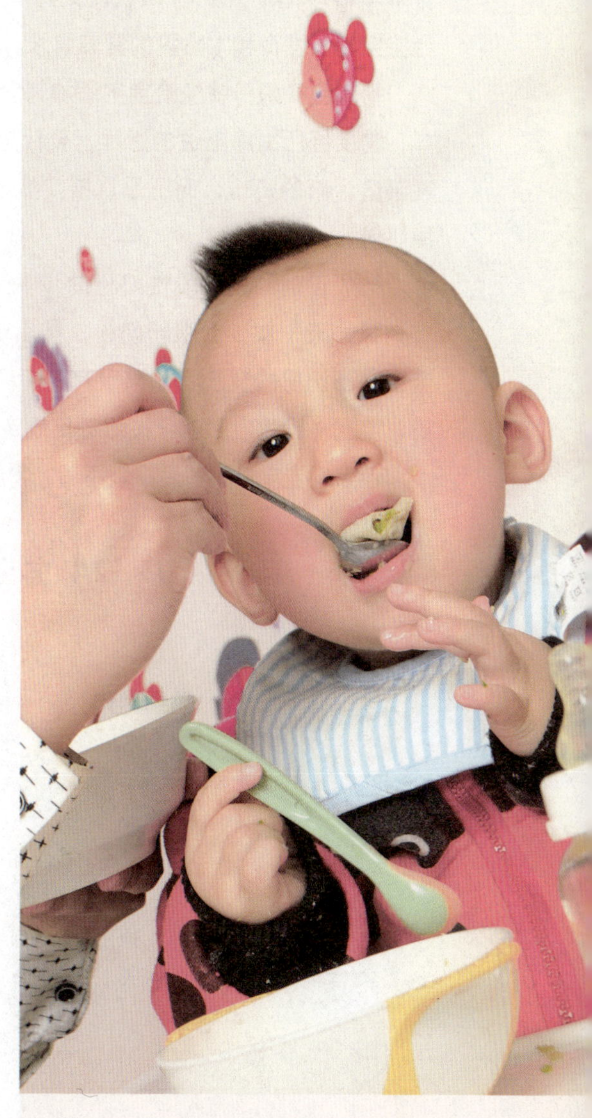

吃饭，那么这一阶段的宝宝一般可以自己独立吃饭了，妈妈可以放手让宝宝自己用勺子吃饭，以便培养宝宝的自理能力。也许宝宝仍然会吃得一塌糊涂，不要责备宝宝，应引导宝宝正确地独立吃饭。

给宝宝换阶段性奶粉

宝宝虽然断奶后离开了母乳，但仍可以继续喝配方奶粉，但这一阶段宝宝的配方奶粉需要从婴儿配方奶粉换成适合本年龄段的幼儿奶粉，以便更好地适合宝宝生长发育和本阶段的营养需求。

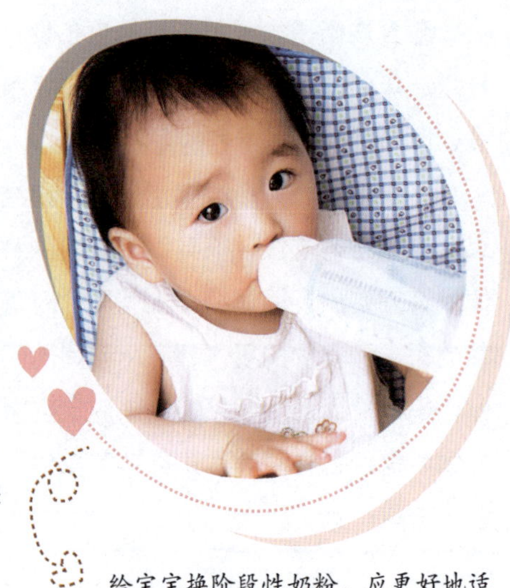
给宝宝换阶段性奶粉，应更好地适合宝宝的生长发育需要。

给宝宝换奶粉就像给宝宝添加辅食一样，需要经历循序渐进的过程，要让宝宝逐渐适合新的奶粉，而不是直接突然地换掉奶粉。

一般正确的换阶段性奶粉的步骤是：首先第一天一次少量喂新奶粉，然后观察宝宝喝新奶粉的反应，如果没有不适应，第二天可以增加喝奶次数，按需喂新奶粉，宝宝一旦适应后就可按照每日规定的喂奶量喝奶。

但如果宝宝换奶粉后出现不适，需要暂时停止，找出原因，最好向医生咨询。

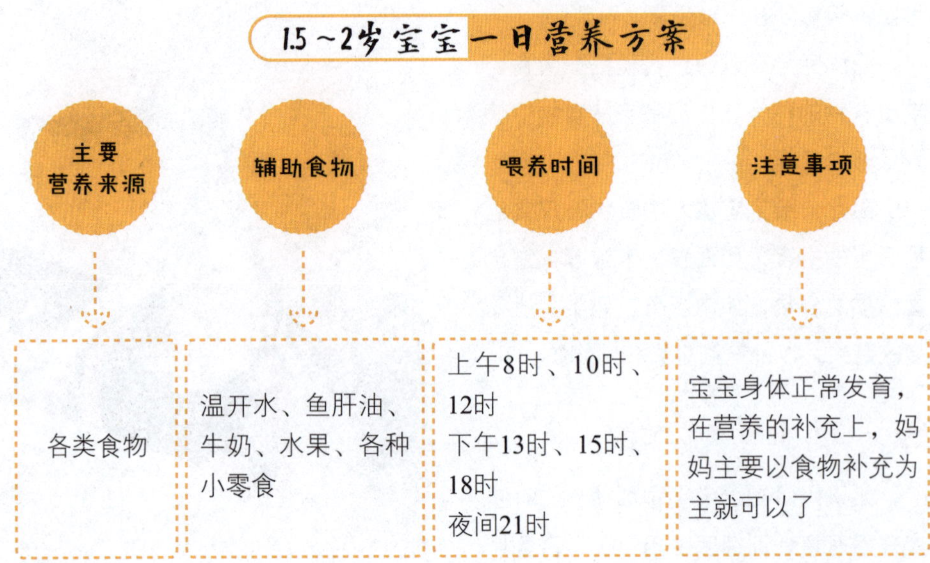
1.5～2岁宝宝一日营养方案

主要营养来源	辅助食物	喂养时间	注意事项
各类食物	温开水、鱼肝油、牛奶、水果、各种小零食	上午8时、10时、12时 下午13时、15时、18时 夜间21时	宝宝身体正常发育，在营养的补充上，妈妈主要以食物补充为主就可以了

Q&A

营养专家在线

Q 宝宝偏爱吃肉，不喜欢吃蔬菜怎么办？

A 蔬菜能够为宝宝提供丰富的营养物质，富含膳食纤维的蔬菜还能帮助人体消化吸收，是宝宝不能离开的主要食物之一。但一些宝宝不爱吃蔬菜而偏好肉食，这就需要妈妈找到宝宝不爱蔬菜、爱吃肉的原因，有效改变宝宝这一错误的饮食习惯。

宝宝不爱吃蔬菜，如果是因为蔬菜中含有的膳食纤维让宝宝咀嚼困难，那么妈妈就需要把菜烹煮得软一些、烂一些。

如果是因为蔬菜没有味道，或者味道过浓，宝宝不喜欢，那就需要把这类蔬菜与其他食物搭配在一起让宝宝食用，如把蔬菜和肉混合做成饺子给宝宝吃，让爱吃肉的宝宝也能吃到蔬菜。

另外，妈妈还可以在制作蔬菜类食物时，从外形和颜色上吸引宝宝，让宝宝产生吃蔬菜的兴趣。

Q 为什么要控制宝宝吃得太饱？

A 宝宝虽然一直在长身体，但身体的各个器官仍然很娇嫩，尤其是消化系统还不完善。如果不控制宝宝吃饭的量，使宝宝吃得太饱、暴饮暴食，很容易加重消化器官的负担，引起消化不良，影响身体生长发育异常等。另外，宝宝暴饮暴食，胃肠就需要超负荷工作，致使脑供血减少，也不利于宝宝的大脑发育。

Q 宝宝可以喝茶吗？

A 宝宝不宜喝茶。茶叶中含有的咖啡因，具有使中枢神经系统兴奋的作用，影响睡眠，不利于宝宝生长发育。另外，茶叶中含有大量的单宁，易阻碍食物中铁的吸收，造成缺铁性贫血。

爆炒三丁

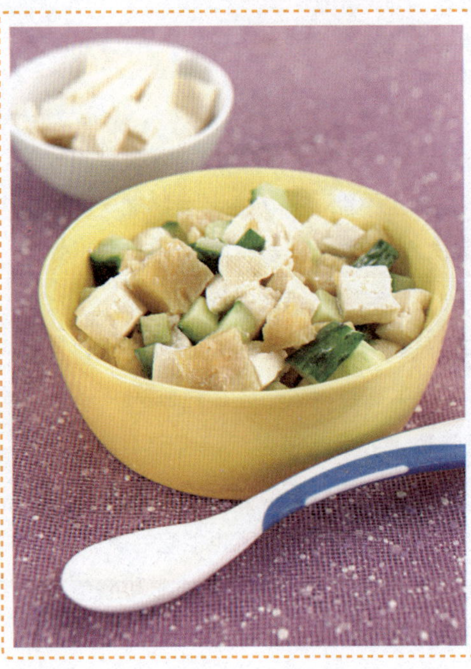

材料 豆腐、黄瓜各200克，鸡蛋1个，葱花、姜片少许。

调料 盐、水淀粉各少许。

完美厨艺

1 豆腐、黄瓜洗净，切丁。

2 鸡蛋黄打入碗中，倒入抹油的盘内，上笼蒸熟后，切成小丁。

3 锅置火上烧热，放适量油，加入葱花、姜片爆香，再放入豆腐丁、黄瓜丁、蛋黄丁。

4 加适量水及盐，烧透入味，以少许水淀粉勾芡即成。

木瓜炖银耳

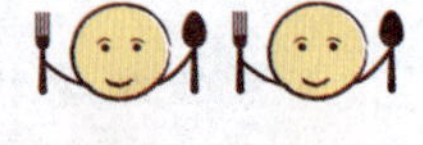

材料 木瓜100克，银耳30克。

调料 冰糖适量。

完美厨艺

1 木瓜洗净去籽，切块，置于碗内。

2 银耳洗净，撕碎，放进盛木瓜块的碗内，将冰糖淋在银耳上。

3 放入锅中，用大火蒸熟即可。

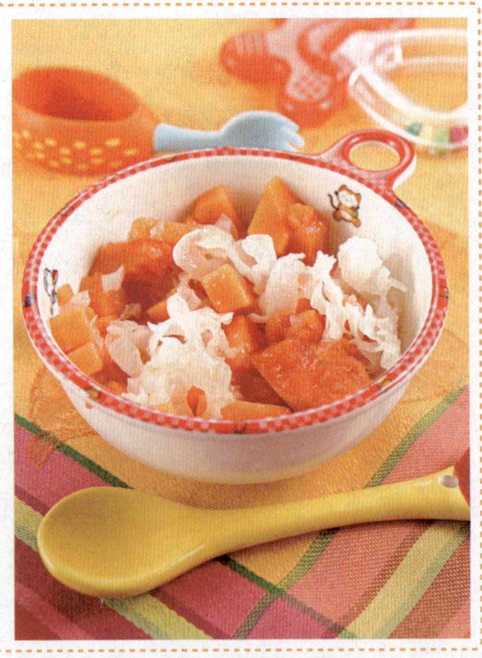

喂养小叮咛

木瓜富含17种氨基酸及多种维生素和人体必需的微量元素，宝宝食用木瓜对生长发育有益。

鱼泥豆腐汤

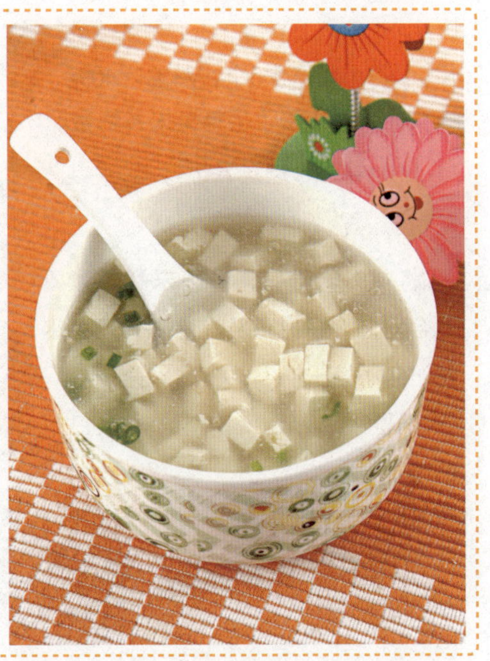

材料 鱼肉250克，豆腐150克，姜末、葱花各适量。

调料 香油、盐各少许。

完美厨艺

1 嫩豆腐洗净，略汆烫一下，切成小丁。

2 鱼肉洗净，加适量盐和姜末，入蒸锅蒸熟，去皮及刺，捣成鱼泥。

3 锅置火上，加适量水烧开，加入少量的盐，放入嫩豆腐丁。

4 煮沸后倒入鱼泥，加入适量香油、葱花，煮成糊状即可。

排骨汤煲饭

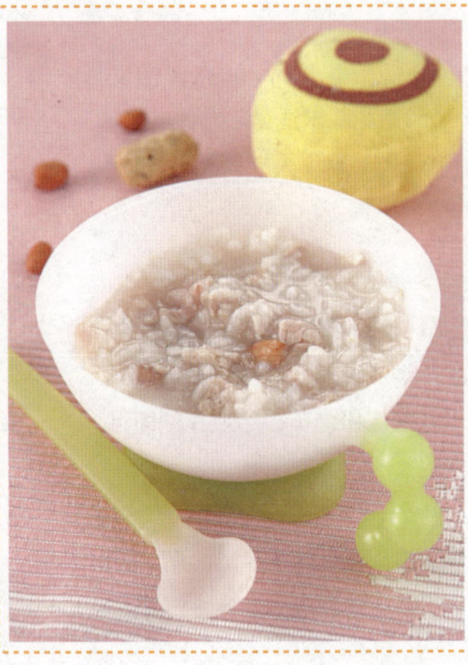

材料 大米30克，排骨适量。

调料 花生排骨汤适量（除去汤面的油），盐少许。

完美厨艺

1 取1～2根已煲过的排骨，剔出瘦肉，切至极细；大米洗净，加入清水浸泡1小时。

2 将花生排骨汤放入小煲内，放入大米及浸大米的水，煲滚后，改慢火煲至粥成浓糊饭状，加入切细的瘦肉，搅匀，再放入少许盐调味即可食用。

肉汤煮饺子

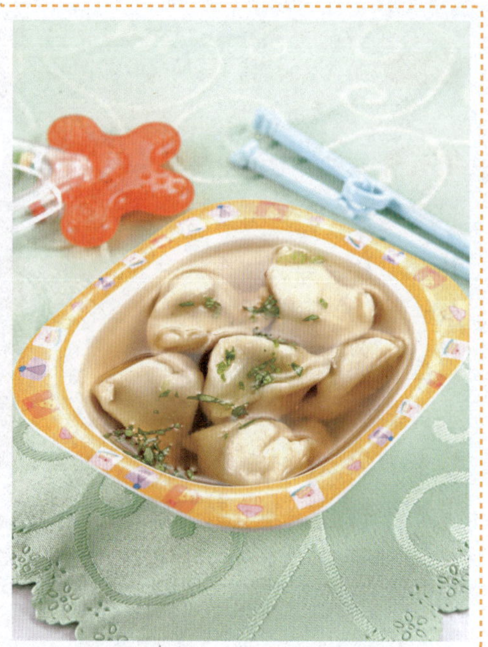

材料 小饺子皮6个，鸡肉末40克，青菜末、熟鸡蛋丁、芹菜末各适量。

调料 酱油、肉汤各适量。

完美厨艺

1. 将鸡肉末研碎，青菜末和鸡蛋丁混合均匀，将肉末及混合好的青菜末做馅包小饺子。
2. 锅置火上，倒入肉汤，放进包好的饺子煮熟。
3. 撒入芹菜末，并调入少许酱油，即可。

丝瓜炒木耳

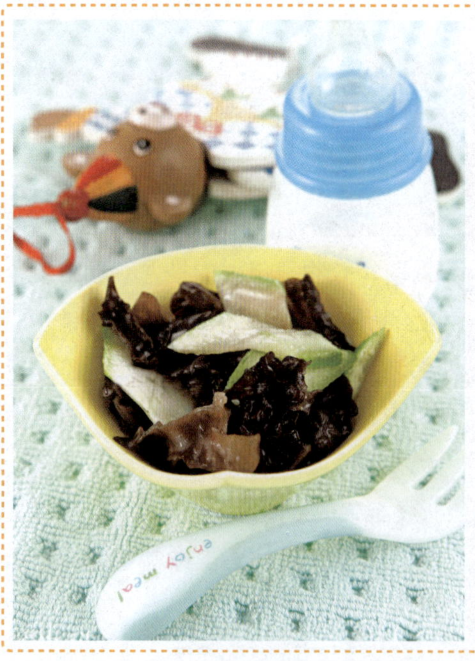

材料 丝瓜片200克，泡发黑木耳150克，蒜末适量。

调料 盐、水淀粉各少许。

完美厨艺

1. 黑木耳洗净，撕成小片。
2. 油锅烧热，放入丝瓜片和黑木耳片煸炒；快熟时放入蒜末，加盐，淋入水淀粉勾芡，略炒片刻即可。

喂养小叮咛

丝瓜汁水丰富，宜现切现做，以免营养成分随汁水流走。

火腿麦糊烧

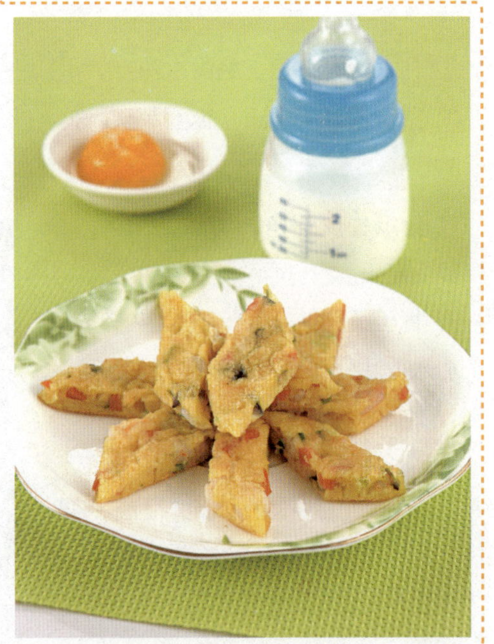

材料 鸡蛋1个，面粉、火腿丁、虾仁丁、洋葱丁、葱末、奶酪各适量。

调料 盐少许。

完美厨艺

1 鸡蛋磕碎，与面粉一起倒入碗中，边加水边搅匀，使面粉和鸡蛋液呈浆状，再倒入剩余材料及少许盐搅匀。

2 煎锅置火上，淋少许油，舀入1大勺浆液，转动煎锅，使浆液铺满锅底。

3 小火煎至两面焦黄，切成菱形块即可。

三色豆腐虾泥

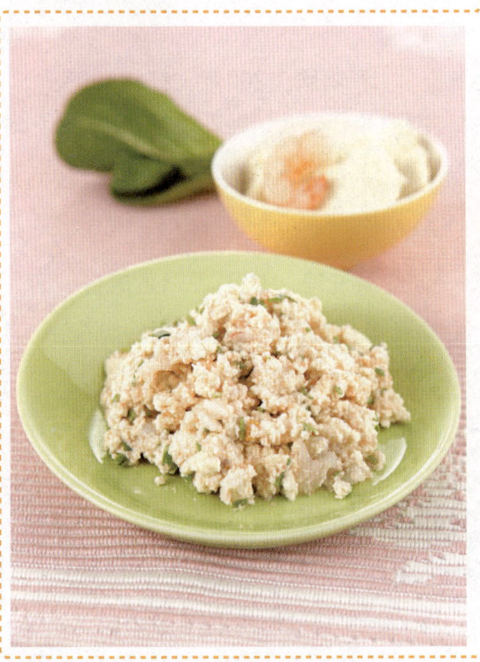

材料 豆腐50克，虾30克，胡萝卜1根，油菜2棵。

调料 无。

完美厨艺

1 豆腐洗净，压成豆腐泥；虾洗净，去头、皮，剁成虾泥；胡萝卜洗净，去皮，切成碎泥；油菜洗净，用热水汆烫一下，切成碎末。

2 锅置火上，倒入适量油，烧热，加入胡萝卜末煸炒至半熟时，放入豆腐泥和虾泥，接着煸炒至八成熟时，加入油菜末翻炒片刻即可盛出。

凉拌肉末丝瓜

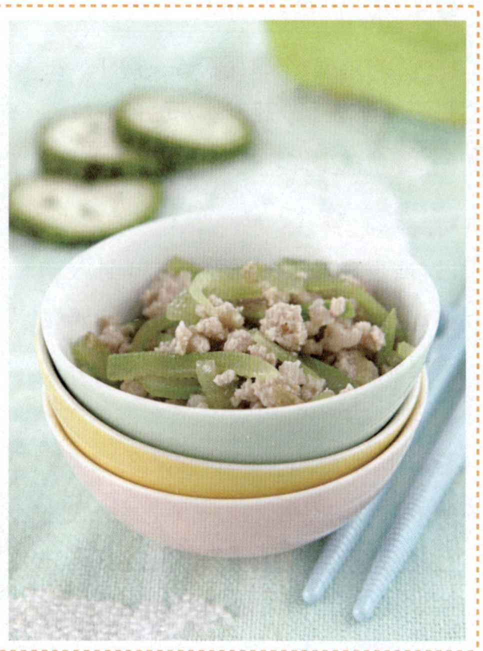

材料 丝瓜1根，熟肉末20克。

调料 香油、酱油、盐、醋各少许。

完美厨艺

1 丝瓜去皮洗净，切丝，用沸水汆烫后沥干。

2 将丝瓜盛入盘中，拌入熟肉末，加入香油、酱油、盐、醋搅匀即可。

喂养小叮咛

丝瓜的蛋白质含量很高，并含有瓜氨酸、脂肪等营养元素，宝宝食用丝瓜能增强身体机能。

红椒炒鸡丁

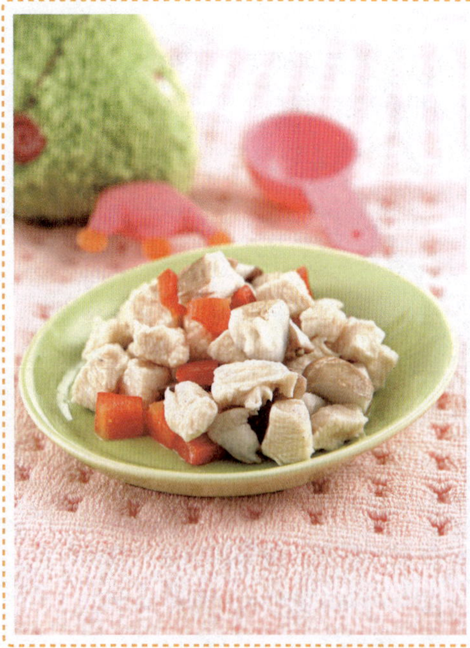

材料 鸡胸肉200克，红椒100克，鸡蛋1个，姜片、葱花各适量。

调料 盐、水淀粉各少许。

完美厨艺

1 红椒洗净，切丁；鸡蛋磕碎，取鸡蛋清；鸡胸肉洗净切丁，加入盐、鸡蛋清和水淀粉抓匀。

2 锅置火上，加适量油，烧热后，入鸡胸肉丁滑散，加入葱、姜炒一下。

3 再加入红椒丁煸炒片刻，同时加入少许盐，用水淀粉勾芡后翻炒片刻即可。

鸡肉玉米粥

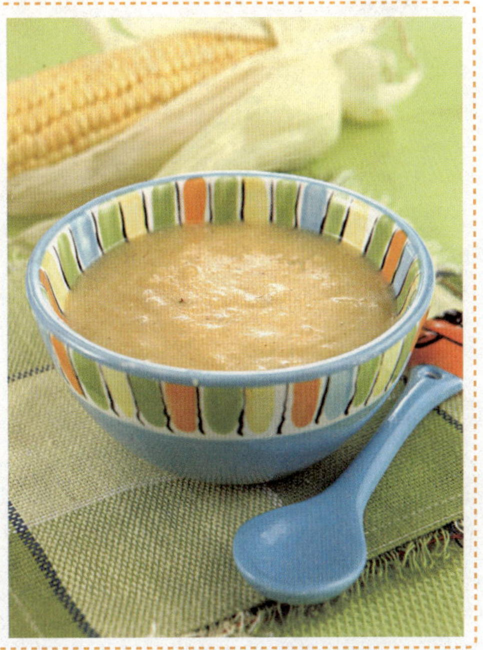

材料 鸡胸肉末20克，稀饭1/2碗，玉米酱（罐头）20克。

调料 水淀粉适量。

完美厨艺

1. 鸡胸肉末先加入少许水淀粉拌匀。
2. 将稀饭加入玉米酱及鸡胸肉末一起煮熟即可。

营养看看

鸡肉味鲜，且肉质细软，玉米营养丰富，且味甜，二者配食宝宝更喜欢。

香豆干菠菜

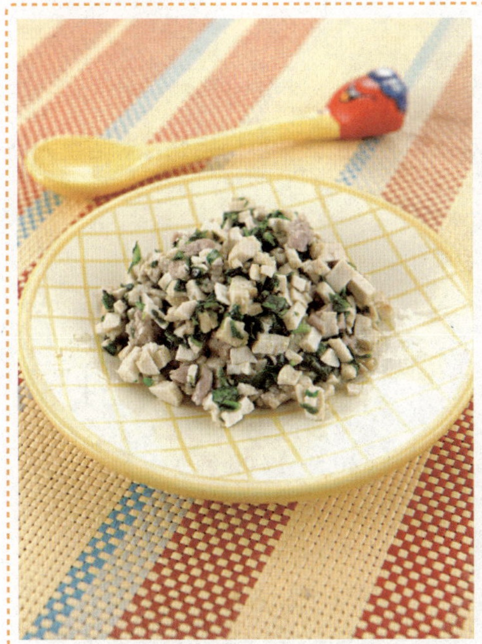

材料 菠菜200克，香豆腐干2块，熟瘦肉、虾米各少许。

调料 无。

完美厨艺

1. 将菠菜洗净，氽烫，沥干后剁成末。
2. 虾米洗净，泡软后剁成碎末。
3. 香豆腐干和熟瘦肉切末，与虾末一起倒在菠菜末中，拌匀即可。

营养看看

菠菜含铁量丰富，豆腐干富含钙，二者搭配营养更佳。

2~2.5岁

宝宝规律进餐

2岁以后的宝宝，在饮食上可以增加更多的食物种类，以保证饮食均衡，进餐规律。另外，新爸妈们还需要在制作食物上下一些功夫，保证食物的色、香、味、形，让宝宝对食物产生浓厚的兴趣，增加食欲。

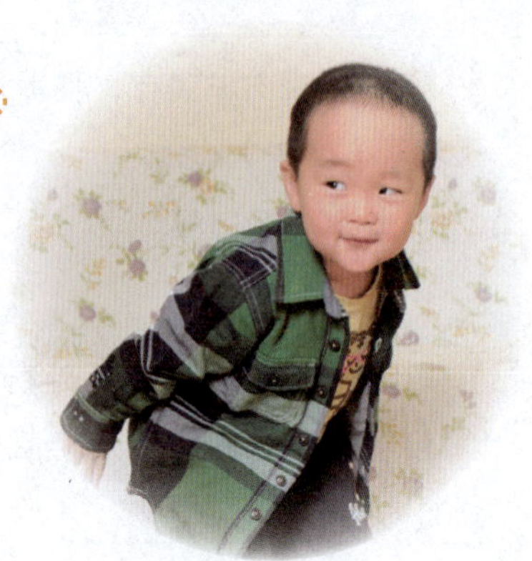

宝宝的成长变化

学习的欲望不断增强，接受新事物的能力和想象力渐强，对一些新奇且好玩的事物表现出极大的兴趣，尤其喜欢自己探索；宝宝记数能力逐渐增强，尤其是宝宝两岁半的时候是训练数数的关键时期。

生理特征

宝宝开始会做一些生活中简单的动作，加上楼梯、解纽扣、自己用勺吃饭等；会单腿站立一段时间。

心理状况

宝宝开始有认识更多朋友的欲望，可以和熟悉的人很好地相处，对陌生人仍存在认生的情况。

体格发育特点

	男宝宝	女宝宝
身高	平均95.4厘米（87.6~103.2厘米）	平均94.3厘米（86.7~101.9厘米）
体重	平均14.3千克（11.0~17.6千克）	平均13.75千克（10.5~17.0千克）
头围	平均49.3厘米（46.7~51.9厘米）	平均48.3厘米（45.7~50.9厘米）
胸围	平均50.7厘米（46.3~55.1厘米）	平均49.6厘米（45.2~54.0厘米）

营养方案有重点

让饭菜既营养又可口

不同身体情况的宝宝其消化系统发育的成熟度也不同，因此对食物口味的要求也不一样。这就要求妈妈在给宝宝烹调食物时，根据实际情况进行烹制食物，让饮食既营养又可口。

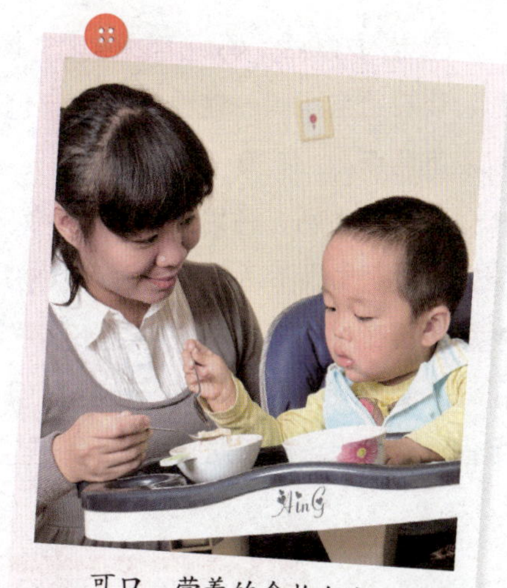

可口、营养的食物令宝宝更喜欢，瞧，宝宝吃得多津津有味呀！

● **食物要营养易消化**。处在生长发育阶段的宝宝营养不可缺少，因此给宝宝搭配的食物要营养全面。另外，这一阶段的宝宝虽然消化能力明显增强，但食物仍应与大人有所区别，在烹调食物时要细软，易于咀嚼和消化。

● **味道要适中**。这一阶段在给宝宝制作食物时，可以适当添加一些调料，但料仍要少放，尤其是辛辣的调味料，如芥末、咖喱粉、辣椒粉等，而且食物最好做得清淡一些，盐少放一些。

● **烹炒时间要适当**。食物烹调时间过长直接影响食物中的营养素流失，一般在炒菜时需要大火快炒。如果是炖煮的食物，如汤粥类则需要小火慢熬，这样才有能保证营养素不易流失且利于消化。

营养方案——给新爸妈们的话

培养宝宝吃饭的兴趣

培养宝宝吃饭的兴趣，可以让宝宝更快地学会自己动手吃饭，并能增加宝宝的食欲。

妈妈在制作食物时，应尽量使食物达到色、香、味俱全，同时还可以在食物的外形上做出花样来吸引宝宝。进餐时，妈妈还可以用简单的动作或语言告诉宝宝进食这些美味食物的好处，让宝宝产生浓厚的兴趣。

正确给2岁以上的宝宝喂牛奶

宝宝2岁以后，妈妈可以给宝宝喝牛奶，宝宝在此之前一直接受母乳或配方奶粉，现在给宝宝喝一些牛奶，宝宝也许不适应，这就需要妈妈给宝宝喂牛奶时注意以下几点：

- **少量添加牛奶**。开始给宝宝喂牛奶要少量添加，让宝宝有一个适应的过程，观察宝宝没有出现不适的反应后可以增加牛奶量。
- **尽量不在牛奶中加糖**。宝宝不喜欢喝牛奶有可能是因为牛奶没有味道，妈妈为了让宝宝接受牛奶会添加一些糖。但一般不建议在牛奶中添加糖，这样容易让宝宝偏爱这种甜味，长期下去不利于宝宝的牙齿生长。

营养方案——延伸阅读

牛奶要现买现吃

给宝宝喝的牛奶要现买现吃。因为牛奶容易发生变质，尤其是在炎热的夏季，如果不能很好地保存在冰箱里很容易使发生变质。一般建议买回的牛奶是新鲜的，如果是早晨买回的牛奶最好在上午就喝完，即使喝不完，也要尽快放入冰箱里进行保鲜。

2~2.5岁宝宝一日营养方案

主要营养来源	辅助食物	喂养时间	注意事项
各类食物	温开水、鱼肝油、水果、各种小零食	上午8时、10时、12时 下午15时、18时 夜间20时	让宝宝规律进餐，合理搭配食物，避免宝宝挑食

Q&A •••

营养专家在线

Q 宝宝可以吃腌菜吗？

A 一般不建议给宝宝吃腌制的食物，因为宝宝的食物中调味料的添加要量少，而腌制品中含盐量比较高，而且放入的调味料种类也比较多。

另外，有相关研究表明，腌制食物中含有大量的亚硝酸盐，是致癌物质，如果经常吃腌制食物，宝宝成年后患癌症的概率都会略高。

Q 宝宝误吞了口香糖怎么办？

A 一般不建议给3岁以下的宝宝吃口香糖。此时，宝宝的咀嚼和吞咽能力尚不完善，如果不小心吞咽，很容易卡在气管里引起窒息。另外，如果宝宝把口香糖当成食物吞咽下去一般不会出现不利于健康的问题。虽然口香糖带有一定的胶质，但它与胃酸相遇后会被分解失去胶性会像食物一样排出体外。

Q 可以给宝宝喝蜂蜜水吗？

A 蜂蜜营养丰富且味道鲜美，其中含有的营养成分，有矿物质、维生素、碳水化合物，因此，一些新爸妈们喜欢在代乳品中加些蜂蜜，或者用蜂蜜水代替白开水。

营养专家建议，1周岁以下的宝宝最好不要食用蜂蜜。因为宝宝身体发育并不完善，抵抗力也较弱，而蜂蜜中含有花粉容易引起宝宝身体不适。如果宝宝是过敏性体质，食用蜂蜜后则会很容易出现过敏反应，如皮疹、过敏性皮炎等疾病，所以也不宜给宝宝喝蜂蜜。

西红柿炒鸡蛋

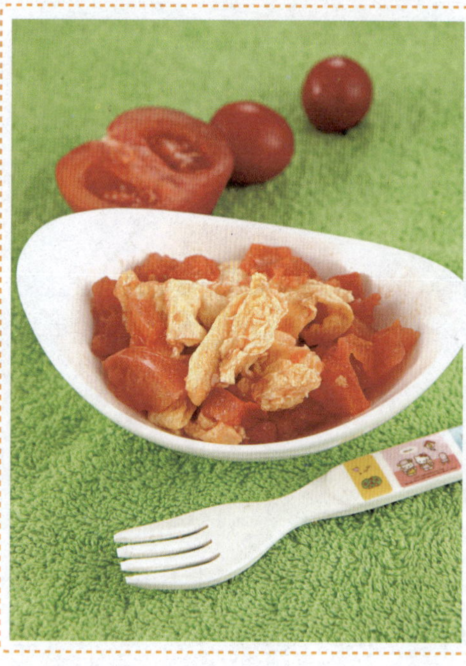

材料 西红柿2个，鸡蛋2个。

调料 盐少许，白糖适量。

完美厨艺

1 西红柿洗净，切块；鸡蛋磕入碗中，搅匀成蛋液。

2 油锅烧热，放入鸡蛋液炒散，盛出。

3 再起油锅，投入西红柿块翻炒，加入盐、白糖翻炒片刻即成。

喂养小叮咛

西红柿烹调时不要久炒，以免营养素流失。

清炒五片

材料 荸荠200克，土豆、胡萝卜、蘑菇各100克，黑木耳10克。

调料 盐适量。

完美厨艺

1 荸荠削皮，洗净切片；土豆、胡萝卜洗净削皮，切片；蘑菇去蒂洗净，切片；黑木耳用温水泡发，撕成小块。

2 锅置火上，加适量油烧热，先放入胡萝卜片、荸荠片、翻炒，土豆片、蘑菇片、黑木耳片，炒熟后，加适量盐调味即可。

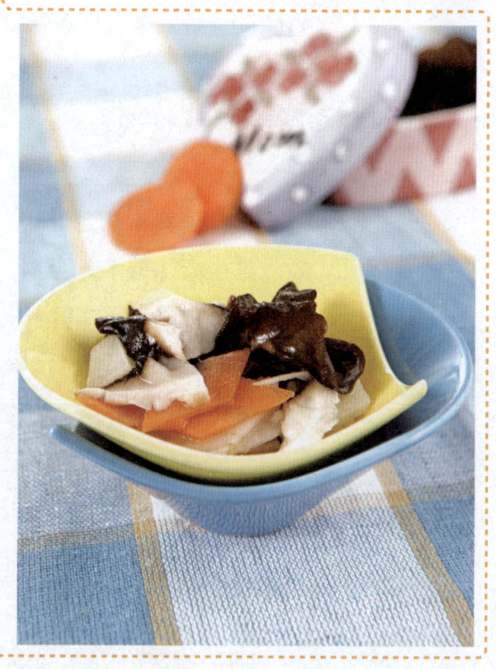

清炒莴笋丝

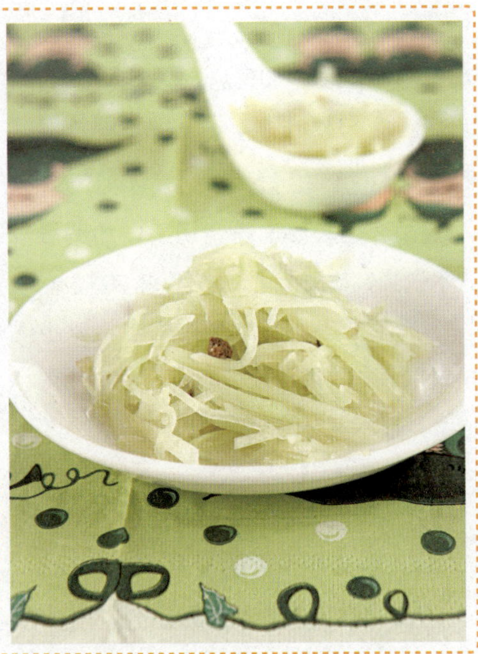

材料 莴笋200克

调料 盐、花椒粒各少许。

完美厨艺

1 莴笋去皮、叶，洗净后切成丝。

2 锅中热油，放入花椒粒炸香，再倒入莴笋丝，翻炒片刻后加盐快炒几下即可。

喂养小叮咛

莴笋如果炒咸了会影响口感，所以在炒的过程中要尽量少放盐，这样口感才清脆。

西红柿虾仁球

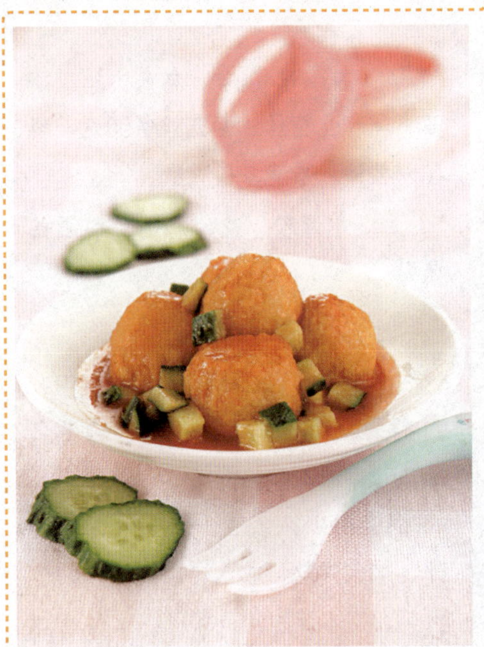

材料 虾仁200克，西红柿2个，黄瓜1根，葱花、姜末各适量。

调料 白糖、盐、干淀粉各少许。

完美厨艺

1 将虾仁剁碎，加入干淀粉、盐，拌匀制成虾球，氽烫至熟；黄瓜洗净切丁；西红柿洗净，切末备用。

2 将西红柿末、葱花、姜末入锅烹出西红柿汁，再加入少量水后继续烹制，使西红柿汁更黏稠。

3 最后放入虾球、黄瓜丁翻炒两下即可盛出。

胡萝卜蜜饯

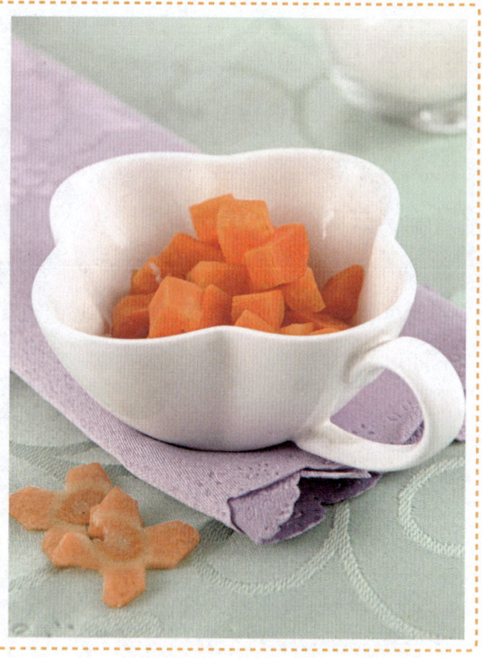

材料 胡萝卜50克。

调料 白糖适量。

完美厨艺

1 胡萝卜去皮洗净，切丁，加适量水汆烫，胡萝卜丁及水备用。

2 将胡萝卜丁及汆烫过的水，以小火煮沸后续煮20分钟左右，待水分煮干，拌入调好的白糖即可。

喂养小叮咛

要选择当季的胡萝卜，这样胡萝卜营养素不易流失。

爆炒五丝

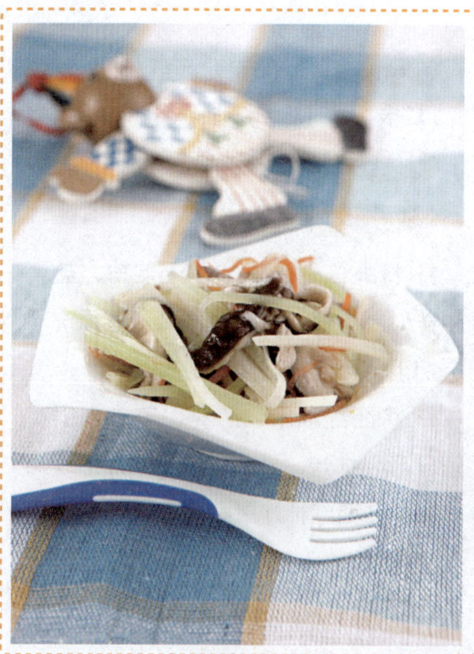

材料 莴笋丝100克，猪瘦肉丝、胡萝卜丝、土豆丝、菌菇丝各50克，葱花、姜汁、蛋清、各适量。

调料 水淀粉、盐、鸡精、料酒各适量。

完美厨艺

1 猪肉丝加入盐、蛋清、水淀粉拌匀。

2 锅置火上，加入适量油，烧至三成热时，放入肉丝煸熟，捞出。

3 锅中留少许余油，放入葱花、姜汁，加少许盐，放入剩余食材，翻炒片刻，用水淀粉勾芡即可。

肉炒茄丝

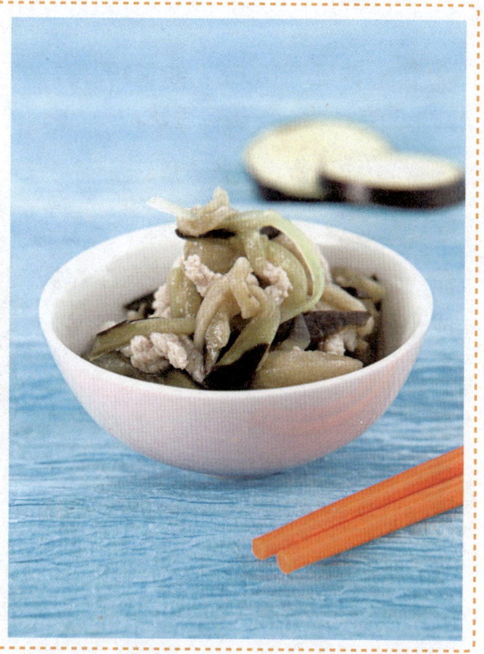

材料 茄子丝150克，猪瘦肉丝50克，葱末、姜末、蒜末各少许。

调料 盐少许。

完美厨艺

1 锅置火上，放入适量油，烧热，投入葱末、姜末爆香，放入肉丝，煸炒片刻，盛出。

2 向锅中倒入适量的油，烧热，倒入茄丝，加入盐，再加入猪瘦肉丝一起翻炒，快熟时，调入蒜末炒匀即可。

胡萝卜肉末饼

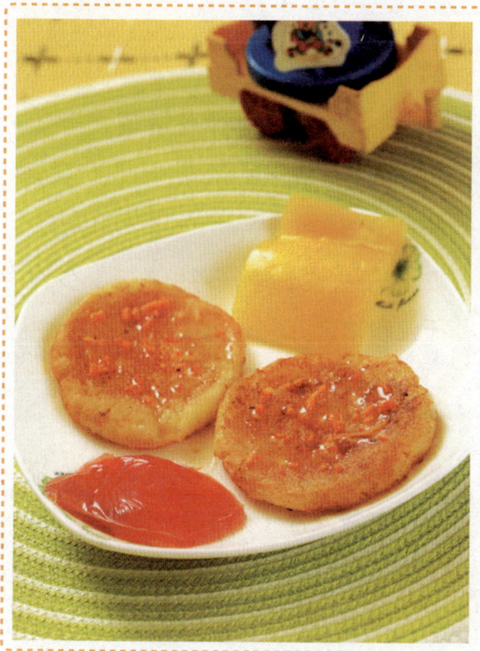

材料 胡萝卜泥2大匙，土豆泥4大匙，细鸡肉末1大匙。

调料 干淀粉1大匙，海苔粉少许。

完美厨艺

1 将胡萝卜泥、土豆泥、细鸡肉末、干淀粉混合拌匀；搓圆压扁，放入油锅中两面煎黄至熟透。

2 可撒些海苔粉，晾凉即可。

喂养小叮咛

胡萝卜含有丰富的维生素A，对宝宝的视力发育很有益处。

黄豆芽炒韭菜

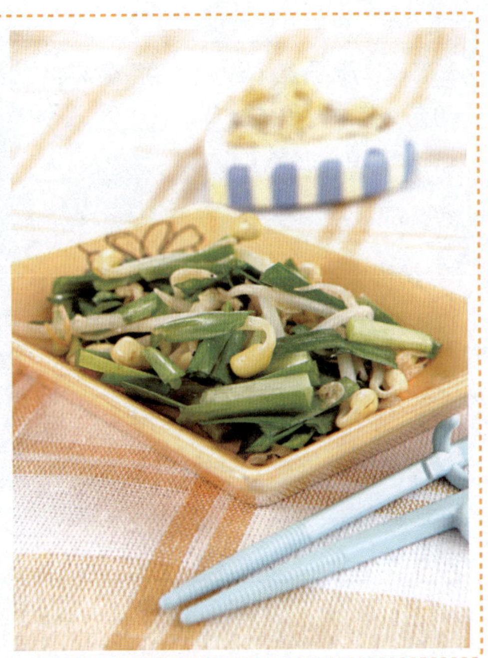

材料 黄豆芽150克，韭菜100克，虾米50克，蒜、姜丝各适量。

调料 沙茶酱、盐各适量。

完美厨艺

1 黄豆芽择洗干净；韭菜洗净，切成小段；蒜拍成碎末；虾米泡发，备用。

2 油锅烧热，将蒜末、姜丝爆香后，加黄豆芽和韭菜段大火快炒，再放虾米拌炒，最后加沙茶酱和盐调味，炒至汤汁收干即可。

橙汁茄条

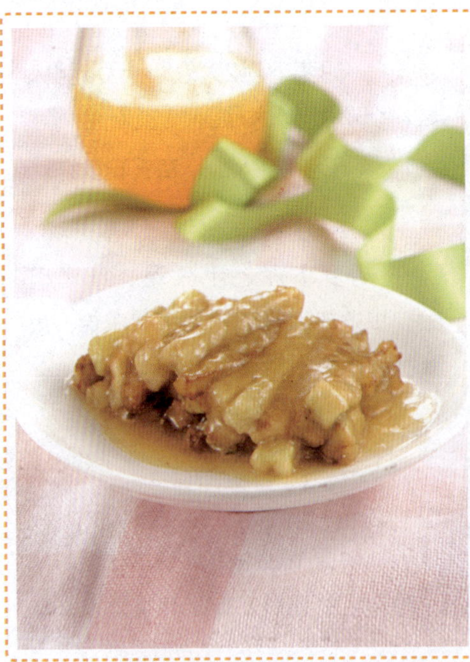

材料 茄子1个。

调料 白糖、橙汁各适量，干淀粉、水淀粉各少许。

完美厨艺

1 茄子去皮洗净，切长条，加少许干淀粉拍匀。

2 油锅烧热，下入茄条炸至定形，捞出沥油，备用。

3 锅置火上，加入少许清水，烧沸，先放入橙汁、白糖，调成汁，再下入茄条烧至入味，最后用水淀粉勾芡，拌匀即可。

荤蔬炒饭

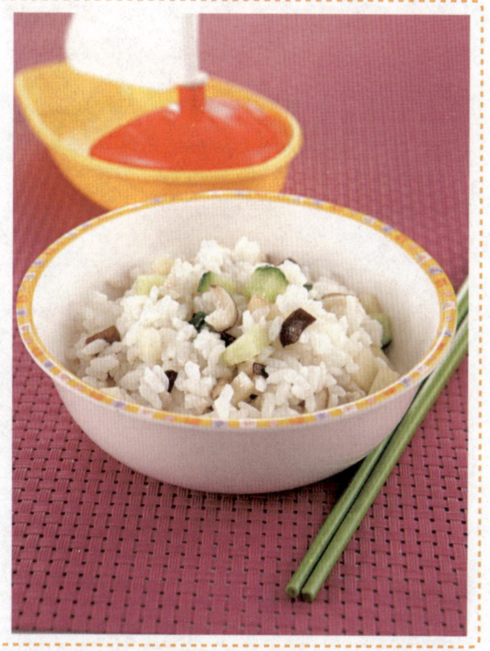

材料 猪瘦肉20克，大米饭1小碗，黄瓜丁、土豆丁、香菇丁、葱花各少许。

调料 清汤、盐、淀粉各少许。

完美厨艺

1 瘦肉洗净切丁，加盐、淀粉上浆。

2 锅置火上，倒入适量油烧热，放入肉丁，煸炒几下，加少许清汤，用中火焖烧至肉丁酥烂。

3 加入土豆丁、香菇丁烧至土豆丁酥烂，加入黄瓜丁、葱花、大米饭及少许盐，一起煸炒至熟即可。

海米肉丝

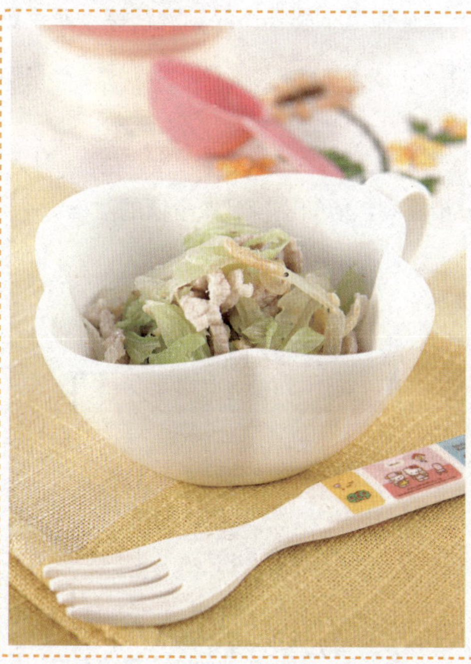

材料 猪瘦肉丝、白菜丝各200克，海米30克。

调料 盐、水淀粉各少许，高汤适量。

完美厨艺

1 海米水发，切末；猪肉丝加少许水淀粉、盐上浆。

2 油锅烧热，放入肉丝，滑开，捞出，备用。

3 锅留底油，下入白菜丝、海米末煸炒，加入高汤焖透。

4 放入肉丝拌匀，加入盐，淋入水淀粉，略炒几下即可。

2.5～3岁

宝宝强化进餐习惯

这一阶段的宝宝一般已长出20颗牙齿，咀嚼能力增强，一些大人的食物也都可以吃了。另外，此阶段的宝宝生长发育处于快速期，腹部、背部等部位的肌肉较为发达，因此，要注意给宝宝补充充足的营养素，以免由于营养缺乏而诱发贫血或佝偻病。

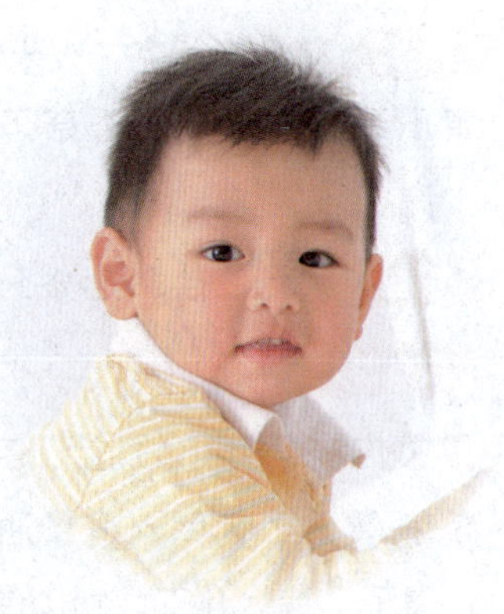

宝宝的成长变化

宝宝的词汇量和句子量迅速增加，有时还会语出惊人；爱听故事、儿歌；注意力和记忆力也有所提高，能够记住一些看过的电视画面。

生理特征

此时的宝宝生长发育仍处于较慢且平稳的生长期，各种动作更加灵活，肢体的运动协调能力有了突飞猛进的提高，而且还能上下楼梯、双脚跳跃等；两手更加灵活，能玩有难度的玩具；能用笔画图案。

心理状况

宝宝的个性逐渐显露，自我意识进一步提高，能知道自己做事情的对错。

体格发育特点

男宝宝		女宝宝
平均98.9厘米（91.3～106.5厘米）	身高	平均81.1厘米（90.0～105.2厘米）
平均15.3千克（11.8～18.8千克）	体重	平均10.4千克（11.4～18.2千克）
平均49.8厘米（47.2～52.4厘米）	头围	平均46.2厘米（46.2～51.4厘米）
平均51.5厘米（46.9～56.1厘米）	胸围	平均46.2厘米（46.1～54.9厘米）

营养方案有重点

给宝宝适当吃素食

食物搭配要合理，适当给宝宝吃些素食，这样对宝宝的身体发育有好处：

- **平衡人体酸碱性**。人体应该处于酸碱均衡的状态，宝宝也一样。如果人体呈酸性就会很容易潜藏慢性疾病，而素食中的蔬菜、水果、海藻、五谷等食物多属碱性，给宝宝常吃素食能很好地中和体内的酸性物质，达到酸碱均衡。
- **补充植物蛋白**。蛋白质包括植物蛋白和动物蛋白。素食中含有丰富的植物蛋白，而豆类中含有的植物蛋白最为丰富，其中黄豆、绿豆、蚕豆等豆类中的蛋白质都高于牛肉、猪肉和羊肉、鱼虾等食物。
- **排毒清肠**。素食中包括蔬菜、水果、薯类，含有丰富的膳食纤维，是清理肠道的“清道夫”，具有排毒作用，有利于促进胃肠蠕动，预防和缓解宝宝便秘。

不宜让宝宝边看电视边吃饭

日常生活中，有些父母为了让宝宝好好坐下吃饭，会打开电视让宝宝边看边吃。其实让宝宝边吃饭边看电视不是一个好的习惯，容易使宝宝的神经系统与身体功能出现疲劳，从而影响身心健康。

一方面宝宝边看电视边吃饭，由于注意力不够集中有可能造成咀嚼不充分，影响食物的消化和营养吸收。另一方面宝宝看电视吃东西显得很悠闲，精神愉悦，这样很容易不知不觉吃掉过量的食物，加重胃肠负担。同时宝宝边吃饭边看

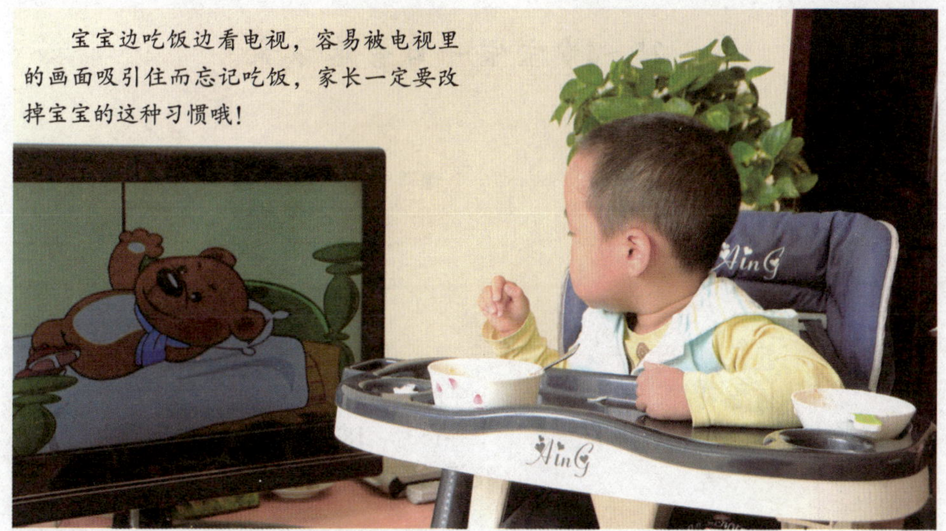

宝宝边吃饭边看电视，容易被电视里的画面吸引住而忘记吃饭，家长一定要改掉宝宝的这种习惯哦！

电视会容易被电视中的情节吸引住而忘记吃饭，这样还容易影响宝宝正常进食。所以在吃饭时，尽量让宝宝专心吃饭，不看电视。

不宜经常给宝宝吃菜汤拌饭

许多妈妈为了图方便，而且还认为菜汤美味可口，喜欢用汤拌饭给宝宝吃，其实这种做法不利于宝宝的身体健康，一般不建议给宝宝用这种吃法。因为菜汤里会带有炒菜时的调味料要比炒熟的蔬菜含盐量大，而宝宝因为肾脏功能发育还不完全，无法排解大量的盐分，这种吃法易导致肾脏产生较大的负担，不利于身体的健康，而且菜汤里含有太多的油，宝宝吃后也易造成过度肥胖，因此，不宜用各种菜汤给宝宝拌饭吃。

不宜饭前给宝宝喝汤

汤适合给添加辅食不久的宝宝食用，但对于这一阶段的宝宝来说，咀嚼能力已明显增强，喝汤已经很容易，但不宜饭前给宝宝喝汤。因为宝宝的消化系统发育尚不完善，胃容量也小，如果宝宝饭前喝汤容易饱腹，影响正常进餐，也不利于营养的均衡摄入。

另外，饭前给宝宝喝汤容易使消化酶的浓度下降，影响食物的消化和吸收，长期下去容易造成消化系统紊乱，甚至引起胃肠道疾病。

当然，并不是饭前一定不能喝汤，可以适量喝一些，以不影响正常进食为前提即可。

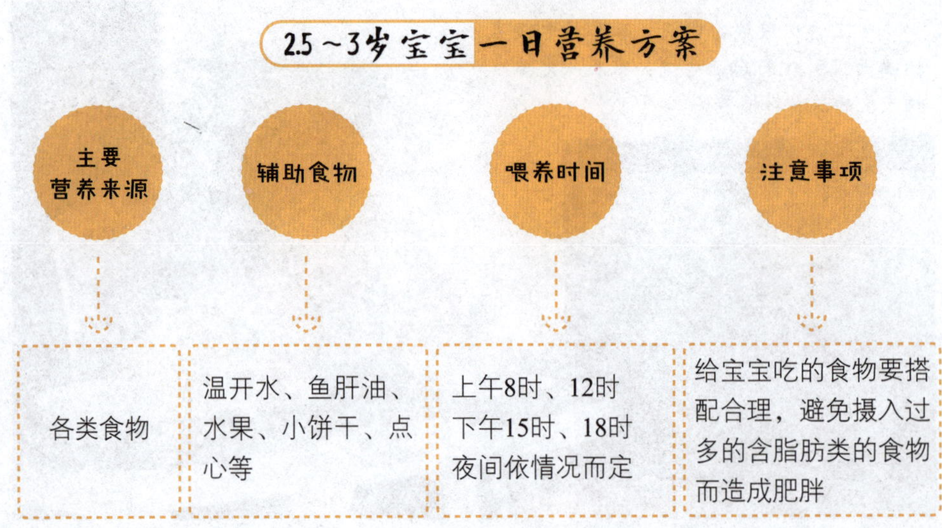

2.5～3岁宝宝一日营养方案

主要营养来源	辅助食物	喂养时间	注意事项
各类食物	温开水、鱼肝油、水果、小饼干、点心等	上午8时、12时 下午15时、18时 夜间依情况而定	给宝宝吃的食物要搭配合理，避免摄入过多的含脂肪类的食物而造成肥胖

Q 宝宝不爱吃米饭怎么办？

A 宝宝6个月后开始添加辅食，更多的是面食或米糊类食物，而现在随着宝宝咀嚼能力的增强宝宝可适当吃一些大人的食物，如米饭，有利于宝宝补充植物蛋白，但一些宝宝不喜欢吃米饭，新爸妈们也不用过于担心。

解决宝宝不爱吃米饭的问题可以在制作米饭时多变换花样，如把白米饭制作成蛋炒饭，让宝宝产生兴趣。

如果给宝宝变换花样制作米饭宝宝仍然不爱吃，那么可以用同样含有能补充植物蛋白的主食来代替米饭，如面包、面条或其他面食等。

Q 宝宝爱吃甜食怎么办？

A 适量地给宝宝吃一些甜食，对补充身体能量有好处，但宝宝过度依赖甜食，以及每天如果不给宝宝吃甜食，就会闹脾气，不好好吃饭，此时就需要新爸妈们进行纠正了。宝宝爱吃甜食会影响牙齿生长，形成蛀牙，而且吃糖过多还会使过多的糖转化成脂肪，诱发宝宝肥胖。

因此，如果宝宝爱吃甜食，新爸妈们需要从两方面入手进行控制。

- 在宝宝的饮食上加以控制，逐渐少放或不放糖，如果挑剔的宝宝爱吃甜的食物，妈妈可以在食物的外形和颜色上吸引宝宝，让宝宝改变爱吃甜食的习惯。
- 给宝宝吃零食要尽量选择少糖或无糖的食品，如新鲜的水果或自制的果汁可以适量给宝宝食用，但一些如糖果、巧克力、奶油点心等则可以适量减少，甚至不给宝宝吃。

西红柿鸡蛋饼

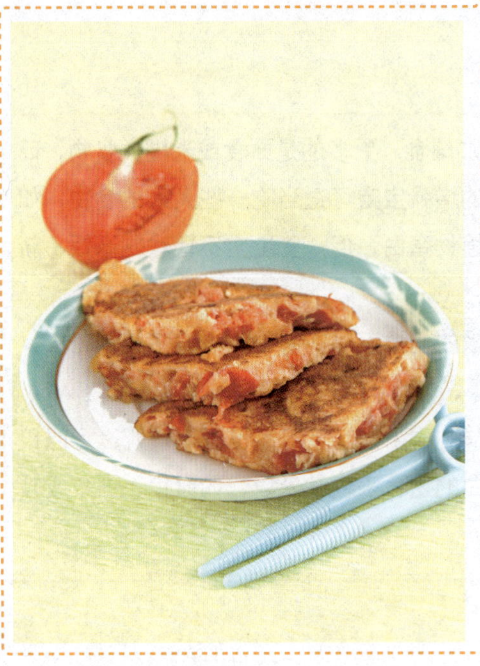

材料 面粉50克，西红柿30克，鸡蛋1个。

调料 盐少许。

完美厨艺

1 西红柿洗净，入沸水中汆烫后去皮，切碎；鸡蛋打散，搅匀，加入适量水、面粉、盐搅匀，加入碎西红柿搅拌成糊状。

2 锅置火上，放入适量油，烧热，倒入搅好的鸡蛋面糊，煎至两面呈金黄色即可。

猪血豆腐青菜汤

材料 猪血、豆腐各200克，青菜、虾皮各适量。

调料 盐少许。

完美厨艺

1 猪血、豆腐洗净，切成小条块；青菜洗净，切碎。

2 锅置火上，加水煮沸，加入虾皮及适量盐，调匀，再加入豆腐条块、猪血条块、青菜碎，略煮即可。

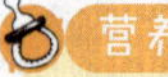

营养看看

猪血可补铁适合宝宝食用。

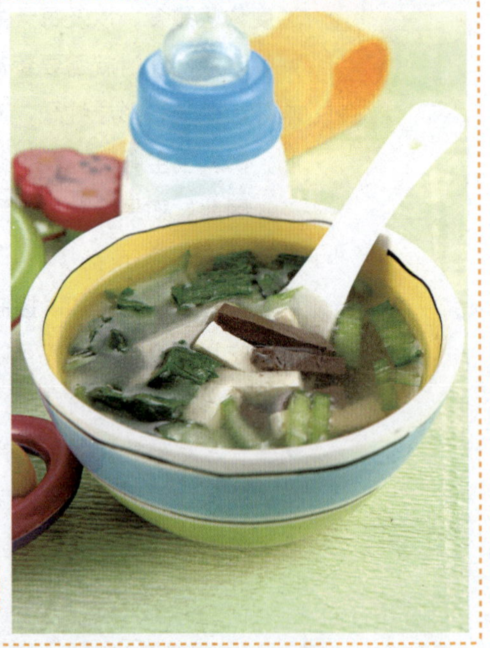

枸杞炒山药

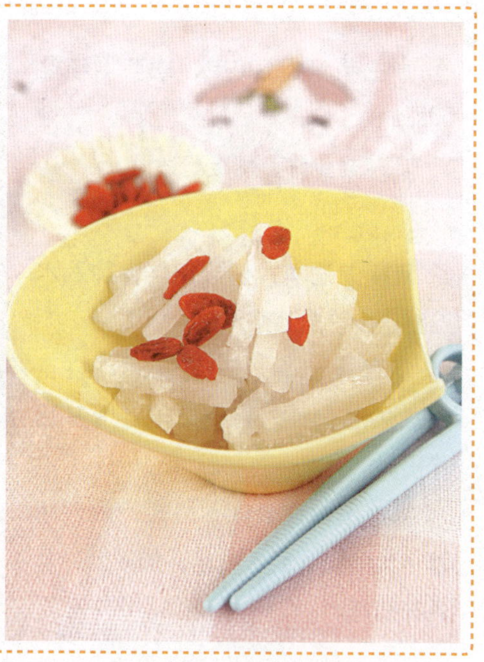

材料 山药200克，枸杞子适量。

调料 盐、糖、水淀粉各适量。

完美厨艺

1 山药去皮洗净，切成条，放入水中；枸杞子洗净，泡软。

2 油锅烧热，放入山药条滑炒几下。

3 放入枸杞子再翻炒，炒熟后调入糖、盐，用水淀粉勾芡即可。

营养看看

此膳食口味清爽，适合宝宝食用。

琥珀桃仁

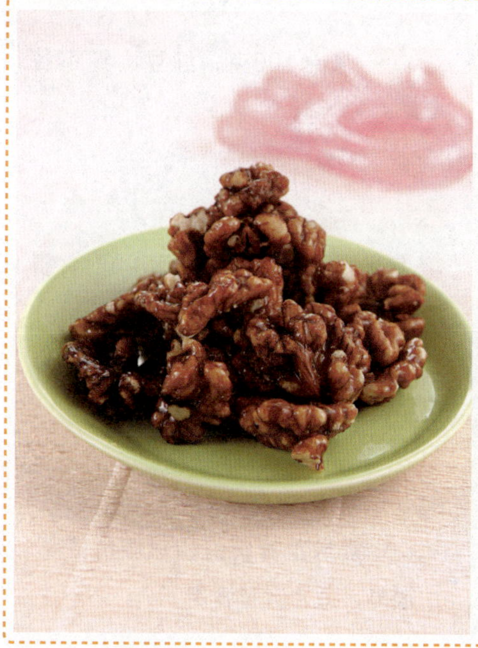

材料 核桃仁90克，熟芝麻末适量。

调料 白糖少许。

完美厨艺

1 将核桃仁用热水氽烫，捞出沥干。

2 锅烧热，放适量油，倒入核桃仁，炒至白色的桃仁肉泛黄，捞出控油。

3 将锅内余油去掉，倒入适量开水，放入白糖，搅至熔化。

4 倒入核桃仁，不断翻炒，至糖浆变成焦黄，全部裹在核桃上。

5 撒上熟芝麻末，翻炒片刻即可。

胡萝卜炒肉丝

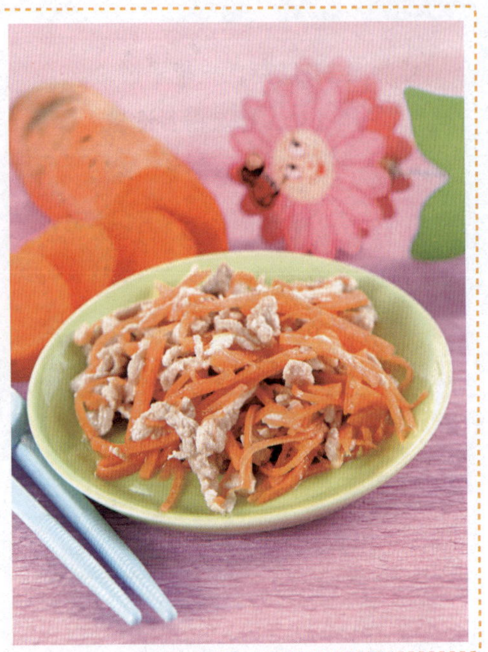

材料 猪瘦肉100克，胡萝卜细丝50克。

调料 盐少许，水淀粉适量。

完美厨艺

1. 猪瘦肉洗净，切成细丝，加入水淀粉、少许盐上浆。
2. 锅置火上，放入适量油，烧至六成热时，放入猪瘦肉丝，滑开后捞出。
3. 锅内留少许余油，烧热，放入胡萝卜丝炒熟，倒入肉丝，加入少许盐调味即可。

紫米红豆粥

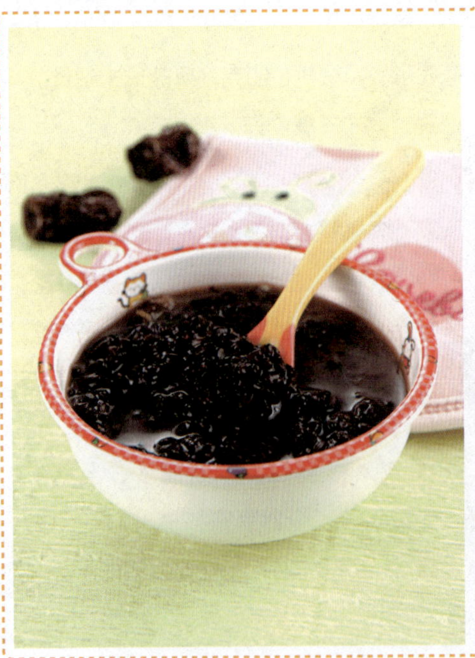

材料 紫米100克，红豆、红枣各适量。

调料 无。

完美厨艺

1. 紫米、红豆洗净，浸泡3小时，备用。红枣去皮及核，切碎末，备用。
2. 将红豆、紫米、红枣碎末一同入锅中，加适量水熬至粥熟即可。

喂养小叮咛

紫米营养价值和保健价值都很高，适合宝宝食用。

核桃仁拌豆腐

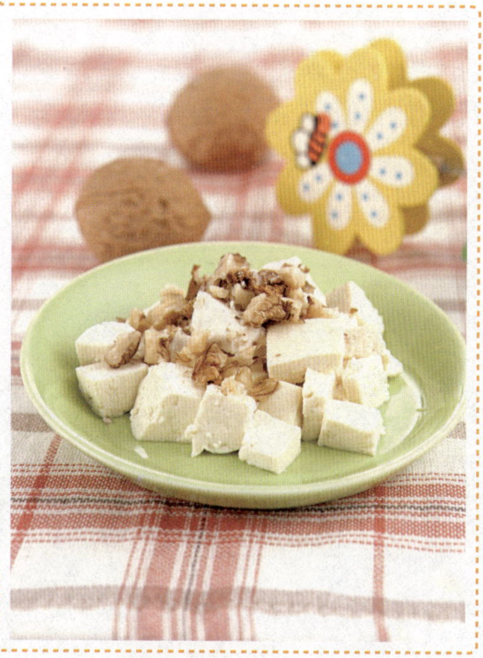

材料 核桃仁20克，豆腐小块100克。

调料 盐少许。

完美厨艺

1 将核桃仁磨成小颗粒状，锅置火上，加水、盐烧开，放入豆腐小块氽烫至熟。

2 将氽烫至熟后的豆腐小块盛入盘中，撒上核桃仁粒，给宝宝食用时搅拌均匀即可。

喂养小叮咛

体热、咳嗽的宝宝不宜食用。

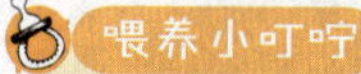

鲫鱼豆腐汤

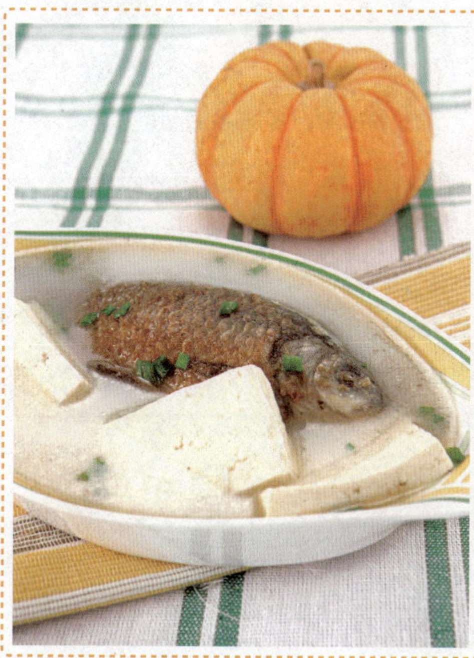

材料 鲫鱼1条，豆腐块100克。

调料 姜丝、葱花适量，盐各少许。

完美厨艺

1 锅置火上，放入适量清水，烧开，放入清理干净的鲫鱼、姜丝。

2 汤开后，放入豆腐、少许盐调味。小火炖，至鱼汤变白后,放入葱花即可。

营养看看

鲫鱼肉嫩味鲜，汤色乳白，营养丰富。

黄梨炒饭

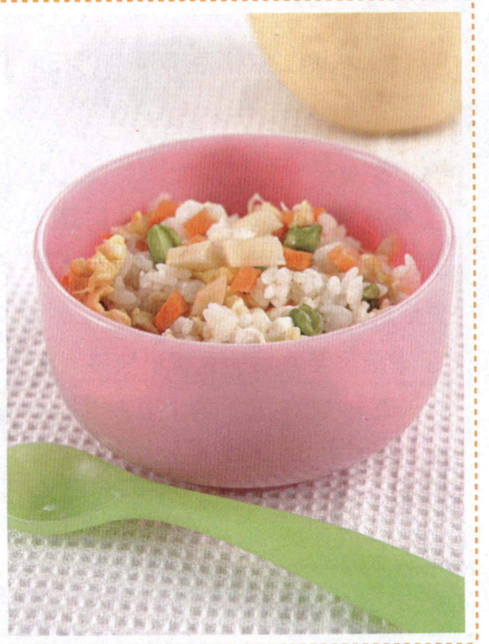

材料 黄梨丁30克，青豆仁、胡萝卜丁各10克，米饭100克，鸡蛋1个（取蛋液），葱末少许。

调料 低油肉松、盐各适量。

完美厨艺

1. 青豆仁与红萝卜丁汆烫后沥干。
2. 油锅烧热，爆香葱末，将鸡蛋液炒成蛋松，将米饭与胡萝卜丁下锅拌炒。
3. 将青豆仁、黄梨丁及盐加入锅中翻炒至均匀。
4. 炒熟后盛起，抹上低油肉松即可。

海带丝炒肉

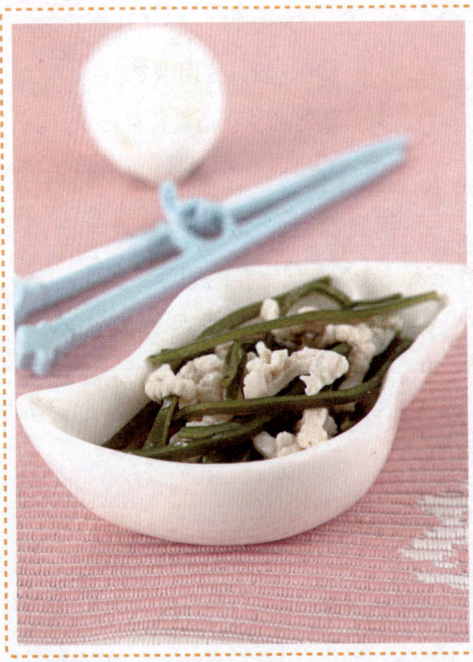

材料 猪肉丝、水发海带各200克，水淀粉、葱、姜末各适量。

调料 盐、水淀粉少许。

完美厨艺

1. 海带洗净，切成细丝，入锅中蒸15分钟，软烂后，取出。
2. 锅置火上，倒入适量油，烧热，下入肉丝，用大火煸炒2分钟。
3. 投入海带丝，加入适量清水（以漫过海带为度）、葱、姜末、盐，再以大火快炒2分钟，用水淀粉勾芡出锅即可。

Part4

宝宝常见病症
解析及对症食疗

0~3岁的宝宝，身体发育还不完善，免疫力也比较低，护养不当就容易出现身体不适。为此新爸妈们需要提前了解宝宝容易出现的几种常见不适症状的原因，并及时做好预防和护理。建议新爸妈们从饮食营养方面做好准备，通过食疗给宝宝进行科学的护养。

吐奶

吐奶一般发生在新生儿阶段，宝宝出生后的前几个星期在吃完奶后会从小嘴中流出奶水，这属于正常现象，一般不会影响宝宝的生长发育。随着宝宝月龄的增加，吐奶现象会慢慢减少并消失。

病因解析

宝宝吐奶主要是由于其生理特点决定的，新生儿胃容量极小，胃的调节功能发育还不够成熟，胃壁肌肉松弛，所以奶水易反流，从而引起吐奶。另外，由于喂养方式不当，宝宝也容易引起吐奶，如喂奶姿势不正确等。

症状表现

宝宝吃完奶水后，从口里流出一些奶水，出现奶水反流。

喂养建议

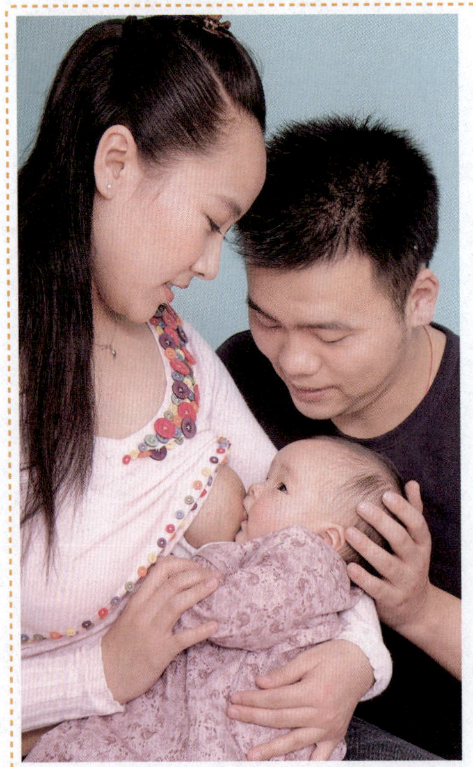

掌握对的喂奶姿势可降低宝宝吐奶情况。

- **少食多餐**。宝宝出现吐奶后，下次再喂奶时建议减少一半的奶量，同时增加喂奶次数。
- **适当补水**。人工喂养的宝宝，吐奶后可以适当地给其补充水分。最好在吐后半个小时左右给宝宝喂些白开水，但不宜马上喂水。
- **掌握正确的喂奶姿势**。掌握正确的喂奶姿势，如坐姿或卧姿喂奶，注意喂完奶后，将宝宝抱伏在妈妈的肩上，轻拍其背部，让宝宝将吸入胃内的空气排出。

或者在宝宝吃饱后，可以用枕头垫在左侧，使宝宝以右侧卧躺一会儿。注意不要在宝宝啼哭的时候喂奶。

鹅口疮

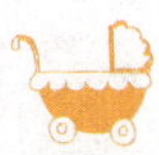

鹅口疮是一种口腔黏膜炎症，一般在新生儿期较为常见。鹅口疮初期不会感到疼痛，也不影响宝宝吃奶，但严重后则容易影响到宝宝的咽喉、食管、气管，甚至引起败血症、脑膜炎等并发症。

病因解析

宝宝患鹅口疮的原因主要体现在三个方面：

- 母体在分娩前阴道中就带有白色的念珠菌，因没有得到及时治愈，致使在分娩时胎儿被产道内的白色念珠菌感染。
- 宝宝出生后自身体质较弱，再加上宝宝的口腔黏膜较柔嫩，容易受到外界细菌的感染。
- 新爸妈们卫生工作做得不到位，致使宝宝受细菌感染。

症状表现

口腔两侧、软腭或舌头上出现乳白色的小点或斑块。

喂养建议

一般除了分娩时受产道内的真菌感染，新生儿鹅口疮是可以预防和避免的。

- 新爸妈们在接触宝宝之前最好清洁双手，以免使细菌传染给宝宝。
- 妈妈要注意对乳房及乳头的清洁。
- 人工喂养的宝宝在喂奶后可以补充些温开水，避免口腔中的奶汁停留在口腔内。
- 宝宝使用的奶瓶、奶嘴应充分清洗和消毒。
- 宝宝使用的贴身衣物要经常清洗和消毒，并与大人的衣物分开放置。

营养方案——给新爸妈们的话

如何护理患鹅口疮的宝宝

宝宝如果患了鹅口疮，新爸妈应该带宝宝及时到医院就诊，在医生的指导下进行治疗。同时新爸妈还要做好家庭中的日常护理，可用2%小苏打液为宝宝清洗口腔，还可以涂些硼砂甘油，每天3～4次，直到愈合。

便秘

便秘是宝宝经常容易出现的病症之一，新爸妈们需要了解宝宝出现便秘的原因，及时做好预防工作，即使宝宝发生便秘也能得到改善，让宝宝的身体更健康。

病因解析

一般情况下引起宝宝便秘的原因很多，主要体现在以下几方面：

- **妈妈饮食不当**。母乳喂养的宝宝发生便秘多与妈妈不正确的饮食有关，如哺乳期的妈妈过多吃辛辣性的食物则很容易通过乳汁引起宝宝便秘。
- **喂养方式**。一般人工喂养或混合喂养的宝宝出现便秘的机会较大，主要是由于喝配方奶而导致宝宝补水不足，进而造成大便干燥。
- **添加辅食后的饮食不合理**。饮食安排不合理也容易引起便秘，如给宝宝吃过多热性、油腻性的食物，以及没有摄入含膳食纤维的食物。
- **不良的排便习惯**。排便习惯不好容易使宝宝憋住大便，进而发生便秘。

症状表现

排便不规律，排便不畅或困难，大便干结。

宝宝补水充足，可预防并缓解便秘。

喂养建议

- 哺乳期的妈妈也需要调整自己的膳食结构，忌吃辛辣、热性、刺激性的食物。
- 人工喂养的宝宝发生便秘，可减少吃奶量，增加吃奶次数，以少食多餐为原则，并且适时地给宝宝补充水分。
- 添加辅食的宝宝，需要调整膳食结构，适当吃一些富含膳食纤维的食物。

胡萝卜黄瓜汁

材料 胡萝卜、黄瓜各1根。

调料 无。

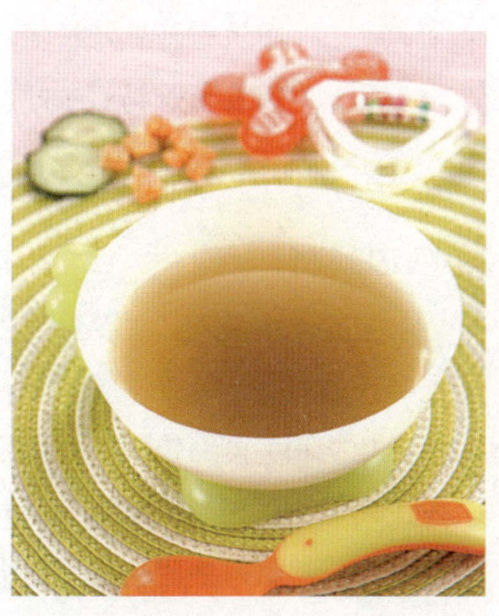

做一做

1 胡萝卜、黄瓜洗净，切段。

2 在榨汁机中，加入适量凉开水，然后加入胡萝卜段、黄瓜段，榨汁。

3 榨汁后，即可给宝宝饮用。

说一说

● 胡萝卜中富含胡萝卜素，黄瓜中富含维生素C，这两种元素都可以有效预防和缓解便秘。

● 胡萝卜不可与白萝卜同食。因为白萝卜中维生素C的含量很高，而胡萝卜中含有维生素C的分解酶，可破坏白萝卜中的维生素C，降低营养价值。

苹果香蕉泥

材料 苹果半个，香蕉半根。

调料 无。

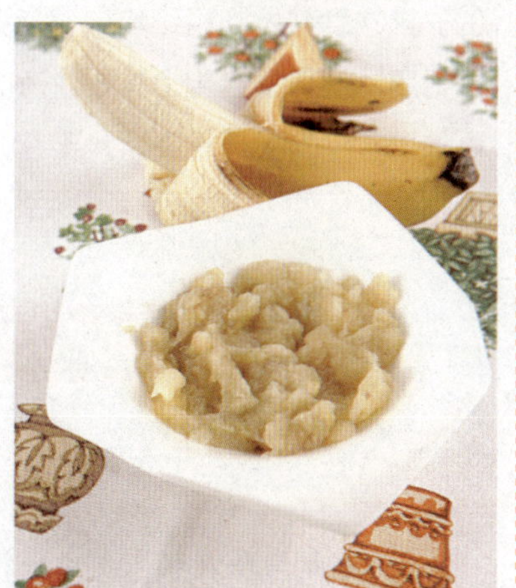

做一做

1 苹果洗净，香蕉剥皮，分别刮成泥状。

2 将苹果泥和香蕉泥充分搅拌均匀。

3 放入蒸锅中蒸3分钟，即可食用。

说一说

● 苹果中的膳食纤维可使大便松软，排便通畅，同时，其中含有的有机酸可刺激肠壁，增加蠕动，起到通便的效果；香蕉也可以刺激肠道的蠕动。因此，苹果香蕉泥是预防并改善宝宝便秘的理想食谱。

● 苹果不宜与海味同食。苹果中含有鞣酸，若与海味同食，会降低海味中蛋白质的营养价值，而且还易引发宝宝腹痛、恶心、呕吐等病症。

腹泻

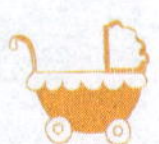

腹泻是新生儿和辅食添加后的宝宝最常见的消化系统疾病，因此需要新爸妈们做好预防工作，进行特别护理。

病因解析

宝宝发生腹泻，主要分为生理性腹泻、胃肠道功能紊乱导致的腹泻、感染性腹泻等。宝宝生长发育尚不完善，消化功能和免疫力较弱，抵御细菌、病毒的能力差，容易发生功能紊乱和感染性腹泻。同时宝宝发生食物过敏、积食不下、感冒等病症也会引起生理性腹泻。

症状表现

宝宝排便次数频繁，便稀不成形，呈蛋花样或绿色稀便样。

喂养建议

- 预防宝宝发生腹泻，首先要坚持在哺乳期进行母乳喂养，以增强宝宝的免疫力，抵抗外界的细菌和病毒的侵袭，预防感染性腹泻。
- 宝宝添加辅食后要做好膳食安排，在饮食方面要求注意饮食卫生，科学合理的安排饮食并做到粗细均匀、易吸收，谨慎给宝宝食用凉性过高的食物，尤其是胃肠功能弱的宝宝尤其要注意。
- 如果宝宝发生严重腹泻，要在医生的指导下及时进行治疗，并配合食疗。

营养方案——延伸阅读

秋季腹泻

秋季腹泻即在秋季发生的腹泻。一般发生在每年的9月份到次年的1月份，其中10～12月份是秋季腹泻流行的高峰期，一般在1周左右会自然止泻，无明显的特效药，建议妈妈在饮食结构上给宝宝进行调理，做好营养的供给，并预防宝宝发生脱水情况。

牛肉核桃粥

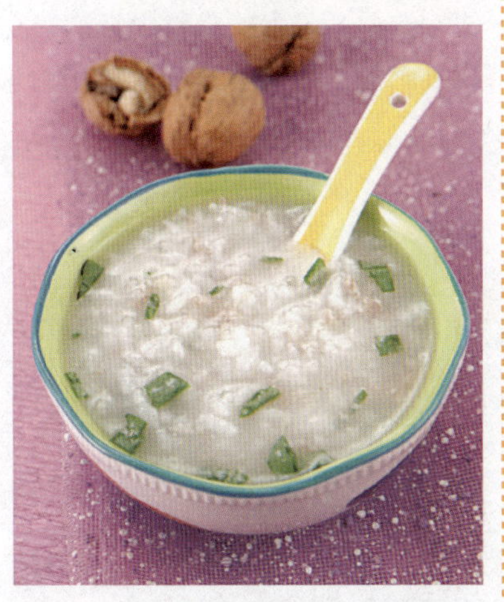

材料 牛肉20克，青菜末、泡好的大米各10克，糯米、核桃粉各5克。

调料 香油少许，高汤80毫升。

做一做

1 大米和糯米洗净后磨成粉。

2 牛肉剁碎，煮熟，再剁成细末。

3 高汤倒入米粉中熬成粥。

4 粥熟后加入煮熟剁碎的牛肉和青菜末，放入核桃粉，淋入香油，搅匀即可。

说一说

牛肉核桃粥有保护胃黏膜、帮助消化的作用；牛肉中丰富的氨基酸能提高机体抗病能力。因此，此粥有护胃养胃、补充营养、提高抵抗力的功效。但牛肉不适合腹泻的宝宝食用。

栗子糯米饭

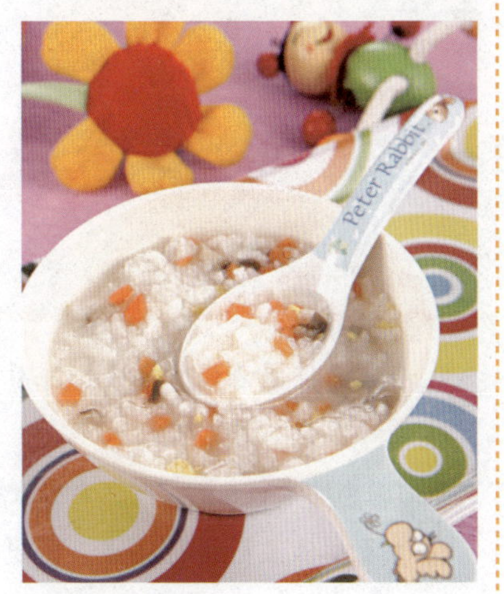

材料 栗子20克，泡好的大米、豌豆各15克，泡好的糯米、香菇、胡萝卜各10克。

调料 高汤1/4杯。

做一做

1 栗子洗净，去皮，切成小丁块，备用。

2 豌豆煮好，去皮，磨成粉，备用。

3 香菇去蒂洗净，汆烫一下，剁成碎末，备用。

4 胡萝卜洗净，去皮，汆烫一下，切成丁块，备用。

5 锅中加适量水，放入泡好的大米和糯米，再放入豌豆粉和栗子丁，煮至成饭。

6 香菇末、胡萝卜丁煸炒，然后与做好的饭一起倒入高汤里煮熟即可。

发热

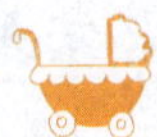

发热也称发烧。一般人体正常体温平均在36～37℃之间，腋下温度超过37.5℃，肛门温度超过37.8℃即是发热，但有时温度略高也并不是发热，如果体温下午比上午稍高约0.5℃，也属于正常现象。

病因解析

发热主要与呼吸道和消化道感染、药物过敏等有关。此外，宝宝发热使体温升高还与衣服穿得太多、被子盖得太厚等外界原因有关，这种情况一般只要作出一些调整就很容易改变。

症状表现

宝宝出现面色潮红、口唇发干、哭闹不安、口鼻发热等。

喂养建议

- 给宝宝补足的水分，保持营养摄入充足，多补充含蛋白质、维生素、矿物质的食物，以增强免疫力。
- 宝宝如果发热除了进行就医外，还应注意饮食调理。饮食应以清淡的流质食物为主。可以让宝宝喝一些果汁，吃一些粥、藕粉等食物。

营养方案——给新爸妈们的话

测体温的方法主要分以下几个步骤：

1 应先将体温表进行消毒，然后将水银柱甩到35℃以下。

2 把体温表挟在宝宝的腋下，3～5分钟后取出。也可采用肛门测温，在体温表的圆头端涂一点润滑剂，再轻轻插入肛门内2厘米左右，3～5分钟后取出。

3 查看体温表，横持体温表，观察水银柱所显示的温度数。

4 观察后，将体温表进行再次消毒，以便下次使用时准确测量。

注意：测肛门温度要在实际的温度数的基础上减去0.5℃。若发现体温升高，应当每隔1～2小时测试1次，密切观察温度的变化情况。

小米粥

材料 小米50克。

调料 无。

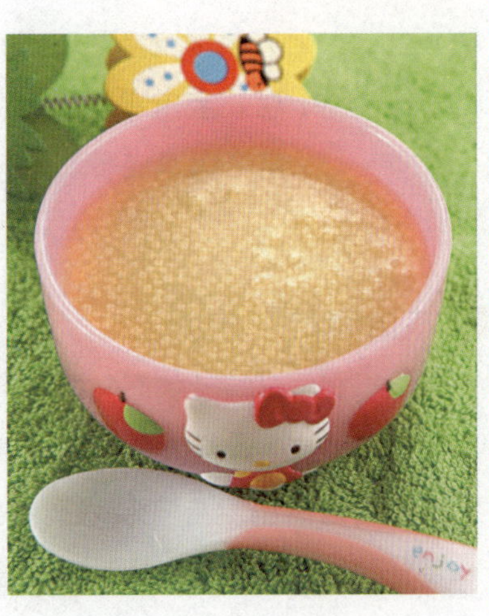

做一做

1 小米淘洗干净，用清水浸泡约30分钟，备用。

2 取汤锅，注入适量清水（水要放足，不可中途加水），烧开后放入小米，先沸煮，再用小火慢慢熬煮，待粥黏稠熟后即可。

● 小米粥以植物蛋白及碳水化合物为主，营养丰富，最适合发热的宝宝食用。

● 妈妈在熬小米粥时，一定要选择新鲜的小米，不能是陈米，否则小米的香味会差很多。

荷叶粥

材料 新鲜荷叶1张，大米100克。

调料 冰糖适量。

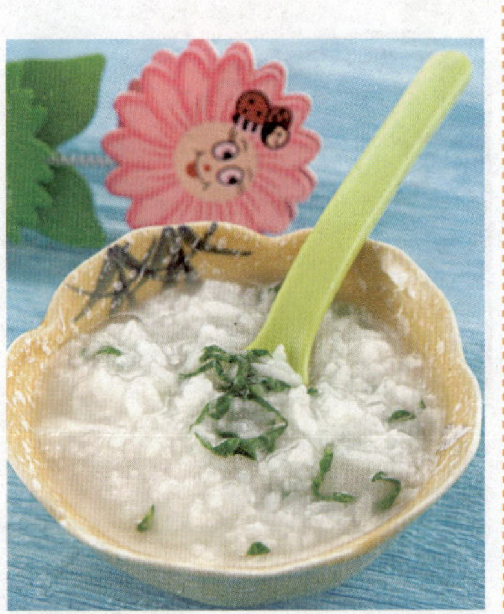

做一做

1 大米洗净，冷水浸泡半小时捞出，沥干。

2 荷叶洗净，撕两半，一半留用，一半切碎。

3 锅内放入大米和冷水，煮粥。

4 粥快熟时，将半张荷叶切碎浸入粥内，另外半张覆盖在粥上，焖15分钟左右。

5 揭去荷叶再煮沸片刻。

6 加冰糖调好味，即可盛起食用。

说一说

荷叶有清热润肺的功效，荷叶与大米合用煮粥，适合发热的宝宝食用。

咳嗽

咳嗽是宝宝呼吸道疾病中的一种病症，1～3岁的宝宝较容易出现。宝宝出现咳嗽并非重症，但容易影响饮食、睡眠和生长发育，妈妈应多加护养。

病因解析

引起宝宝咳嗽的原因很多，新爸妈们要多了解一点，才能对“症”治疗。

- **呼吸道感染**。宝宝若患有呼吸道疾病，如咽炎、气管炎、肺炎、感冒等疾病时，一般会伴有咳嗽。
- **吸入异物**。吸入的异物包括刺激性的气味、颗粒等。主要是宝宝被呛到而引起咳嗽，如辛辣味、奶液、食物渣滓等。
- **过敏性咳嗽**。有些宝宝属于过敏体质，容易对一些过敏原过敏从而诱发咳嗽，如花粉、香水、动物毛等。

症状表现

干咳或咳出痰，呼吸强烈，夜间咳嗽频繁，伴有咽喉痛等。

喂养建议

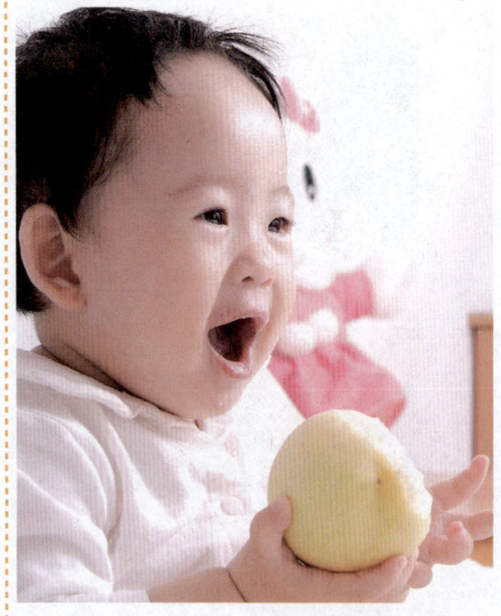

宝宝常吃水果，可生津止咳，健胃消食。

- 多吃有助于止咳、化痰的食物，如新鲜青菜、白萝卜、豆腐、莲藕、梨、苹果、荸荠等。
- 注意饮食清淡，宜以汤粥为主要饮食。
- 多喝温开水，保障充足的补水量，以促进痰液的排出。
- 不宜吃生冷、过甜、油腻、辛辣等食物，以免加重病情。
- 制作食物时，食物大小要依据宝宝的咀嚼和吞咽能力决定，以免被呛到而引起咳嗽。

丝瓜粥

材料 丝瓜500克，大米100克，虾米15克，葱花、姜片各适量。

调料 无。

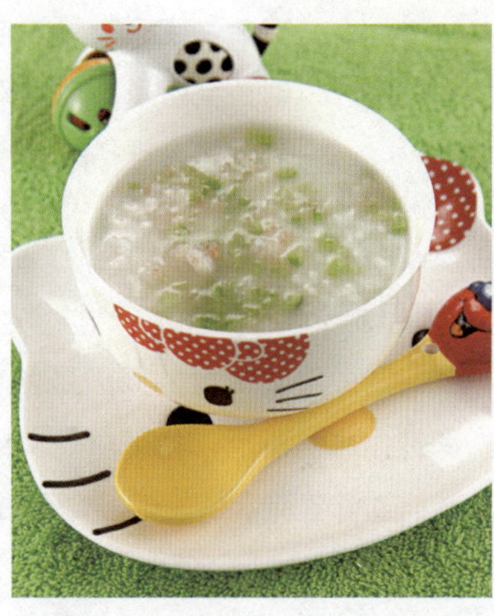

做一做

1 丝瓜洗净，去皮，切块，备用。

2 大米淘洗干净，备用。

3 锅置火上，加水烧开，倒入大米煮粥。

4 粥快熟时，加入丝瓜块、虾米以及葱花、姜片，烧沸入味即成。

5 可供宝宝早晚餐用。

说一说

丝瓜性凉、味甘，可清热、凉血、解毒，与大米、虾米一起煮粥，有清热和胃、化痰止咳之功效。对缓解宝宝咳嗽、慢性支气管炎等均有一定的效果。

山药粥

材料 山药250克。

调料 无。

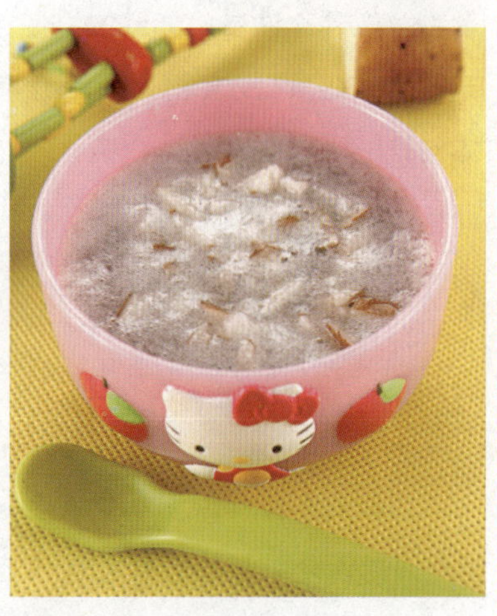

做一做

1 山药去皮洗净，切成小块。

2 山药块放入食品粉碎机中，加半碗水，加工成稀糊状。

3 山药糊倒入锅中，开火烧煮，同时不停地搅动，烧熟后即可。

4 一碗山药粥可以分2～3次喂给宝宝。

说一说

山药有健脾胃、补肺气的作用，做成粥最适合宝宝食用，不但可止咳祛痰，而且对宝宝厌食、虚汗多、流口水等病症也有很好的食疗效果。建议最好在宝宝空腹时喂其食用。

贫血

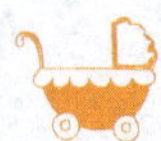

贫血是宝宝常见的临床病症之一，容易影响宝宝的生长发育，同时还会带来其他感染性的疾病。因此，妈妈一定要建立科学的营养观，合理搭配饮食，做好预防和护理。

病因解析

造成宝宝贫血的原因最常见的是营养缺乏性贫血，即造血原料不足，如蛋白质、维生素B_6、维生素B_{12}、叶酸、铁等营养素供应不足，无法满足宝宝的营养需求，因而发生贫血。

症状表现

体格发育迟缓、精神不佳、易疲倦、脸色不红润等。

喂养建议

- 母乳是最适合宝宝生长发育和营养需要的来源，一般喝母乳的宝宝很少出现贫血的现象，因此应尽可能地坚持母乳喂养。
- 随着母乳营养质量的下降和宝宝开始添加辅食，要注意给宝宝多吃可补血的食物，以补充铁质，如动物肝脏、瘦肉、蛋黄、绿叶蔬菜等。另外，还可以补充富含维生素C的食物，如西红柿、猕猴桃、橘子类的酸性食物等，以增进人体对铁的吸收。

营养方案——给新爸妈们的话

了解判断是否出现贫血的标准

血液中的血红蛋白量低于一定的标准，一般可视为贫血。以下是小儿贫血的国内诊断标准，新爸妈们可以作参考使用：

新生宝宝血红蛋白<145克/升；10天～4个月宝宝血红蛋白<90克/升；4～6个月宝宝血红蛋白<100克/升；6个月～6岁宝宝血红蛋白<110克/升；6岁～14岁血红蛋白<120克/升；一般14岁以后就基本上以成人标准来进行衡量了。

西红柿肝枣泥

材料 猪肝50克，红枣6颗，西红柿适量。

调料 无。

做一做

1 红枣用水浸泡1小时，剥去外皮及内核，剁碎成泥。

2 西红柿在开水中汆烫一下，去皮剁成泥。

3 猪肝洗净，放入搅拌机中，打碎成泥。

4 将红枣末、西红柿泥、猪肝泥混合在一起，加适量水，上锅蒸熟即可。

说一说

红枣的甜香再加上西红柿的酸甜，能使肝泥变得别有风味，非常适合宝宝食用。而且红枣和西红柿中含有丰富的维生素，能促进铁质的吸收，可以使肝泥中的铁质更好地被宝宝吸收、利用。

彩珍珠汤

材料 猪瘦肉、面粉各100克，菠菜50克，鸡蛋1个，紫菜适量。

调料 盐少许。

做一做

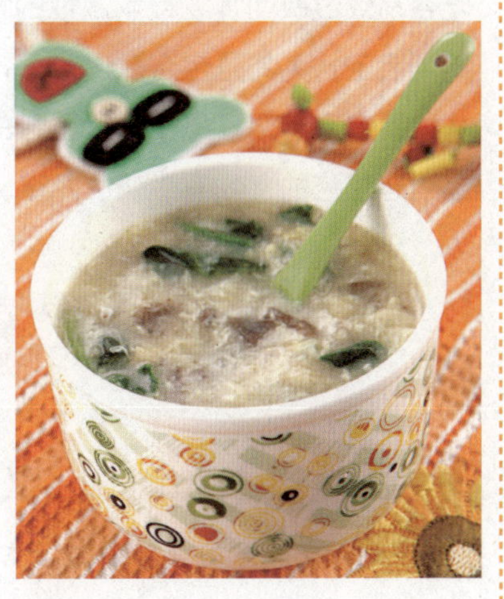

1 瘦猪肉剁成末；菠菜用开水汆烫一下，切成小段；鸡蛋磕入碗中，打散搅成蛋液。

2 面粉放入盆内，用干净软帚蘸水抖入面粉中，边抖水边搅匀面粉，使之拌成小疙瘩状。

3 锅置火上，烧热，放入油，下肉末煸炒，加适量水烧开。

4 放入小面疙瘩，稍煮片刻，边煮边搅拌。

5 倒入鸡蛋液，放入菠菜段、紫菜及适量盐，再煮片刻，即可。

湿疹

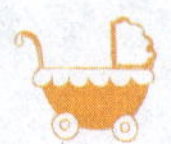

湿疹又名奶癣，是一种常见的过敏性炎症性皮肤病，多见于有过敏体质和人工喂养的新生儿和婴幼儿，多发生在出生后至2岁的宝宝。

病因解析

引起宝宝发生湿疹的原因很多，包括内因和外因。

一般家族中有过敏性疾病者，宝宝发生湿疹的概率相对较高。另外，如果宝宝胃肠功能出现紊乱，再加上给宝宝食用了鱼虾、蛋奶等发物，也容易引起湿疹。

此外，如果宝宝接触了过敏性物质，如花粉、动物皮毛、洗涤用品、肥皂等物品，也容易引起湿疹。

症状表现

湿疹呈斑点状或水泡状分布在皮肤上，并感到瘙痒。

喂养建议

- 如果新生宝宝是母乳喂养，为了预防宝宝患湿疹，就需要妈妈在饮食上不要吃容易致过敏的食物或刺激性的食物，如葱、蒜、辣椒等，以避免通过乳汁影响到宝宝，尤其是宝宝患湿疹后，母乳喂养的妈妈最好忌口。
- 如果宝宝患湿疹是由辅食引起的，需要注意避免给宝宝吃这类食物。一般容易引起湿疹的食物有牛奶、鸡蛋、鱼、虾、大豆等。

营养方案——给新爸妈们的话

宝宝患湿疹日常护理要点

- 注意宝宝日常的身体清洁卫生，一般要保持宝宝皮肤清洁干爽，勤洗澡，使用的沐浴液要适合宝宝的皮肤。洗澡后，要涂上宝宝专用的润肤液。
- 宝宝患湿疹后，最好让宝宝在室内进行调养，不宜见风。
- 不要给宝宝使用痱子粉等刺激性的护理物品，以免加重病情。

绿豆百合汤

材料 绿豆30克，百合15克。

调料 无。

做一做

1 绿豆、百合洗净，用清水浸泡约1小时，备用。

2 锅置火上，加适量水，放入浸泡后的绿豆、百合，大火煮沸后改用小火煮到绿豆烂熟。

3 豆熟后，连渣带汤一同喂给宝宝即可。

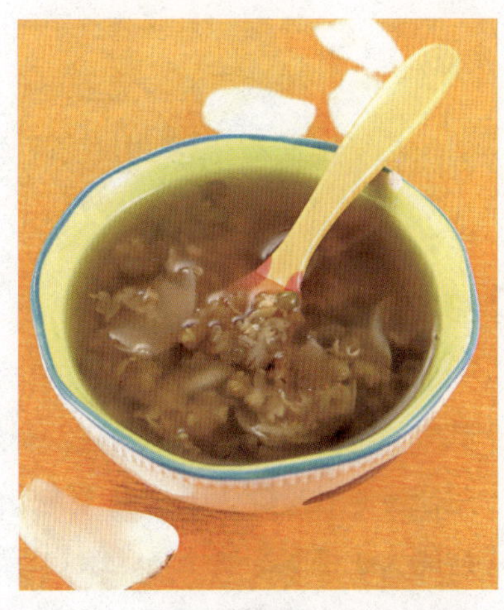

说一说

● 绿豆具有清热解毒、除湿利尿的作用；百合能润肺止咳、养阴清热、清心安神。二者搭配制成，此汤非常适合患湿疹的宝宝食用。

● 百合虽具有润肺的作用，但也易伤肺气，因此不宜多食。

黄瓜芹菜汁

材料 黄瓜400克，芹菜300克。

调料 冰糖适量。

做一做

1 黄瓜洗净切块；芹菜去叶、根，洗净，切成小段。

2 将黄瓜块、芹菜段放入榨汁机中，榨成汁。

3 将榨好的汁过滤一下，放入适量的冰糖调味后即可喂给宝宝喝。

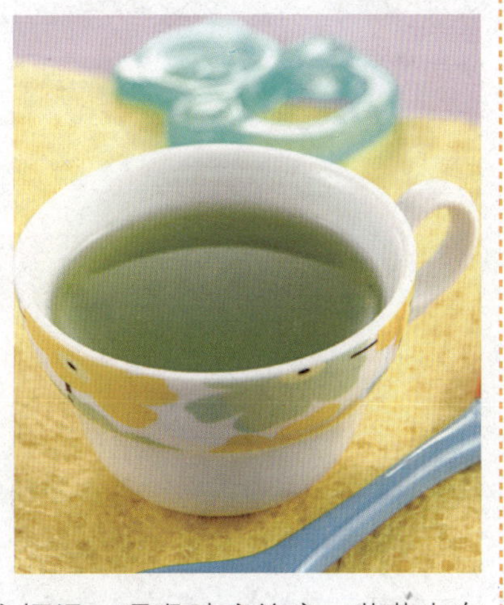

说一说

● 黄瓜有除热、利水、解毒的功效，可以治疗烦渴、咽喉肿痛等症；芹菜也有化湿、利湿等功效，可有效改善湿疹症状。故本汁适合患有湿疹的宝宝食用。

● 如果宝宝肠胃不好，可以将黄瓜芹菜汁加热一下再喝。

水痘

水痘一般多发生在冬春季，出疹前1～2天至出疹后的一周都有传染的可能。宝宝0～6个月拥有来自母体的抗体，一般发病率较低，而2岁后多为发病高峰，妈妈应提高重视并预防宝宝患水痘。

病因解析

水痘是由水痘病毒引起的一种急性疱疹性的传染病。其有一定的潜伏期，一般在2～3周后发病，其主要的传染途径是通过接触传染物或飞沫传播，也可能是接触患有水痘的人或带病毒的玩具、衣物等物品。

症状表现

发热、咳嗽、食欲不佳、皮肤上出现水疱且感到瘙痒。

喂养建议

- 宝宝患水痘后要注意饮食宜清淡，多吃一些容易消化的食物，如绿豆粥、新鲜蔬菜和水果等清热利水的食物。同时还要多喝温开水，保证大便通畅。
- 不宜食用容易加重宝宝病情的食物，如鲫鱼、姜、葱、羊肉、南瓜等发物；辣椒、芥末、蒜、咖喱等辛辣的食物；煎炸油腻的食物；红枣、桂圆、韭菜等性热的食物。

营养方案——给新爸妈们的话

水痘的预防和护理要点

- 宝宝出生后打疫苗一般是预防水痘的最好方法。
- 妈妈要注意宝宝日常皮肤的清洁卫生，注意居室环境的干净整洁。
- 宝宝感染水痘病毒后，妈妈应注意让宝宝多休息。
- 宝宝患水痘后如果发热不退，温度升高到38.5℃以上，需要及时带宝宝就医，在医生的指导下进行治疗。

薏米红豆粥

材料 薏米20克，红豆、土茯苓各30克，粳米100克。

调料 冰糖适量

做一做

1 将薏米、红豆、土茯苓、粳米分别洗净后，放入锅内加适量水，以小火煮粥。

2 待粥熟豆烂时拌入适量冰糖，搅匀至冰糖溶化后即可食用。

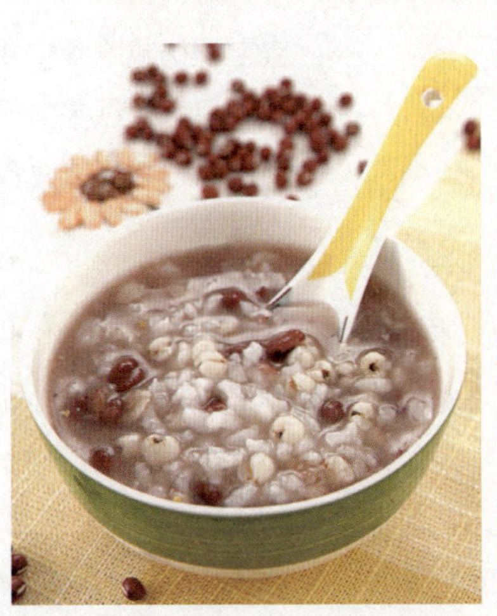

说一说

这款配餐适用于宝宝水痘已出而有发热、尿黄、神疲等症状的宝宝，是专用于缓解水痘症状的食疗方法。每日服用1剂，分3次服完。为安全起见，妈妈应根据宝宝的实际情况或咨询医生后再给宝宝喂食。

薏米黑豆浆

材料 黑豆100克，薏米50克。

调料 白糖适量。

做一做

1 薏米和黑豆分别洗净，用适量水浸泡约4小时。

2 薏米放入电饭锅，加入适量水煮成米饭，备用。

3 将薏米饭和黑豆放入果汁机内，加入水搅打出纯净的生浆，再倒入锅中，加入白糖煮至白糖溶解即可。

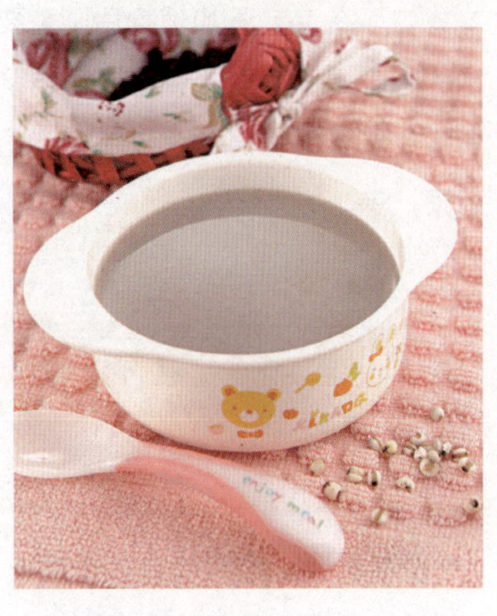

说一说

黑豆所含的钙与铁能提供宝宝成长发育所需的营养；薏米的多糖体可增强人体的免疫力，两者搭配有助于宝宝身体强壮又健康。

积食

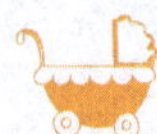

宝宝吃奶或吃食物并没有自控能力，只要可口多会吃过量，而且如果妈妈放纵宝宝无节制地吃食物，吃完后宝宝又没有进行一定的活动，多易造成食物在肠胃积存，不能顺利地排出。

病因解析

宝宝吃母乳或配方奶等乳品过量，或者添加辅食后吃得过饱或暴饮暴食，再加上不活动致使脾胃损伤，食物因此而停滞在胃肠中不消化，中医多将其作为一种病证，这容易造成宝宝营养不良，影响生长发育。

症状表现

睡觉时身子不停翻动，还伴有咬牙的动作，食欲明显下降。

喂养建议

宝宝发生积食主要与喂养方式有关，科学喂养有助于预防和改善宝宝积食。

- 宝宝的消化系统并不完善还很柔弱，对待新生宝宝要采取按需不定时喂养的方式，而在宝宝添加辅食后则需要遵循循序渐进的辅食添加法，并逐渐形成一定的喂养规律。另外，还要适当给宝宝吃一些助消化的含膳食纤维的食物。
- 宝宝如果出现积食，应给宝宝适当吃一些促进消化的食物，如米粥、面汤、蔬果汁等。

营养方案——给新爸妈们的话

改善积食，给宝宝做做按摩

- **按摩腹部。**妈妈洗净双手后，用力把手搓热后快速覆盖在宝宝的腹部，并按顺时针方向轻轻按摩宝宝的腹部。按摩30次左右即可，力度要适当。
- **按压涌泉穴。**给宝宝按揉脚底的涌泉穴，对改善积食有益，一般每天2次，每次30～50下。

香蕉豆腐泥

材料 豆腐80克，香蕉1/2根。

调料 无。

做一做

1 豆腐洗净，切块，蒸熟；香蕉剥皮、切块，备用。

2 用汤匙将豆腐块及香蕉块捣碎成泥，并去除较粗的且难以下咽的膳食纤维，即可喂食宝宝。

说一说

● 宝宝的肠胃功能仍未发育成熟，所以大人可以生食的食物并不一定适合宝宝，如嫩豆腐，在给宝宝吃之前最好还是蒸煮一下，以便降低宝宝胃肠的消化难度。

● 香蕉有清热润肠、促进肠胃蠕动、改善消化不良的作用。

美味三色球

材料 甘薯90克，猪瘦肉50克，西兰花80克。

调料 无。

做一做

1 将甘薯洗净，蒸熟，去皮，切块，备用。

2 猪瘦肉蒸至全熟；西兰花洗净后，先去除较粗的外部纤维，再汆烫至熟，切块，备用。

3 将上述材料用食物加工机分别绞碎，再以手捏成球状即可。

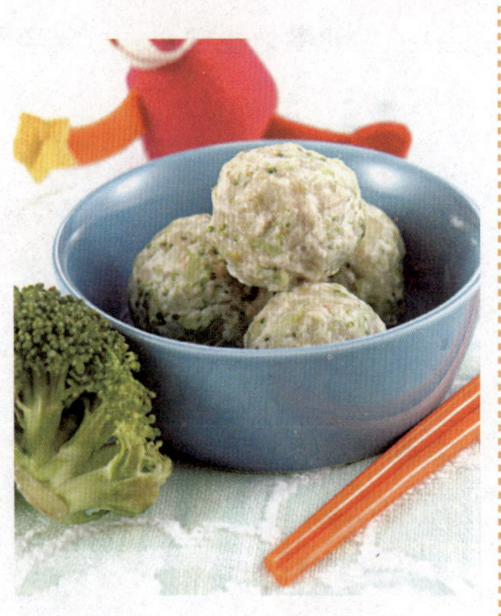

说一说

● 西兰花中较粗的纤维需除去，以免加重宝宝的积食症状。

● 猪瘦肉直接蒸熟后需用食物加工机绞碎，然后捏成球状，这样易于宝宝食用。

扁桃体炎

扁桃体炎分为慢性和急性扁桃体炎两种，一般慢性扁桃体炎多发生在某些传染病之后，而急性扁桃体炎发病较急。如果妈妈护养不当，婴幼儿和儿童时期的宝宝发生此症的概率则会较多。

病因解析

扁桃体炎发生的病因主要有以下几点：

- 咽喉处遭受细菌或病毒入侵，致使扁桃体发生感染。
- 宝宝营养不良造成免疫力低下，容易诱发扁桃体炎。
- 宝宝咽喉肿痛没有得到及时治愈。

症状表现

轻者症状不明显，稍有吞咽不适；重者吞咽困难、全身不适。

喂养建议

- 注意加强宝宝的营养供给，如维生素、矿物质等，帮助提高免疫力，增强体质。
- 给宝宝适量补充温开水，以补充因患扁桃体炎而流失的水分。
- 饮食要清淡，多吃易吸收的食物，如米汤、米粥、果汁等；一些新鲜蔬菜、豆类食物也要适量食用。忌食辛辣刺激、煎炸油腻、干燥热性的食物，以免加重病情。

营养方案——给新爸妈们的话

宝宝日常护理要点

- 日常应多注意宝宝的口腔卫生，吃完奶或食物后要给宝宝喝些水或漱漱口。
- 让宝宝保证睡眠充足，同时居室的环境要好，温度要适宜、空气要清新、阳光要充足。
- 宝宝如果患上扁桃体炎症，新爸妈要特别关注宝宝的体温变化，如果体温升高且持续不退，并出现腹痛等其他症状等，应尽快带宝宝就医。

枸杞冬菜汤

材料 枸杞子20克，冬菜50克，大米100克。

调料 白糖适量。

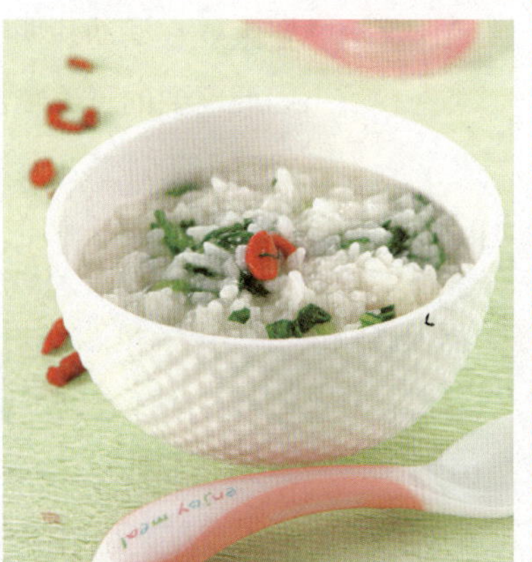

做一做

1 大米淘洗干净，入锅煮成稀粥。

2 冬菜洗净，切碎末。

3 锅内放入冬菜末、枸杞子，再煮10分钟，最后以白糖调味即可。

说一说

● 此汤具有清热利咽的作用，每日1剂，早晚分服。妈妈应根据宝宝的实际情况，遵医嘱后再给宝宝喂食。

● 冬菜营养丰富，具有开胃健脑的作用，用于汤粥中还具有提味的作用，对改善宝宝患病期间食欲不振有奇效。

黄花菜煲

材料 黄花菜（干品）20克，青皮蛋1只，红枣2颗。

调料 无。

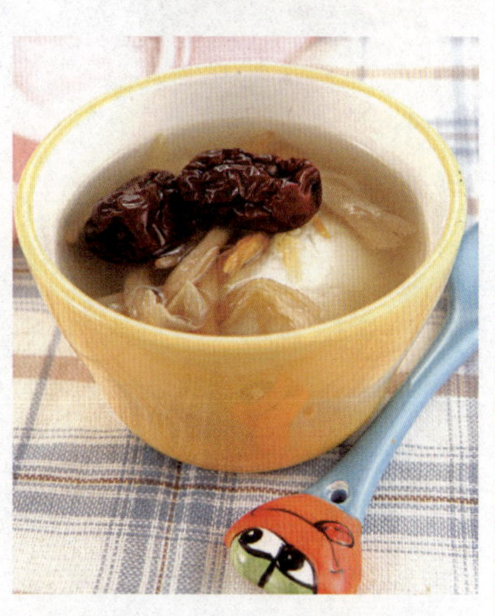

做一做

1 黄花菜洗净，浸泡30分钟后与青皮蛋、红枣一同放入锅内，加适量清水，煮30分钟左右。

2 将青皮蛋取出后去壳，放回锅内同煮，煮至材料熟烂即可。

说一说

● 此汤煲有清肝火、去肺热的作用，适用于肝热烦躁及易患扁桃体炎或有咽喉不适的宝宝食用，每周服1次即可。

● 妈妈应根据宝宝的实际情况采用此膳食，最好咨询医生后再给宝宝喂食。

上火

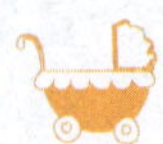

宝宝处在婴幼儿期时生长发育速度很快，但脾胃功能尚不完善，因而需要的营养物质较多，如果饮食不合理、补水不当、体内的水分流失过多，一般都容易引起“上火”。

病因解析

上火属于中医的理论，主要是人体阴阳失衡后出现的内热症。

另外，上火也可能由各种细菌、病毒入侵，或者由于积食、消化排泄功能障碍所引起。

症状表现

体热、口干、眼干、便秘、睡眠不安、咽喉肿痛等。

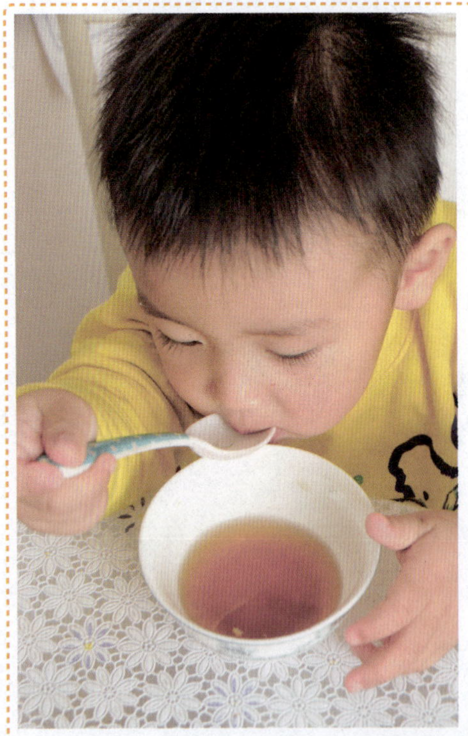

为预防宝宝上火，可给宝宝多喝一些红豆水，对宝宝的身体健康都是有益的哦！

喂养建议

- 宝宝出生后，妈妈应该坚持给宝宝进行母乳喂养，而人工喂养的宝宝则需要更加注意适量的补充水分。
- 宝宝添加辅食后，仍要坚持母乳喂养，此外辅食的添加要以水分充足、容易消化吸收为前提，并提倡给宝宝吃一些富含膳食纤维的食物，如芹菜、土豆、南瓜等。
- 上火容易出现在炎热和干燥的天气里，因此要注意给宝宝多补充水，或适量地喝一些蔬果汁及清热解毒的绿豆汤、红豆水等。另外，给宝宝吃的食物中应避免辛辣刺激、热性的食物，如辣椒、桂圆肉、葱、羊肉等。

莲子百合粥

材料 莲子30克，百合15克，大米60克。

调料 冰糖末30克。

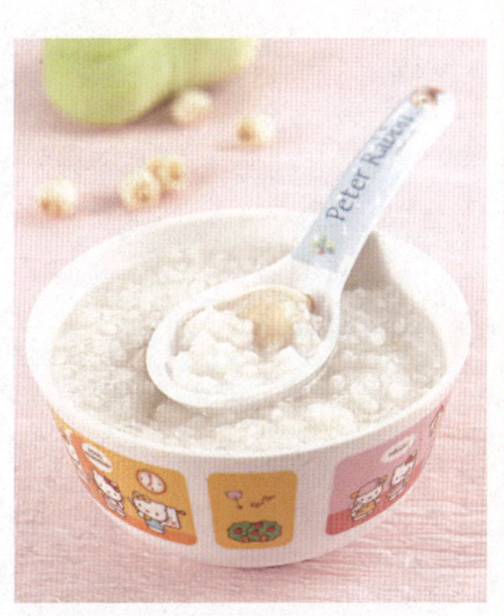

做一做

1 百合切成小片；大米淘洗干净；莲子去皮、心，二者分别洗净，备用。

2 将莲子与大米一同放入锅内，加入适量清水同煮至熟，放入百合片、冰糖末，煮至酥软即可。

说一说

- 大米营养丰富且容易消化，是宝宝身体虚弱期间的调养食物。
- 莲子可健脾、养心、安神，与百合相配效果更佳。每日可服2次，连服2周。
- 妈妈应根据宝宝的实际情况，最好咨询医生后再给宝宝喂食。

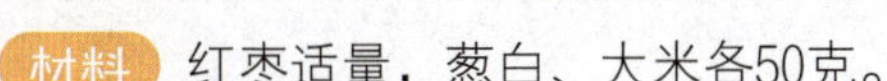

红枣葱白粥

材料 红枣适量，葱白、大米各50克。

调料 蜂蜜30克。

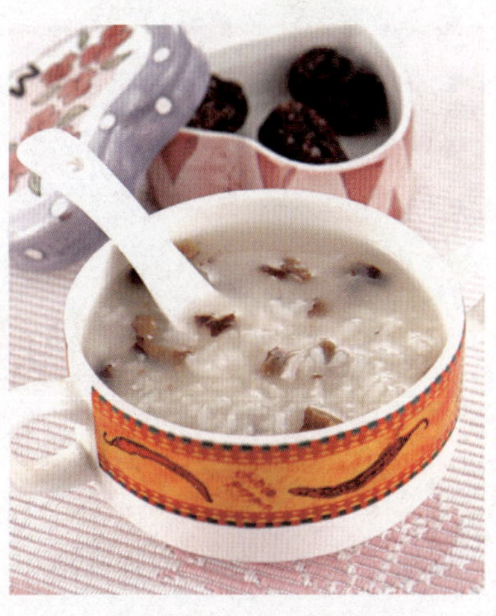

做一做

1 浸泡后的红枣去皮、核；葱白洗净，二者均切成碎末，备用。

2 将红枣碎末、大米淘洗干净后放入锅内，加入适量水煮粥，等粥五成熟时加入葱白碎末，继续煮至粥稠。

3 加入适量蜂蜜调味即可。

说一说

- 红枣性平味甘，有养胃健脾、益气安神的作用，宝宝经常食用，有助于提高睡眠质量。
- 大米营养丰富，一般多做为清淡饮食中的主要食材，适合上火的宝宝食用。

夜啼

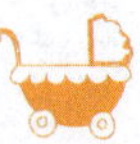

中医上多称为“夜啼”，是宝宝婴儿时期常见的一种睡眠障碍，多见于0~6个月的宝宝。宝宝夜啼容易影响身体健康。因此，新爸妈们应注意呵护宝宝的睡眠状况。

病因解析

宝宝因饥饿、口渴、气温不合适、衣被过少或过厚、需要换尿布或者白天睡眠过多难以入睡等引起的睡眠障碍，如果解决了这些问题宝宝便可以安然入睡。另外，宝宝白天睡眠正常而到了夜间却哭闹不止，甚至通宵达旦地啼哭，一般可判断为“夜啼”，中医中多认为宝宝出现夜啼是由于脾胃虚寒、心火内盛、惊恐所致。

症状表现

哭声大小不定，夜间多啼哭不止，伴有腹胀、便秘、体热等情况。

喂养建议

- 要坚持母乳喂养，因母乳中有免疫因子，是宝宝最好的保护伞，人工喂养的宝宝则需要注意喂养技巧和适当地补充水分。
- 添加辅食后的宝宝如果出现夜啼的情况，一般是由脾胃虚寒所引起宝宝的，可以在饮食上给宝宝吃一些行气止痛的食物；心火内盛的宝宝则可以吃一些清热解毒的食物，如绿豆汤；而惊恐型的宝宝可以吃一些安神的食物。

营养方案——给新爸妈们的话

宝宝夜啼的日常小建议

- 居室环境要保持安静、舒适，最好在宝宝夜晚入睡后不要开灯或弄出声响。
- 宝宝出现夜啼，如果新爸妈们不能应对，最好带宝宝去医院就诊，做到对症治疗。
- 让宝宝养成良好的睡眠习惯，白天不能睡觉时间过长，夜晚不能睡得过晚。

生姜红糖汤

材料 姜10克。

调料 红糖15克。

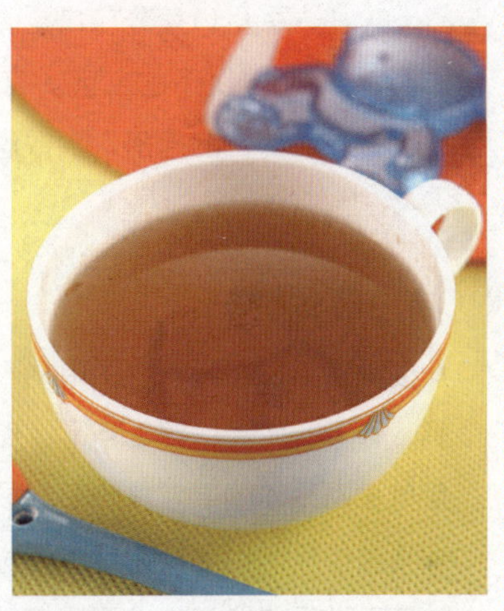

做一做

1 将生姜洗净，去皮，再将其切成细小的薄片，备用。

2 在切好的姜片中加入适量红糖，再加适量水煎好后给宝宝服食汤汁即可。

说一说

● 这款配餐为民间验方，具有温中散寒的作用。对于小儿脾胃虚寒所引起的夜啼、大便溏泄、腹中冷痛等症状，均有一定的缓解作用。

● 妈妈给宝宝饮用此汤汁应根据宝宝的实际情况来定量，最好咨询医生后再给宝宝喂食。

红枣山药粥

材料 红枣10克，山药20克，大米50克。

调料 红糖少许。

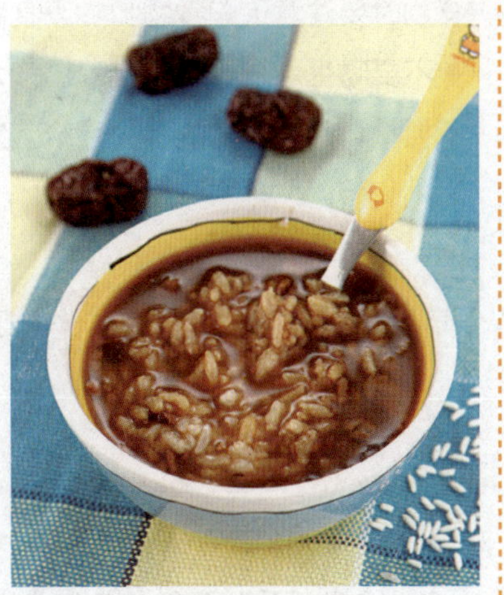

做一做

1 将大米淘洗干净，浸泡30分钟后，连米水一起上锅煮熟。

2 将红枣洗净去皮及核，放入锅内煮烂，压成泥。

3 将山药洗净，去皮，切成丁，用开水汆烫至熟。

4 将红枣泥、山药丁一起放入大米粥中略煮片刻即可。

说一说

此粥营养丰富，且有开胃、健脾、安神的作用，适合给宝宝食用。

手足口病

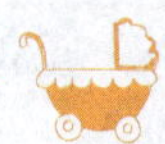

手足口病分布广泛，四季均可发病，以夏秋季多为常见，多发于5岁以下的宝宝。它是一种传染病，可引起手、足、口腔黏膜等部位的疱疹，少数患儿还可能引起多种并发症。

病因解析

● **接触感染物**。日常生活中的一些物品如毛巾、手帕、玩具、餐具、奶具、床上用品、贴身衣物等受到病毒污染，且免疫力稍差的宝宝接触后容易诱发此病症。

● **飞沫传播**。手足口病可以通过患者咽喉或唾液分泌物中的病毒进行传播，宝宝不慎接触到也易造成感染。

症状表现

出现咳嗽、疱疹、恶心、精神不佳、四肢发凉等情况。

喂养建议

● 给宝宝补充能够有效提高人体免疫力的食物，在哺乳期要坚持进行母乳喂养。

● 讲究饮食卫生，让宝宝养成饭前饭后洗手的好习惯，而且妈妈在给宝宝制作食物时要注意选购食物和加工食物过程中的清洁和卫生。

● 不要喝生水，要给宝宝喝温开水；不要让宝宝吃生冷刺激性的食物；大人也不要把自己咀嚼过的食物喂给宝宝，以免造成传染。

营养方案——给新爸妈们的话

给宝宝做好日常护理

新爸妈们除了在饮食上要注意预防手足口病感染外，在日常的起居生活中也要做好预防工作。首先要给宝宝创造一个卫生良好的环境，新爸妈们要经常打扫卫生，开窗通风。其次，让宝宝养成良好的卫生习惯，勤给宝宝洗澡、洗手。此外，对于宝宝经常接触到的物品也要做好清洗、消毒工作。

百日咳

多发于冬春季节，一般发病高峰期为6～8月份这3个月。新生儿及婴幼儿易患百日咳，严重者还可能出现肺炎及中毒性脑炎等并发症，但病情恢复后可获得持久性的免疫力。

病因解析

百日咳是由百日咳杆菌所引起的呼吸道传染疾病，其主要途径是通过患病者咳嗽时的飞沫传播，很少通过衣物、用具等方式传播，另外，宝宝容易感染百日咳也可能与妊娠期间母体没有注射百日咳杆菌抗体有关。

症状表现

轻微发热、打喷嚏、频繁咳嗽、面色发红。

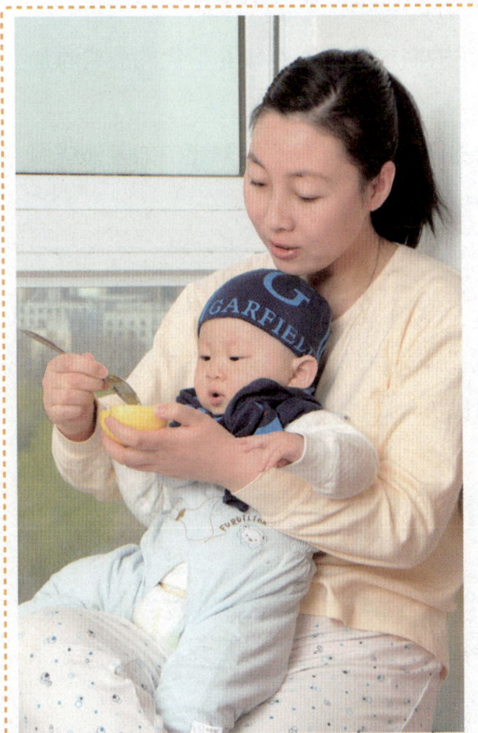

给宝宝吃一些水果，有助于补充维生素，增强免疫力，预防发生百日咳。

喂养建议

- 妈妈要注意喂养技巧，避免给宝宝吃奶或吃食物时呛到，以至于引起咳嗽。
- 新爸妈们不宜给宝宝食用辛辣刺激或生冷的食物，如辣椒、葱、蒜、芥末及冷饮等，以免导致病情加重。
- 在饮食上以清淡、易消化的食物为主，多吃一些含维生素多的水果和蔬菜，以增强人体免疫力，有效抵抗外界的感染。
- 宝宝频繁咳嗽时不宜喂水，以免再次被呛到而诱发咳嗽。
- 妈妈应根据宝宝的实际情况来为宝宝科学、合理安排食疗方案，最好咨询医生。

佝偻病

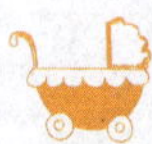

佝偻病俗称“软骨病”，是婴幼儿期间较为常见的一种营养缺乏症，其发病缓慢，不容易被发现，而且会严重影响宝宝的生长发育，妈妈需要做好预防和护理工作。

病因解析

佝偻病的发生与维生素D缺乏有关，维生素D缺乏可造成体内的钙、磷代谢失调，人体不能有效地吸收钙质，致使骨骼发生畸形。一般造成维生素D缺乏的原因表现在以下几个方面：

- 喂养方式不当，没有坚持母乳喂养或代乳品营养不足，进而造成维生素D缺乏，钙、磷比例失衡。
- 宝宝生长发育速度过快，对维生素D的需求量大，而母乳、代乳品或添加的辅食营养供应不足。
- 宝宝户外活动少，接触不到太阳光的照射。人体只有经阳光中的紫外线照射才可以产生内源性维生素D，从而为人体补充此物质。

症状表现

精神不佳、睡眠不好、夜惊严重者出现O型腿、X型腿等。

喂养建议

妈妈要做好预防宝宝发生佝偻病的工作，首先要预防先天性佝偻病，需要女性在孕期多食含维生素D、钙丰富的食物，如每天喝一杯牛奶，并且还要多到户外活动，多晒太阳。

其次，宝宝出生后要坚持母乳喂养，但由于母乳中维生素D的含量会有所减少，需要额外补充鱼肝油。

人工喂养的宝宝更要注意维生素D的摄入和钙、磷的比例搭配适当，并且也要及早服用鱼肝油。给宝宝服用鱼肝油最好多听听医生的意见，不能一次服用过多。

另外，宝宝生长发育过快，也容易引发佝偻病症，这就需要妈妈合理地安排喂哺奶量或食物的量。